U0233311

『中医经典临床研究』丛书

ERTONG YINXIEBING

CHUNZHONGYI BINGFANG SHILU

儿童银屑病

纯中医病房

实录

赵建平 张英栋◎主编

山西出版传媒集团 山西科学技术出版社

图书在版编目（CIP）数据

儿童银屑病纯中医病房实录 / 赵建平，张英栋主编
. -- 太原：山西科学技术出版社，2017.7
ISBN 978-7-5377-5503-0

Ⅰ.①儿… Ⅱ.①赵… ②张… Ⅲ.①小儿疾病—银
屑病—中医治疗法 Ⅳ.①R275.986.3

中国版本图书馆 CIP 数据核字（2017）第 143025 号

儿童银屑病纯中医病房实录

出　版　人：赵建伟
主　　　编：赵建平　张英栋
责 任 编 辑：宋　伟
责 任 发 行：阎文凯
封 面 设 计：岳晓甜
出 版 发 行：山西出版传媒集团·山西科学技术出版社
　　　　　　太原市建设南路 21 号　邮编：030012
编辑部电话：0351-4922134　0351-4922078
投 稿 邮 箱：shanxikeji@qq.com
发 行 电 话：0351-4922121
经　　　销：全国新华书店
印　　　刷：山西臣功印刷包装有限公司
开　　　本：880 毫米 × 1230 毫米　1/32　印张：12.5
字　　　数：312 千字
版　　　次：2017 年 9 月第 1 版　2017 年 9 月第 1 次印刷
印　　　数：1-4000 册
书　　　号：ISBN 978-7-5377-5503-0
定　　　价：49.00 元
本社常年法律顾问：王葆柯
如发现印、装质量问题，影响阅读，请与发行部联系调换。

《儿童银屑病纯中医病房实录》
编委会

主　　任　赵建平

副 主 任　樊东升　贾文魁　李二梅　赵国良　王毅东
　　　　　王振业　蔺　涛　袁云娥　李英侠　朱玲萍

编委会成员　（按姓氏笔画排序）

马　宏　王丑叶　王　杰　王建文　王美玲
王雪梅　孔全英　田　蕊　冯俊生　冯振宇
乔占瑞　刘红玲　许学明　闫　荔　闫建玲
杨冬仙　李卫琴　李天庆　李红梅　李　宏
李志强　李晋花　李爱丽　吴　振　张　靖
张丽华　张丽娟　陈　勇　武　宜　郑　军
郝俊香　荣爱国　赵　文　赵　杰　赵桂英
彭　涛　董华云

主　　编　赵建平　张英栋

副 主 编　郭冉冉　王翠薇　李　霞

编写组成员　（按姓氏笔画排序）

王　慧　冯文全　李　媛　张　芳　张远志
张　瑞　余　晖　单增天　赵　娜　赵　鹏
赵晓光

Preface

序

　　英栋先生的最新力作《儿童银屑病纯中医病房实录》问世了！这无疑是医者的期待、患者的福音！

　　四年前，他的《银屑病经方治疗心法：我对"给邪出路"的临证探索》甫一问世，就不胫而走，一时洛阳纸贵，随即震撼了中医皮肤学界。不少人购得该书如获至宝，充实了银屑病的治疗理念，临证思路为之开阔，收到较为满意的疗效。

　　书中引经据典，举一反三，左右逢源。作者不只对经方原著烂熟于心，对历代诸家的注解疏证亦广泛涉猎，并据多年的临床实践充分发挥而成一家之言。读一遍让人耳目一新，读两遍则觉独特创见，就有急欲推荐给同行或患者的意愿。

　　当前皮肤病专病专书出版方兴未艾，专论银屑病的书籍亦不少，而儿童银屑病的专著就我目前所见仅此一本。图文并茂为该书的一大特色。读图时代，作者的匠心使得医患双方如朋友侃侃而谈，赋予身心医学以更深刻的内涵，

儿童银屑病的专著就我目前所见仅此一本。图文并茂为该书的一大特色。

患者与医者的交流是那样无拘无束，有广度更有深度。人性、情感、尊严在此被提到重要的地位。可以看出，没有一番透彻的功夫是断断写不出这样有分量的专著的。我知道，他的本事不用借，施展出的才华则是几十年的深厚学养。

中医不是科学，也不是"伪科学"，而是"如科学"。如科学是一个境界，是一个包含中国智慧的"类知识"，是在科学之外开辟了一个新的维度。英栋在《儿童银屑病纯中医病房实录》中给这个维度增添了新境界。

书中"广汗法"仍是出现频度最高的关键词。此法过去用于成人，现在同样可用于儿童。中医八法之中，"汗法"居首，理法方药尽在其中。抓住"广汗"做文章，等于挽住了银屑病的牛鼻子。

近年来，儿童银屑病发病率呈不断上升态势，原因是多方面的。除了遗传因素外，更重要的是饮食、环境、情绪、生活习惯等。从小娇生惯养，任性骄恣悖理；肥甘油腻在所不忌，贪凉饮冷几成常态；血腥恐怖大片时时入目，使噩梦连连、七情怫郁；生活逸豫怠惰，自我放纵无拘无束；暑湿长夏，空调常扇，昼夜无有歇时；玄府闭塞，汗不得出，内外分泌紊乱；偶感风寒，先锋头孢一挂多日；蚊叮虫咬，地米激素搽抹图舒服，药物的毒副作用不知警戒，"适事为故"被抛诸脑后……日久邪气留则正气却，贼寇肆虐肇祸。不光银屑病如此，其他皮肤病亦如此。较之成人，儿童银屑病为害尤烈，失治误治，迁延时日，错过最佳治疗期，久之则成痼疾。时发时愈，痛苦无限。临床见有多年不愈者，究其因大多在于早期的误诊误治或失治。以往的清热解毒或活血化瘀等有有效者，有不效者。

较之成人，儿童银屑病为害尤烈，失治误治，迁延时日，错过最佳治疗期，久之则成痼疾。

英栋在多年的诊疗实践中体会最深。他认为，治疗本病，方法对路可望断其根以除永久之患；方药乖谬可留下终身之痛。

为找到一个治本、无毒副作用、无复发的治疗方法，数十年来，英栋像一个天涯孤客，在中国传统医学的浩瀚海洋里"上穷碧落下黄泉"，求索不断，夙兴夜寐，苦心孤诣。这个过程是艰辛而漫长的。精诚所至，天地为开。上苍格外眷顾执着的人，与无数人探索中失之交臂的"广汗法"在千百度的寻觅后终于与他邂逅，无数门诊、住院病例的反复验证，此法是科学的、经得住重复的，并可用于儿童患者的治疗。如今此法已为人们普遍接受，临床获愈者日益增多。

在治疗中，他不掺杂西医任何成分，目的就是要检验传统中医独当大任的能力，彰显国医特色。为此，他在医院建立了全面监测系统以统揽大局，以患者为中心，做科研型临床，建学习型团队，建立交流平台，并构建志愿者团队。此举足见其目光之卓远。

有识者无畏。在前不久于西安召开的全国皮肤病学术会议上，英栋先生作专题演讲，从内经讲到仲景，再到隋唐五代宋元明清，一直讲到当代的火神派，滔滔不绝，丝丝入扣，语惊四座，台下来自全国各地的同道们翘首侧耳，共同探讨，交流会气氛热烈。他创造的这一套纯中医治疗儿童银屑病新模式，在国内是第一家，他是中医学创新的佼佼者，而创新则是中医学发展进步的灵魂。

英栋是一位深沉的思想者，凡事总爱独立思考。"博学之，审问之，慎思之，明辨之，笃行之"，他都做到了。

每读必有心得，每得必要诉诸笔墨，毫无保留公诸世人，从这个意义上讲，他今天所从事的一切都是在泽被世人，利在千秋，善莫大焉！

他说，好多事情都要从娃娃抓起，治疗银屑病也一样。儿童是祖国的未来。少年强则国强，少年弱则国衰惫。征服儿童银屑病是他的夙愿，且在此领域一人独步。他知道，儿童脏腑清灵，治疗用药随拨随应，不管病情轻重，只要抓住病机，恢复生机直至彻底治愈是完全有把握的。他要用大数据证明自己的成功。针对儿童银屑病进行深入研究，《儿童银屑病纯中医病房实录》奉献给读者的就是研究心得的一部分。精读全书使我受益匪浅，看着那些笑逐颜开走出病房的灿烂花朵，我心里泛出的不只是欣慰。祖国医学的博大精深，全身心遨游其中必能找到芝麻开门的钥匙。英栋的执着与勇毅已经斩获许多，也必将策动后来者不断前行，探索中医的深处，并步入中医的高处。

是为序。

韩世荣
2016 年仲秋既望于长安

（韩世荣，世界中医学会联合会皮肤科分会常务理事，国家临床重点专科学术带头人，国家中医药管理局重点专科学术带头人，陕西省第四批、第五批中医药专家师带徒指导老师，陕西省中医医院皮肤科名誉主任，陕西省治未病学术委员会委员。）

好多事情都要从娃娃抓起，治疗银屑病也一样。

Preface
前言

　　寻古论今，医者甚多，著书立作者亦多矣。然历经千年，惊世骇俗者鲜有，可供品鉴者了了。《儿童银屑病纯中医病房实录》一书，乃医患共著之作，可圈可点，可赞可赏。纵观全书，录医者平日之事，载患者前后之变。住院历程真真切切，成败与否事实可言。文以载道，图以为证，如实记录，可谓创举。

　　实录者，实时也，实事也，求是不自吹自擂，落实忌好大喜功。

　　杏林璀璨，岐黄路远，仲景之道，千古绵延。知其要者，难有一二。"知之者不如好之者，好之者不如乐之者"，英栋实属好之者，更属乐之者。以书为友，以理为伴，孜孜以求，见病知源，执简驭繁，举一反三。英栋治牛皮，乃承中医之理，秉仲景之方，汲众家所长，立一家之言。偶窥大道从"汗"治，人间始有根治医。"一时许，遍身𣸣𣸣微似有汗者益佳，不可令如水流漓，病必不除"，不仅是桂枝汤的服用得效指征，亦是广汗法根治银屑病之

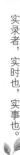

实录者，实时也，实事也。

总纲。讲求"微汗""得汗""阳气内蒸而不骤泄""广汗"新法疗白疕，仲景之理可破皮。

银屑病根治之难有目共睹，不死癌症之称绝非空穴来风，控制不易，根治更难，治标不及本，粉饰难久长。纯中医病房治疗开全国先河，求监测之理性，蔽干扰以自然。成立以来，慕名而来者众，皆奔求根治，口口相传，影响日远。

若问病从何处来，生活之中有答案，饮食起居与情志，发病之源细参详。要求患者"知其然更知其所以然"，于是有医患学习会，这是纯中医病房的特色。治标者，终究昙花一现；治本者，方能立于不败。纯中医病房团队是一群治本之医，方向明确，思路清晰，审病求因，见微知著，用方开阖，治病精简，临证察机，稳抓主症。治顽疾，立足长效求速效；重自愈，全面监测少干预；求健康，把握整体论局部。

建科 7 月，即有治疗成绩集成文字，不负医院领导之重托，不枉天下"牛人"之翘首。这本书本着"思维理性、治疗规范、疗效客观"的宗旨来努力，可以为后续的纯中医科室提供借鉴，同时为广大银屑病患者提供精神的支持和方法的指导。捧读之余，欣喜油然，是为前言。

赵建平

2016 年 8 月 10 日

（赵建平，现任山西中医学院中西医结合医院院长，教授，享受国务院特殊津贴专家，国家自然科学基金委评审专家，第五批全国名老中医药专家学术经验继承指导老师。）

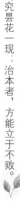

治标者，终究昙花一现；治本者，方能立于不败。

Summary
内容提要

　　实录时间为 2016 年 7 月 6 日至 8 月 6 日，内容为 1 个月内儿童银屑病纯中医病房工作的实录。

　　此次实录本着真实客观、理性存疑的宗旨，详细如实地记录病房发生的点点滴滴，方方面面，以供大家品读指正。进行病房实录，为的是统一思想，锻炼队伍，总结教训，推广经验，检验疗效，更好地开展病房工作，完善广汗法的理论内涵和实际应用。

　　实录共分为三部分：

　　1. 儿童银屑病纯中医病房病情实录。这部分以住院病历为母本，记录了每位患者每天的病情变化、诊疗思路、组方用药等，以图片为证，将患者入院前后的皮损、红外热象、咽部影像以及舌象等的变化进行了详细记载，并加以分析总结。病情实录至 8 月 6 日结束，但为了保证病情的完整性、治疗的连续性，遂将 8 月 6 日之后、出院之前的病情也收纳入册。对此次病情实录的归纳分析，收获了许多惊喜，希望和读者一起分享探讨。所用方药体现的是

以图片为证。

每位患者每天的病情变化、诊疗思路、组方用药等，

2016 年的夏季纯中医病房的阶段思考，只可参考，不可盲目照搬、照猫画虎。纯中医病房一直强调"中医是经典的理论医学"，选方用药需要因时、因人、因地制宜，人与人不同，各如其面，治疗必须随机应变，不可胶柱鼓瑟。

2. 儿童银屑病纯中医病房工作实录。包括微信交班实录、医护实录、医患交班实录、患者住院心得实录、沙龙实录。这部分主要记录医护及相关的志愿者每天的日常工作，患者的真情吐露等，没有华丽的辞藻，只有朴素的语言，内容丰富。微信交班，是在实录开始后不断完善，并且会一直完善下去的一种纯中医病房工作方式。所以不是从 7 月 6 日开始的，初期每个人的交班格式不一样，前后的格式也有不同，本着如实的原则，全部依原样如实记录，未做改动。

3. 附录。包括生活处方及经典语录等。这部分有许多患者宝贵的自疗经验，希望大家通过对这部分的阅读可以更进一步了解广汗法。

朴实无华的为医信条，严谨热忱的工作态度，格物致知的治学精神，是我们一直秉承的科室信仰。弘扬中医文化，传承学术思想，推动中医发展，是我们不懈努力的方向。艰且益坚，持重笃行，在中医的道路上我们将不断前进，不断探索，不断创新。

本书从记录到集结成稿，时间紧迫，有些表述不够全面，尚有许多细节需要完善，希望各位读者批评指正，提出宝贵建议。

Contents
目录

第二部分：儿童银屑病纯中医病房 工作实录

附录

纯中医病房简介

　　纯中医病房成立于 2016 年 01 月 07 日，位于山西中医学院中西医结合医院建设北路分院。在张英栋主任带领下，全科携手致力于纯中医治疗，倡导"忘记病，关注汗，着眼健康"，为疑难杂病的根治找到新的突破点。

　　经过广汗法治疗的患者都有这样的感觉，来张主任这儿看病，不仅主要疾病有变化，全身上下的其他疾病很多都同时治好了，如治疗银屑病，失眠、心悸、便秘、痤疮等其他问题都治好了。这就是我们要的结果，从整体出发，再到局部，统揽大局，抓大放小，暂时忽略细枝末节的疾病表现，立足长远的身体健康。

　　科室带头人张英栋，山西中医学院中西医结合医院广汗法研究室主任，研究生导师，广州中医药大学经典临床研究所客座教授、经典临床研究所师承班导师，擅长以经方理法治疗银屑病等疑难病症，首创"四疗一体、健康管理"与"广汗法"治疗体系，建立"时—人—病—症"的辨证框架。参编著作数部，已出版个人专著 4 部。发表专业文章数百篇，在《中国中医药报》开设"银屑病与汗""理法与临床""银屑病广汗法治疗答疑"专栏。在"中医书友会"开设"一言谈医"专栏，在"国际经方论坛"做"广汗法"专题演讲，参与策划

「忘记病，关注汗，着眼健康」。

"汗出障碍"健康沙龙。

　　纯中医病房一路走来，我们用心治人，用疗效说话。医患共同协作，学术传承创新，医护不懈努力，科室督促带动，相信纯中医病房明天会更好。

统揽全局，抓大放小，以人为本，放眼长远。

纯中医病房特色

一、绿色健康治顽疾

纯中医病房提倡绿色健康的治疗方法，"不打针，不输液"，尽量少干预，尊重人体自愈能力，运用纯中医理论、方法治疗疾病。

1.见病溯源，治病求本

疾病的发生不是凭空而至的，都有其发病的根源。临床上许多医生和患者只追求表面"疗效"，不知一时的好转和"治愈"都是假象。比如银屑病，患者有的只关心皮损的变化，"大夫，前一段时间治疗效果挺好的，为什么突然加重了？"我们通常会问患者"最近生活规律不？控汗控得怎么样？"患者的回答形形色色，熬夜的、抽烟的、加班劳累的、汗出太过的、太忙没有按时吃饭的、情绪紧张失控生气的、吹空调的等等。其实从这件事情上就值得深思，不寻找解除患病的根源，再"有效"都是徒劳。自身是致病的主体，长期不良生活方式破坏了机体的稳态，于是得病。生病后用药治疗只是解决疾病的结果，只有把不好的习惯改掉，切断诱因才是治疗的根本。许多患者会有这样的疑问，其他人也经常熬夜，经常吹空调，洗凉水澡，喝冰镇饮料等，为什么他们就好好的，我却生病了呢？一者人和人不同，再者别人得

具病知源。

《伤寒论》

了这样那样的疾病，会主动地告诉你吗？健康的习惯终究是健康的，不要和健康习惯斤斤计较。

2. 尊重自愈，减少干预

"发热为百病之源，误治是万病之本"，人体是一架精密的仪器，有自主的调控机制，许多病可以通过机体的整体调节达到自愈。随着经济的发展，药品利益的诱导，促使过度医疗的出现，不尊重人体本能，生病之后"医学"根本不给身体自我调节的机会，马上干预，干扰机体的自我调控。任何治疗都是有利有弊的，治病的同时自身也可能元气大伤，"杀敌一千，自损八百"。疾病貌似好了，其实是两败俱伤，潜藏着巨大的隐患。纯中医病房要做的就是"调动人体潜能，尊重人体自愈，还医学本来面目"。

初次就诊的患者，很多根本不开药，给他们的治疗"处方"就是：①停药，②买书学习广汗法，③按照书上的内容进行调理，竟有不少患者"不药而愈"。最近门诊上遇见一个山东患者，患银屑病已经 14 年，偶尔在书店看到《张英栋谈银屑病根治》，觉得说得特别在理，于是坚持按照书上的内容进行调整——保持全身微汗、对于冷的地方加衣、开始吃温的羊肉汤等发物、每天坚持运动……刚开始两周皮损消退不明显，但到了第三周皮损迅速消退，来就诊时全身消退近 90%。这样的患者屡见不鲜。了解了广汗法，但是还没有自愈的，会建议他们住院，进一步系统全面地认识广汗法，配以中医中药治疗。

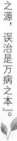

3. 纯中医治疗

前来就医的患者大多经过了许多西医或者土办法的治疗，反复发作，缠绵不愈，甚至越治越重。纯中医治疗就是用绿色自然健康的方法来恢复整体健康，同时治病。不仅能治病，还能治大病，治顽症。广汗法认为很多病的发生是整体失调导致的局部"汗出障碍"，是心身疾病，只要局部汗出障碍减轻，整体失调减轻，心身向健康转变，疾病就可以根治。这就需要以中医理论作为指导，选取不同的治疗方案。

（1）着眼生活，防护调摄。这是所有患者治疗的基础，"慎起居、调情志、节饮食"，简简单单的九个字做起来却不那么容易。日出而作，日落而息；"不以物喜，不以己悲"；节制肥甘厚味，辛辣刺激……似易实难。

（2）中药治本，注重整体。治疗不仅是针对疾病，关注更多的是整体健康，比如出汗、精神、饮食、睡眠、大小便、咽喉部变化、月经情况等。人本身就是一个整体，我们的药方中很难看到治病的药。注重整体治疗，才能达到疾病的根治。并提出用中药的"稳、准、狠"原则，"稳"讲求安全治本，用药要尽量精准，在"稳"和"准"的基础上，不"狠"用剂量，有时候不能"中病"。"将息法"中的不断加量就体现了用药的"狠"。

（3）针灸并用，疏通内外。目前我科开展的针灸治疗主要有普通电针、微火针、刺络拔罐疗法、针刀疗法、艾条灸、督灸、大灸、会阴灸等。首先着眼于人的整体机能，在立足于整体健康与长期疗效的基础上，结合

治疗不仅是针对疾病，关注更多的是整体健康，比如出汗、精神、饮食、睡眠、大小便、咽喉部变化、月经情况等。

"广汗法"相关要求，达到疏通经络，调整脏腑机能，持久似汗非汗的目标。需要重点提一下的是"引火通胫"法——结合针与灸的优势，内温外通，"给邪出路"，结合客观监测（皮肤能量分布动态监测和汗出状态动态监测），合理使用针灸对人体热度及能量分布的均匀性有较大意义。

（4）外用辅助，直达病所。穴位贴敷治疗作为中医外治法的一种，绿色安全有效，避免服药痛苦及副作用，通过药物作用到穴位局部，经络传导，直达病所，运用广泛。清·徐大椿曰："汤药不足尽病……用膏药贴之，闭塞其气，使药性从毛孔而入其腠理，通经活络……较服药尤为有力。"我科常根据患者不同的症状开具不同的穴位贴敷组方，临证调配。对于出汗太过、控汗不佳者，给予收敛止汗；阳气不足、寒凝不通者，给予温通经络；大便溏泄，脾虚湿盛者，给予利湿止泻；大便干结，腑实不通者，给予行气通腑；寒凝痛经者，给予温经止痛等。

（5）浅表动态，回归婴儿。广汗法认为治疗的最高目标就是"复归于婴儿"——婴儿在母体内温暖舒适，沉静通达。"浅表能量均衡动态治疗"（无感温度浸浴），治疗过程中希望人的身体和心灵沉浸在这种舒适的"婴儿"状态中，达到真正放松、温通的状态。这种状态使身体能量分布变得更均匀。浅表动态治疗时选择"无感温度"。判断温度的标准为：以手背摸额头，额头温热潮润，不可出汗，个别患者过去经常高温洗浴，觉得水的温度高些才舒服，这是错误的。无感温度有一个范围，如果是红皮型，要的是无感范围内的下限，如果是关节型，要的是无感温度内的上限；如果是寻常型进行期可以采用无感的下限，如果是静止期的斑块型可以采用无感的上限；有心脏病及高血压的患者可以采用无感温度的下限。每次浸浴的无感温度是不同的，可以以上次的无感温度为基准去调节，每次治疗时记录温度，以备后面参考和总结。温度高了可能造成"红皮病"，温度低了，又容易感冒。只有专业的辅助仪器才可以达到"恒温"和"无感温度"，可以真正达到"静则生阳可助通"和"复归于婴儿"，让治疗在愉悦和入静中完成。随时调整的浸浴用药也是动态的、个体化治疗方案中的一部分，出院后没有专业医生的指导不提倡大家在家里做浸浴，更不可随便加药物。

4. 动态监测，统揽全局

治疗过程中我们还要时时刻刻对患者进行动态监测，通过各种不同的监测手段，使我们对患者的情况实时监控，为治疗提供客观的数据支持。科室现有的监测手段主要有：

（1）汗出状态动态监测。广汗法是围绕"汗"来进行的，目的是恢复正常出汗。正常汗出，是广汗法的核心。包括四要素：即范围、量、时间、速率。需要汗出状态动态监测仪来帮助监测，通过数据图像分析，告诉患者什么时间段、哪个部位的汗正好达到治疗效果，验证广汗法的疗效，明确治疗方向是否正确，治疗是否到

只有专业的辅助仪器才可以达到『恒温』和『无感温度』，可以真正达到『静则生阳可助通』和『复归于婴儿』，让治疗在愉悦和入静中完成。

位，找出其中的规律，便于以后的治疗。汗出状态动态监测仪的出现，让汗出有了依据，使中医广汗法更加理性，更加科学，更加客观。

（2）皮肤能量分布动态监测。红外热像检查是近年来应用在中医诊断上的一项快速发展的技术，把身体各个部位的能量按照大小用不同的颜色表示。红外热像反映的是人体组织器官系统连续的、动态的能量分布信息。用红外热成像可以直接观察身体各个组织的能量变化规律，是中医望诊的客观化。中医强调"阴阳匀平，以充其形"的"平人"思想；广汗法要求"但使阳气内蒸而不骤泄"的全身温通。红外热像检查可安全地监测整个人体能量分布的均匀性，目前认为均匀系数越高越好，越有利于疾病的恢复。

（3）咽部影像动态观测。目前纯中医病房以银屑病为重点，在住院监测过程中发现，多数银屑病患儿伴有不同程度的扁桃体肿大和咽后壁滤泡，表邪郁闭，郁结于咽喉而发为"扁桃体炎"，郁结于肌表则发为"银屑病"，都是由"郁"导致的。治疗过程中，我们通过咽喉部的动态监测与皮肤影像动态监测对比发现，针对咽部症状治疗，咽部"郁热"减轻，银屑病可得到缓解，皮损也会随着消退。通过咽部的观察我们还发现有时候温热药进去了，不一定会加重咽部的红肿，反而会使咽部颜色变淡，红肿减轻，皮损消退，这说明在药物使用过程中"郁"解了，表通了，"热"就散了，所以说治热不一定非得用凉药。

（4）皮肤影像动态观测。住院期间不让患者过度关注皮损，但作为医生还是要关注皮损的变化，主要关注变薄变厚，质地软硬。通过对皮损的监测，观察形态、质地、颜色、分布等，可以判断皮损阴阳的变化，为治疗提供依据。通过观察入院前后皮损的变化，进行对比，可以明确疗效，给患者以信心。

（5）完善实验室检查。在疾病的治疗过程中，首先我们要完善相关检查排除其他疾病，帮助患者把控风险。另一方面是因为许多患者在入院治疗前，已经经过了长时间的治疗，服用了大量药物，所以需要通过入院检查判断院外药物损害。住院期间，在中药加量或者使用一些力量大的中药的时候，我们也要小心提防，随时监测，确保患者安全。对于治疗平稳的患者，出院前我们要求所有患者做出院前检查，充分体现我们科室"多监测、少干预"的治疗理念。

在诊疗过程中，每项动态监测都不是孤立存在的，而是相辅相成的。比如 lx 的皮损散在、病程发展缓慢，全身皮损颜色淡红，紧密，我们通过咽喉部观测发现，咽部红肿并不明显，也是淡红色，通过红外热像监测发现患儿全身能量分布不均匀，下肢和腹部偏凉明显。结合患儿一般情况，出汗多，平素大便偏稀，不正常，可以断定 lx 是一个整体偏阴的体质，主要问题在于出汗多，腹部及下肢凉，所以通过以上几项动态监测可以给我们提供客观的治疗依据。在治疗的同时进行动态监测，观察患儿咽部的持续状态，腹部和下肢凉的改善情况，

『多监测、少干预』。每项动态监测都不是孤立存在的，而是相辅相成的。

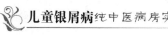

并有具体的数值支撑，从而更有利于患儿的治疗，及时地调整治疗方案。使临床诊治有据可依，有理可循，有利于长期的发展和经验总结。通过对这些资料的留存分析，为"中医思维理性化、中医诊疗规范化、中医疗效客观化"提供依据，实现科室"精品中医，理性中医，科学中医"的目标。

二、医患共进求疗效

1. 以患者为中心

患者是患病和治疗的主体，以患者为中心有两个内涵：

（1）医疗服务上我们要以患者为中心，时时刻刻为患者考虑。前来就诊的患者来自全国各地，满怀着治愈疾病的憧憬。主任一直强调"要急患者所急，想患者所想，不能辜负患者远道而来对咱们的期望"，不仅仅是针对身体治疗，还要缓解精神压力。"医乃仁术"，关注患者心身两个方面，这是对所有医护工作者的要求。

（2）在治疗时强调以患者为中心，发挥患者主观能动性。对于治病，张英栋主任一直强调"治疗是一个以患者为主体循序渐进的过程"。许多患者不理解，"我来你这儿治病，把身体交给医生就行了，我好好配合治疗就可以了，怎么老强调治疗我们自身？"因为银屑病是从生活中得的，要在生活中治疗，广汗法说起来容易，但理解难，落到实处做对更难，不是简单说"热而无汗"能解决的问题，需要渗透到生活的方方面面，治疗是一个漫长而艰巨的过程，医生扮演的角色是教练，最重要的还是要靠患者自己，需要自己懂得这个病是怎么得的，怎么才是正确的治疗方式。因此对于每个入院患者我们的要求也是比较高的，比如：

①入院前考试。考试的目的是选拔、培养"合格的患者"。患者对疾病的认知程度，对广汗法治疗理念是否认同，在认同的基础上了解多少，如何能知道？如果患者对疾病的认知不足，就会带来许多误解和治疗错误。比如不知道疾病是如何得的，就不知道如何改进和预防，不利于长期疗效。病后治病心切，紧张烦躁不能消除，就会有病乱投医。了解疾病是怎样得的，知道广汗法和其他治疗方法有哪些不同，比如吃羊肉汤、牛肉汤等发物，这在西医的治疗理念中是绝对的禁忌，但我们却主张适当吃发物，帮助身体温通，也是"试金石"，看看疾病到底好了没有。

"知彼知己，才能百战百胜"，不仅是医生要对疾病有充分的研究和认识，作为患者也要懂得，只有这样才能从生活和治疗上配合医生。比如说控汗，看过书的人就知道怎么控，没看过书的人就很迷惑，强调很多遍，仍只知其一不知其二，做不到位，效果自然就不好。只有"知其然更知其所以然"才能疗效显著。所以说考试的最终目的是督促患者学习，从生活中的点点滴滴发现问题，切断发病之源。

②边治疗边学习。住院期间，我们会要求患者边治疗边学习，坚持每天看书，发现疑惑的地方，及时向医

生提问。住院治疗的过程，是对自身认识修正的过程，医生每天都会针对患者的病情展开讨论，对患者提出的问题给予指导，这样才能引起患者的注意，把以前认识有误和做得不对的地方纠正过来，有利于以后的治疗。患者在住院期间不经意暴露的一些细枝末节，平时往往很难注意到，而这些东西正是症结所在，发现问题也是住院的一个目的。比如查房的时候发现一些患者出汗后，风扇还直对着吹，看似很"爽"却带来了疾病。这些细节的东西是书中学不到的，也许患者不住院永远不知道吹个风扇还有这么多讲究。住院的好处就是随时发现生活中容易忽略的细节，及时解决，而且印象深刻。

③自出试题。住院考试，本来试卷均是由医护人员出的，后来发现让患者自己出题可以调动患者的积极性，就改为住院后要求每位患者自己来出题目，这也是"强迫"患者看书的一种方式。患者在看书过程中，把自己认为重点的东西，出成考题，一方面可以加深印象，记忆深刻，一方面医护人员通过看患者出的试题，就知道患者有没有好好看书，对重点内容把握得准不准确。考别人的同时也在考自己。

④主持医患交班。交班本来是由医生主持的，发现交班过程中有的患者漫不经心，反复强调的内容，落实到实际操作中，仍然犯同样的错误。让患者站在医生的角度主持医患交班，主要是发挥患者的主观能动性，让患者参与健康管理。每位患者在交班前都要精心准备，认真琢磨给大家讲点什么有用的知识。交班过程是对每

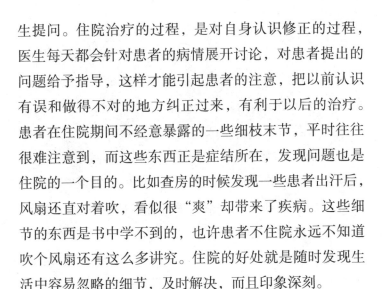

疾病。这些细节的东西是书中学不到的。出汗后，风扇还直对着吹，看似很「爽」却带来了

位患者的考验，主持医患交班的过程也是自身提高学习的过程。来我们这里治疗的小朋友，经过住院期间的训练，站在前面都讲得头头是道，绝不含糊。

⑤书写住院心得。住院心得是患者真实体验的总结，通过这个，医护人员可以及时了解患者的所思所想。很多患者属于心身疾病，治病是一方面，患者的心情也很重要。有患者在心得里提到，自己来山西治病，亲戚同事都追问得的什么病，怎么还大老远跑到山西治病。本来是亲朋好友的关心，在患者看来却是一道难题，不想让别人知道自己得的什么病，但又不知道怎么回复亲朋，弄得整晚整晚睡不着觉，看到这种情况我们及时地给予疏导和沟通，可以回复说"严重过敏"或者"汗出障碍"即可。

2. 做科研型临床

纯中医治疗要体现临床治疗规范化、监测内容数据化和治疗结果客观化。总的来说就是要做到"多监测，少干预"。监测不仅让我们对患者整体情况有一个客观分析，并且可以随时指导我们下一步的治疗，切实做到因人、因时制宜。将这些大数据进行详细的分析，最终得出相应的规律，这就是临床科研。

3. 建学习型团队

"学而不思则罔，思而不学则殆。"科室的每一个人都要勤学习，勤思考，不断钻研，不断进步。从《伤寒论》开始，结合广汗法，汗解《伤寒论》。由大家轮流讲述，逐条解析，开阔视野，拓展思维，提高理论水平，

『学而不思则罔，思而不学则殆。』

从经典中寻找答案，发掘新知。每周二、四下午是科室医护人员内部学习的时间，大家对工作进行梳理总结，学习新知识，还要赏析讨论典型病案，各抒己见。除了理论知识的学习，我们还注重临床实践，每次查房遇到疑难病例时，要求大家亲自诊察，然后讨论，每人出一套治疗方案并说出诊疗思路，最终讨论出一套最合理的方案，经过反复实践思考，大家不断进步。

三、立足长远奔健康

1. 建立交流平台

长远的健康需要生活的变化和认识的进步，这就需要构建提供生活改变和知识更新的平台。交流包括医患之间的交流和患者与患者之间的交流。让医生与患者及时交流互动，及时地反馈和解决问题。两个微信平台和"汗友会"微信群的建立，是虚拟的平台。"降吾小筑"和"微汗小课"是实体的平台。关注平台的患者可以及时地解决问题，遇到不懂的问题在微信群发问，医生和患友都会给予解答和帮助。通过持续地对平台上文章内容的阅读，从别人的经验里提高自己，会使自己对银屑病根治有更深一步的认识。许多患者出院后或者是日常生活中都会遇到诸多问题，通过邮箱（YXBKCZYBF@163.com "银屑病科纯中医病房"的全拼首字母大写）、微信公众号（张英栋银屑病绿色疗法），以及科室电话（0351—2150969）等多种方式与病房保持联系。

长远的健康需要生活的变化和知识更新的平台。要构建提供生活改变和知识更新的平台。这就需

2. 定期跟踪随访

"治好治坏都不能稀里糊涂，都要分析原因，对患者负责。"所以每位患者出院后，我们都要定期随访，即使病情稳定，皮损消退，很长时间不吃药没有复发的，也要随访。身体是自己的，治疗过程中，医生帮你纠正了，作为患者要珍惜劳动成果，不要看见皮损都消退了，又开始无规律地生活，肆意放纵自己，把广汗法抛之脑后，这种行为是对自身的不负责。广汗法是立足长远的治疗，追求的是长期疗效，目标是根治。定期跟踪随访是对患者负责，及时把控病情，给予指导帮助，帮助悬崖勒马，以利于长远健康。

3. 构建志愿者团队

志愿者团队是患者和患者家属自发组织成立的。就诊中他们觉得自己或家人病治好了，身体恢复了，就想让更多和自己一样的银屑病患者，少走弯路错路，所以想帮助更多人了解广汗法，使大家能够用绿色健康的方法治病，于是建立了"降牛十八掌"志愿者群。志愿者做得最多的工作就是对刚看过书、刚接触广汗法的新患者给予指导和帮助。门诊人满为患，初次就诊的患者根本挂不上号，看不上病，志愿者可以通过交流平台解答一些患者的疑问，帮助首次看病的患者预约挂号。许多患者都是四处求医，治疗无果，满怀痛苦，许多不愿意对医生说的事情，都会给志愿者说。患者与患者之间更容易沟通，他们有着许多相似的治疗经历，感同身受。面对这种情况，志愿者们会把自己的就医经历与其他患

许多不愿意对医生说的事情，都会给志愿者说。患者与患者之间更容易沟通。

者分享，让他们树立信心，解除压力。作为医护人员也特别感谢这些无私奉献的志愿者，他们完成了许多我们无法完成的工作。

儿童银屑病纯中医病房将不负患者所托，努力为大家提供一个安全长效、和谐温馨的住院环境。相信在主任的带领下，科室会越走越远，越来越强大。也希望各位"牛人"来到这里可以摒弃浮躁，丢掉埋怨，找回自信，看到人生的美好，迈过人生的困境。人生不如意十之八九，披荆斩棘有我们陪伴，乘风破浪有我们指引，战胜顽疾，共同创造精彩人生！

摒弃浮躁，丢掉埋怨，找回自信，看到人生的美好，迈过人生的困境。

第一部分

儿童银屑病纯中医病房 **病情实录**

一种顽疾
多种治法
用药不同
各显神功

一、有风险，找我们 lx

一个四岁的可爱小萌宝，自建科以来，已经是第二次入院了。第一次是因为银屑病，当时皮损特别局限，主任说："先不用管，孩子太小，一直吃药不合适，等皮损长多点再一起治疗。生活上注意点儿，等孩子大一点了，慢慢懂了，没准就好了。"这次入院是因为下肢、眼睑部少量出血点，伴有腹痛，但各项检查均正常，外院怀疑"过敏性紫癜（腹型）"。患儿妈妈从网上查了一下"过敏性紫癜"，发现这个病有如此多的并发症，越看越恐惧，担心孩子得了这病去不了根。看看西医院开的药，副作用挺多，也不知道会不会使银屑病加重，遂不想服用。走投无路，万般无奈之下，怀着对主任的信任，通过微信联系到主任，希望来到这里进行全面治疗。

主任详细地追问患儿病史，加之患儿家属强烈的要求和信任，思忖良久，最终还是决定收患儿入院，有风险我们把控。虽然所有的病中医治疗理法相通，但由于缺乏治疗紫癜的经验，主任特别谨慎，盘点所有治疗过程中会出现的问题，并且联系儿科专业权威，对患儿进行风险评估，协助诊疗，做好加重转诊准备。（郭冉冉）

盘点所有治疗过程中会出现的问题，并且联系儿科专业权威，对患儿进行风险评估，协助诊疗，做好加重转诊准备。

2016-07-07

【病情简介】患者，女，4岁，主因"全身散在斑丘疹、鳞屑伴瘙痒5月，加重1月"入院。患儿5月前因饮食生冷后，右上臂出现黄豆大疹点，上布白色鳞屑，不痒，后面部、大腿有少量新起疹点，3月就诊于我科，病情控制稳定。出院后皮损逐渐增多，钱币大小，色暗红。20天前因饮食不洁，出现腹泻、腹痛，未予治疗，腹泻好转，后患儿自述膝关节疼痛，次日双膝关节下方、眼睑、左臀部出现少量出血点，就诊于沈阳××医院考虑"过敏性紫癜"，未用药，出血点2天后消退，为求进一步治疗入我科。

【刻下症】患儿精神可，食欲强，睡眠可，平素大便偏黏，不成形，1天1行，近2日未大便，小便正常，时有腹痛，无关节疼痛，无便血、尿血。全身散在斑丘疹，上布白色鳞屑，钱币大小，色红，Auspitz征阳性，微痒，全身出血点消退，有新起针尖大疹点，色淡白。舌苔白腻水滑，舌下淡，脉细数，指纹青紫，显于气关。

【血细胞分析】白细胞$6.22×10^9$/L，红细胞$4.2×10^{12}$/L，血红蛋白126g/L，淋巴细胞$2.9×10^9$/L，偏高，中性粒细胞数目$2.8×10^9$/L。

尿常规及凝血功能检查基本正常（2016年7月2日，××医院）。

【便常规】白细胞0-1，余正常（2016年7月3日，沈阳市××××医院）。

【三维彩超示】脐周淋巴结肿大；下腹部少量积液

（2016 年 7 月 4 日，××医科大学附属××医院）。

【据患者病情及体征诊断明确】中医诊断：白疕（寒湿瘀滞证）；西医诊断：寻常型银屑病。

入院后完善相关检查，给予中医治疗。

【治疗方案】

①给予桃桂承气汤：

桂枝 9g　玄明粉 3g　大黄 3g　甘草 6g　桃仁 9g

2 剂，备用，大便干时服用。

②给予大青龙汤：

生麻黄 6g　石膏 30g　桂枝 12g　生姜 12g

苦杏仁 12g　大枣 30g　甘草 12g

2 剂，备用，遵医嘱服用。

③给予藿香正气散合五苓散：

生姜 6g　紫苏叶 6g　牡丹皮 6g　焦神曲 6g

厚朴 6g　蒲公英 12g　大腹皮 6g　大枣 6g

桔梗 6g　苍术 6g　甘草 6g　白芷 6g　藿香 6g

姜半夏 6g　茯苓 12g　猪苓 12g　桂枝 12g

炒白术 12g　泽泻 12g

2 剂，备用，腹痛时服用。

④给予桂枝加龙骨牡蛎汤：

桂枝 12g　赤芍 12g　生姜 12g　甘草 8g　大枣 15g

龙骨 30g　牡蛎 30g

2 剂，备用，汗多时服用。

⑤给予大柴胡汤去大黄：

柴胡 48g　黄芩 18g　姜半夏 15g　甘草 18g

成易败。

有备无患，备用六个治疗方案。小儿易虚易实，易

生姜 30g　枳壳 24g　白芍 18g

2 剂，备用，转为热利时服用。

⑥给予葛根芩连汤：

葛根 24g　黄芩 6g　黄连 6g

2 剂，备用，转为热利时服用。

⑦给予穴位贴敷：

南五味子 30g　五倍子 30g　怀牛膝 30g

5 剂，穴位贴敷用，适量，醋调以控汗。

吴茱萸 30g　延胡索 30g　木香 30g　砂仁 30g

肉桂 30g　公丁香 30g

5 剂，穴位贴敷用，适量，姜汁调以温中止痛。

具体穴位如下：足三里（双）、脾俞（双）、肾俞（双）、天枢（双）、神阙、下脘、涌泉（双）。每日贴敷穴位据患者病情变化更换。

【按】儿科疾病，易虚易实，易寒易热，传变迅速，为防猝不及防，开 6 个方子备用。患儿入院后未发现出血点，无便血、尿血，院外各项检查提示基本正常，其余症状不明显，三维彩超示：脐周淋巴结肿大；下腹部少量积液。虽有腹痛但不能确定是"腹型紫癜"引起的，还是"脐周淋巴结肿大"引起的，遂暂不诊断"腹型紫癜"，仍不能排除此病的可能，需进一步观察，完善相关检查，再做定论，做好完备准备，以防病情之变。

2016-07-08

患者精神、睡眠可，食欲佳，昨晚大便 1 次，成形，水分偏多，小便正常，无尿血。时有腹痛，昨日抽血时止血带压迫后，患儿右上肢及前胸出现少量针尖样出血点，其余症状不明显。咽无充血，双侧扁桃体Ⅰ度肿大，色淡红。昨日晚饭后口服桂枝加龙骨牡蛎汤，夜间出汗变化不明显。全身出汗偏多，头部、背部、前胸易出汗，下肢偏凉。全身散在斑丘疹，上布白色鳞屑，钱币大小，色红，Auspitz 征阳性，微痒。

【尿常规】酸碱度 7.0，尿比重 1.015，尿潜血 -Cell/ul，尿蛋白 -g/l，尿胆红素 -umoll，尿胆原+- 16u-mol/l，尿白细胞 -mol/l，尿糖测定 -，镜检白细胞 0 个/HP，基本正常。

【血细胞分析】白细胞 $6.56×10^9$/L，红细胞 $4.48×10^{12}$/L，血红蛋白 133.00g/L，血小板 $276.00×10^9$/L，淋巴细胞 $3.85×10^9$/L，单核细胞数目 $0.31×10^9$/L，中性粒细胞数目 $2.3×10^9$/L，基本正常。

【便常规】黄色糊便，隐血试验阴性，镜检未见异常，正常。

【肝肾功能】血清丙氨酸氨基转移酶 6.7U/L，血清总蛋白测定 69.4g/L，人血白蛋白测定 51.5g/L，血清总胆红素测定 3.1umol/L，血清直接胆红素测定 1.4umol/L，血清间接胆红素测定 1.70umol/L，尿素测定 3.84mmol/L，肌酐测定 35.5umol/L，尿酸测定 151.4umol/L，β2 微球蛋白测定 1.35mg/L，血清胱抑素 C 测定 0.83mg/L。C 反应蛋白测定 0.1mg/L，正常。

【血清六项检查】基本正常。

【类风湿三项检查】类风湿因子测定<20KIU/L，抗链球菌溶血素 O 测定<200KIU/L，抗环瓜氨酸肽 6.7U/ml，正常。

【血流变】全血黏度（高切）200 3.63mpa.s，全血黏度（中切）100 4.00mpa.s，全血黏度（中切）50 4.56mpa.s，血浆黏度 1.33mpa.s，红细胞沉降率 15.00mm/h，血细胞压积 0.38L/L，血沉方程 K 值 43.16，红细胞变形指数 TK 0.87，全血高切相对指数 2.73，全血低切相对指数 18.18，整体偏高。

【心电图回报】窦性心律；电轴不偏。

【胸片回报】双肺纹理增粗。

【腹部彩超回报】肝胆胰腺双肾超声未见异常；腹腔肠系膜淋巴结肿大。

【治疗方案】给予大青龙汤变通早午饭前服；藿香正气散合五苓散早午饭后服；桂枝加龙骨牡蛎汤晚饭后，控制患儿出汗。嘱其继续控制出汗、控制饮食，密切关注患儿病情变化。

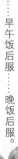
早午饭前服……早午饭后服……晚饭后服。

2016-07-09

患者精神、睡眠可，食欲佳，大便偏稀，有不消化食物，小便正常，无尿血、便血。全身出汗偏多，头部、前胸、背部出汗较多。皮损逐渐变薄，颜色较前变淡，舌根腻，脉细弱，指纹淡紫，隐于气关。

【治疗方案】给予五苓散。

茯苓 12g　猪苓 12g　桂枝 12g　炒白术 12g

泽泻 12g

3 剂，日 1 剂，水冲 100ml，早晚分服。

2016-07-12

患者精神、睡眠可，控制饮食后，食量较前减少。服药后大便仍偏稀，有不消化食物，小便偏黄，无尿血、便血，仅诉 1 次腹痛，可自行缓解。家长诉穴位贴敷后局部温热。全身出汗整体较前明显减少，以头部、前胸、背部出汗偏多。前日皮损处脱皮增多，痒加剧，次日皮损明显变薄、中空，颜色较前变淡，皮损周边有少量新起疹点，色红，痒减轻。舌苔薄腻，手心温，指纹淡紫，隐于气关。今复查尿常规正常。自身抗体十三项检查基本正常。

【治疗方案】给予藿香正气散合五苓散加黄连 3g 口服。嘱其继续控制出汗，控制饮食，观察患者病情变化，复查尿常规及便常规。

2016-07-14

患儿精神、睡眠可，食量减为原来的一半，给予藿香正气散合五苓散加黄连 3g 口服，大便偏稀，不消化食物较前减少，小便略黄，无尿血、便血，昨日下午腹痛 1 次，2 分钟后缓解，不影响玩耍。全身出汗整体较前明显减少，头部出汗仍偏多。昨日上肢及躯干部皮损较前变红，下肢及头部皮损变薄色淡，皮损逐渐中空，颜色变淡，由紧硬变得松软，皮损周边有少量新起疹点，色

家长诉穴位贴敷后局部温热。全身出汗整体较前明显减少。

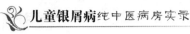

红，痒减轻。舌淡，舌苔薄，脉细弱，指纹淡紫，隐于气关。

【红外热成像检查】面部、背中部能量值较高；双膝、小腹能量值较低。皮肤能量分布均匀性系数：26.52；皮肤能量分布均值：32.02。建议小腹、双膝区域加温。特殊部位能量监测：脐周 T33.64/腹部胆经区 T34.44/大椎穴区 T32.95/双肩胛区 T32.5。

【治疗方案】给予藿香正气散合五苓散加黄连继服，黄连另开，根据大便情况加减，直至大便正常为止。嘱其继续控制出汗，控制饮食，观察患者病情变化。

2016-07-16

今晨查房，患儿精神、睡眠可，控制饮食后食量仍偏多，给予藿香正气散合五苓散加黄连 4g。昨日下午 4 点左右大便 1 次，前部成形后部偏稀，黏滞减轻，不消化食物较前减少，昨日小便 2 次偏黄，色黄可能和服用黄连有关，量少需注意。昨日未诉腹痛。可能由于天气转凉，昨日基本未出汗，仅午睡时头部少量汗出。全身皮损变薄色淡，皮损周边有少量新起疹点逐渐消退，基本无瘙痒。舌淡，舌质转红，舌苔薄，舌下暗，手心热，右脉细，左脉略滑，指纹淡紫，隐于气关。便常规检查正常。

【红外热成像检查】面部、背中部能量值较高；双膝、小腹能量值较低。皮肤能量分布均匀性系数：30.39；皮肤能量分布均值：32.18。建议双膝区域加温。

特殊部位能量监测：脐周 T33.34/腹部胆经区 T33.64/大椎穴区 T33.44/双肩胛区 T33.40，较前上升。

【治疗方案】给予藿香正气散合五苓散加黄连继服。注意下肢及腹部保暖，控制饮食，观察患者病情变化。

2016-07-19

患儿精神、睡眠可，饮食减少，藿香正气散合五苓散加黄连 4g，昨日大便 1 次，偏稀不成形，含不消化食物，小便正常，未诉腹痛。全身出汗明显减少，仅午睡时头部微汗。全身皮损变薄，色淡红，无新起皮损。舌淡，舌苔薄，舌下略红，脉左关缓滑，右关弦滑，指纹淡紫，隐于气关。

【红外热成像检查】面部、背中部能量值较高；双膝、小腹能量值较低。皮肤能量分布均匀性系数：42.31；皮肤能量分布均值：33.28。建议双膝区域加温。特殊部位能量监测：脐周 T34.82/腹部胆经区 T34.8/大椎穴区 T34.23/双肩胛区 T33.90，皮肤能量分布均匀性系数较前上升明显。

【治疗方案】给予理中汤用生白术加黄连 2g（另开）：

生白术 30g　党参 30g　甘草 30g　干姜 30g

黄连 2g（另开）

2 剂，日 1 剂，水冲 100ml，早晚分服。

继续关注患儿大便情况，注意保暖，控制饮食。患儿下肢偏凉，给予 TDP 照射 Qd 以温经通络止痛。

【按】患儿长期大便不成形，含大量不消化食物，遂抓住主症，以调理大便为主。

2016-07-21

患儿精神、睡眠可，饮食减少。给予理中汤用生白术加黄连 2g，昨日大便 1 次，成形，无不消化食物，小便正常，无腹痛。全身出汗较前增多，做 TDP 治疗时额头、背部及小腿微汗，下肢凉好转。全身皮损变薄，色淡红，有少量新起皮损，小米粒大小，色淡红。咽部较前变红。舌苔薄腻，舌下淡，脉左关滑，右关细弦，指纹淡紫，隐于风关。

【红外热成像检查】面部、背中部能量值较高；双膝、小腹能量值较低。皮肤能量分布均匀性系数：27.08；皮肤能量分布均值：31.94。建议双膝区域加温。皮肤能量分布均匀性系数较前下降明显，可能与出汗多有关。

【治疗方案】原方不变，理中汤用生白术加黄连 2g（另开）2 剂继服。继续关注患儿大便情况，大便好转后，黄连可逐渐减量，控制饮食，控制汗出。

2016-07-23

患儿精神、睡眠可，控制饮食，以粥和蔬菜为主。给予理中汤用生白术加黄连 1g，昨日大便 1 次，前部成形，后部偏稀，含少量不消化食物，量特别多，颜色发黑，味臭，其母诉约有一便盆，小便正常，无腹痛。做

以调理大便为主。 长期大便不成形，含大量不消化食物，遂抓住主症；

TDP 治疗时额头、背部出汗偏多，臀部及大腿凉明显。全身皮损变薄，色淡红，新起皮损色淡，少量逐渐增大。舌下淡，苔中薄腻，手背凉，脉左关细弦，右关细滑，指纹淡紫，隐于风关。昨日红外热像检查回报：面部、背中部能量值较高；双膝、小腹能量值较低。皮肤能量分布均匀性系数：30.79；皮肤能量分布均值：32.37。建议双膝区域加温。

【治疗方案】大便逐渐成形，去黄连，给予理中汤用生白术口服。继续关注患儿大便情况，控制饮食，加强膝关节保暖。

【按】其母问："患儿今日一直控制饮食，每天都大便，为什么这次会排出这么多东西，都是从哪里来的？"答曰："此次排出大部分为宿便，在肠道内堆积日久遂颜色发黑，气味臭秽，量多。太阴阳气恢复，腐秽当去。"

2016-07-26

患儿精神、睡眠可，控制饮食后食量减少。近日大便逐渐恢复正常，昨日大便 1 次，成形，无不消化食物，小便正常，无腹痛。做 TDP 治疗时大腿及臀部微汗，臀部及大腿凉好转。舌苔薄，脉左关细弦，手心有汗，右关弦滑，指纹淡紫，隐于风关。

【红外热成像检查】面部、背中部能量值较高；双膝、小腹能量值较低。皮肤能量分布均匀性系数：29.79；皮肤能量分布均值：33.15。建议双膝区域加温。

【治疗方案】给予理中汤用生白术继服。患儿大便情况明显好转，近日无腹痛，今日复查尿常规、便常规及腹部彩超。

2016-07-28

患儿精神、睡眠可，饮食减半，昨日大便 1 次，偏稀不成形，含少量不消化食物，嘱其原方加黄连 1g 口服，小便正常，无腹痛。做 TDP 治疗时额头、背部出汗偏多，臀部及大腿凉明显。全身皮损变薄。舌下淡，苔中薄腻，手背凉，脉左关细弦，右关细滑，指纹淡紫，隐于风关。便常规正常。

【尿常规】尿比重 1.015，尿潜血 – Cell/ul，尿蛋白 –g/L，尿胆红素 –umol/L，尿胆原 +– 16umol/L，尿白细胞 –mol/L，尿糖测定 –，尿酮体 –mmol/L，镜检白细胞 0 个/HP，镜检红细胞 0 个/HP，基本正常。

【红外热成像检查】面部、背中部能量值较高；双膝、小腹能量值较低。皮肤能量分布均匀性系数：36.02；皮肤能量分布均值：33.20。建议双膝区域加温。

【腹部彩超回报】肝胆胰脾双肾超声未见异常；腹腔肠系膜淋巴结肿大。

【治疗方案】患儿大便逐渐趋于正常，去黄连，给予理中汤用生白术口服。复查血细胞分析、血流变、CRP 及肝肾功能。

2016-07-30

患儿精神、饮食、睡眠可。昨日给予原方加黄连2g，大便1次，成形，含少量不消化食物，小便正常，无腹痛。臀部及大腿偏凉，全身皮损变薄，色淡红。舌下偏暗，舌淡，脉左关细弦。

【红外热成像检查】面部、背中部能量值较高；双膝、小腹能量值较低。皮肤能量分布均匀性系数：35.64；皮肤能量分布均值：32.92。建议双膝区域加温。

【治疗方案】给予理中汤用生白术加黄连2g（另开）加附子2g（另开）口服。其中黄连及附子用量根据患儿大便情况进行调整，随时加减。

2016-08-02

患儿精神、饮食可，睡眠佳。昨日给予理中汤用生白术加黄连1g加附子2g口服，大便1次，成形，含少量不消化食物，小便正常，无腹痛。臀部及大腿凉，全身皮损变薄，鳞屑减少，色淡红，部分中空，新起皮损逐渐变淡。舌淡，舌苔薄腻，舌下淡，脉细弦，手心温。

【肝肾功能】血清丙氨酸氨基转移酶6.0U/L，血清总蛋白测定67.6g/L，人血白蛋白测定52.3g/L，血清球蛋白测定15.30g/L，白蛋白/球蛋白3.42，血清总胆红素测定10.2umol/L，血清直接胆红素测定2.4umol/L，血清间接胆红素测定7.80umol/L，尿素测定2.88mmol/L，肌酐测定31.2umol/L，尿酸测定135.2umol/L，$\beta 2$微球蛋白测定1.26mg/L，血清胱抑素C测定0.74mg/L，大致正常。C

反应蛋白测定 0.0mg/L，正常。

【血细胞分析】白细胞 5.11×10⁹/L，红细胞 4.32×10¹²/L，血红蛋白 127.00g/L，血小板 245.00×10⁹/L，淋巴细胞 3.52×10⁹/L，单核细胞数目 0.25×10⁹/L，中性粒细胞数目 1.26×10⁹/L，大致正常。

【血流变】全血黏度（高切）200 3.94mpa.s，全血黏度（中切）100 4.24mpa.s，全血黏度（中切）50 4.69mpa.s，血浆黏度 1.36mpa.s，红细胞沉降率 2.00mm/h，血沉方程 K 值 11.50，全血高切还原黏度 4.96mpa.s，全血低切还原黏度 34.07mpa.s，红细胞变形指数 TK 0.67，全血高切相对指数 2.90，全血低切相对指数 14.03，大致正常。

【红外热成像检查】背中部能量值较高；双膝能量值较低。皮肤能量分布均匀性系数：34.65；皮肤能量分布均值：33.17。

【治疗方案】因患儿臀部及大腿凉，给予甘姜苓术汤 7 剂口服，以温经散寒。

干姜 30g　茯苓 30g　生白术 15g　甘草 15g

7 剂，日 1 剂，水冲 100ml，早晚分服。

患儿今日出院。

【按】整个治疗过程在把控风险的同时，针对主症治疗，各个问题一一解决，身体恢复正常，皮损也在逐渐变薄消退。

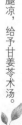

附图：

皮肤影像动态观测入院前后对比图

2016 年 7 月 8 日

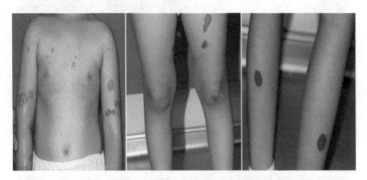

　　全身散在斑丘疹，上布白色鳞屑，钱币大小，色红，Auspitz 征阳性，微痒，全身出血点消退，有新起针尖大疹点，色淡白。

2016 年 7 月 13 日

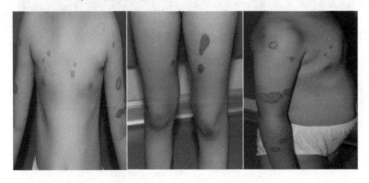

　　上肢及躯干部皮损较前变红，下肢及头部皮损变薄色淡，皮损逐渐中空，颜色变淡，由紧硬变得松软，皮损周边有少量新起疹点，色红。

有新起针尖大疹点。

2016 年 7 月 20 日

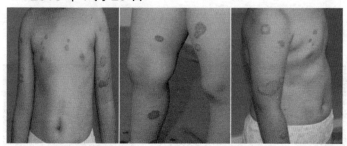

　　全身皮损变薄，色淡红，有少量新起皮损，小米粒大小，色淡红。

2016 年 8 月 1 日

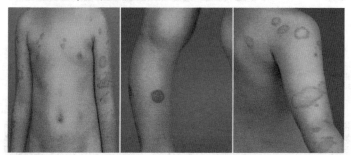

　　全身皮损变薄，鳞屑减少，色淡红，部分中空，新起皮损逐渐变淡。

皮肤能量分布动态监测入院前后对比图

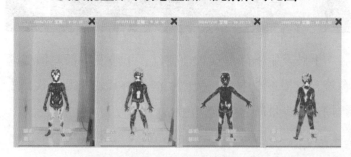

有少量新起皮损，小米粒大小。

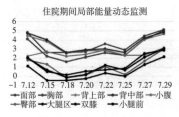

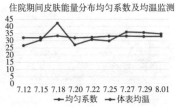

7月12日入院时皮肤能量分布均匀性系数：26.52；皮肤能量分布均值：32.02。局部部位能量监测双膝、臀部、大腿区、小腿前能量值偏低。建议该区域加温。特殊部位能量监测：脐周 T33.64/腹部胆经区 T34.44/大椎穴区 T32.95/双肩胛区 T32.5，腹部温差 0.8℃。

住院期间（7.12–8.1）皮肤能量分布均匀性系数在7.18日达到最高峰，特殊部位能量监测：脐周 T34.82/腹部胆经区 T34.8/大椎穴区 T34.23/双肩胛区 T33.90，腹部能量温差0.02℃，脐周温度上升，腹部能量分布均匀性好转（温差降低），大椎及双侧肩胛区温度上升。此后回落平稳上升；皮肤能量分布均值平稳无明显波动。局部部位能量有所下降后又持续回升，整体比入院时升高。

8月1日出院时特殊部位能量监测：脐周 T34.72/腹部胆经区 T35.02/大椎穴区 T33.94/双肩胛区 T33.84，腹部能量温差 0.3℃，与7.12入院时比较，脐周、腹部能量分布均匀性、大椎及肩胛区能量值升高。

咽部影像、舌象动态观测入院前后对比图

（患儿年龄较小不配合拍摄，遂未留存图片）

脐周温度上升。

二、"热"化红皮 cg

　　本该是绽放美丽的时候，却被疾病困扰了 5 年，性格开朗的妈妈也不坚强："郭医生，你都不知道孩子生病这些年我是怎么过的？每天早上起来床上都是一层皮，像小蛇一样，每天早上要给她清理皮屑，看着孩子这样，做家长的着急啊……"我觉得孩子生病了，最伤心难过的就是家长了"我宁愿让这个东西长在我身上，也不要长在孩子身上"。内心很着急很难受，却要假装坚强，因为孩子还看着自己，家长是孩子坚强的后盾，首先自己不能倒下，有泪也要偷着流，在孩子面前永远保持乐观镇定"这个病咱们能治好"，才有让孩子坚持下去的勇气。"找到张主任，来到这里我们就放心了，不怕了……"

　　询问孩子生病的诱因，妈妈说："只要看孩子有生病的迹象，就会立马用药控制，吃药、输液，所以孩子根本就没怎么生过病，发过热。"这就体现了家长的过度治疗，忽略身体的自愈和抵抗力导致的。入院后每天看着 cg 的变化，一天比一天好，每次查房孩子高兴地对着我们说："你看，新皮肤越来越多。"孩子全身基本不出汗，仅手脚心、鼻唇沟处出汗。患儿属于皮损偏阳，体质偏阴的状态，在控制"红皮"风险的同时，抓住孩子不出汗的特点，用药让她的身体越来越热，起到热化"红皮"的效果。（郭冉冉）

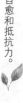

家长的过度治疗，忽略身体的自愈和抵抗力。

2016-07-08

【病情简介】患者，女，11岁，主因"全身大面积斑片、鳞屑伴瘙痒5年，加重3月"入院。患儿于5年前因"水痘"、居住新居，出现右膝关节内侧出现黄平豆大疹点，上布白色鳞屑，就诊于"武汉××医院"，诊断"银屑病"，外用"得肤病""地塞米松"，效果不佳，逐渐有新疹点出现，蔓延至头部。2013年3月出现全身爆发，疹点密集，连接成片，上布白色鳞屑，色鲜红，痒剧，就诊于"武汉市×医院"，口服中药治疗2年余，效果一般，皮损反复，每年夏季减轻，冬季加重。2016年3月无明显诱因，皮损逐渐增多，停药期间全身爆发，为求进一步治疗入我科，治疗后全身皮损变薄，中空缩小，颜色变淡，瘙痒减轻，效果明显，为巩固治疗再次入院。

【刻下症】精神、食欲可，睡眠可，大便调，1天1行。小便正常。全身基本不出汗，手脚心及鼻唇沟部易出汗。由于病后家长及时用药制止，基本不发热。既往体健。否认肝炎结核等传染病史，否认手术，外伤史，否认输血史，过敏体质，菌类、塑料等物过敏，否认药物过敏史，按时按序进行预防接种。

【查体】咽无充血，色暗淡，双侧扁桃体Ⅰ度肿大，咽后壁少量滤泡。全身大面积斑块，上布白色鳞屑，躯干及下肢皮损较密集，皮损中空缩小，色淡红，Auspitz征阳性，瘙痒减轻，间有抓痕，可见束状发。舌苔薄白略腻，舌下淡凝，脉左关弦，右关细弦，手偏凉。

【据患者病情及体征诊断明确】中医诊断：白疕（寒湿瘀滞证）；西医诊断：寻常型银屑病。

2016-07-09

入院后完善相关检查。

【治疗方案】给予中医中药治疗；给予 TDP 照射，以温经通络止痛；给予提针点穴及艾条灸法，温散寒气，活血行气，温通经络。

①给予大青龙变通以内清火热，外解寒湿：

生麻黄 30g　石膏 30g　桂枝 12g　生姜 12g

苦杏仁 12g　大枣 30g　甘草 12g

5 剂，日 1 剂起，水冲 100ml，早午饭后服，遵医嘱加量。

②给予四逆汤以温经散寒：

附子 30g　干姜 30g　甘草 30g

3 剂，日 1 剂，水冲 100ml，早午饭前服。

观察患者病情变化。

2016-07-10

患儿精神、食欲可，睡眠可，昨日未大便，小便正常。全身基本不出汗，手脚心及鼻唇沟部易出汗。全身变薄，中空缩小，颜色变浅，瘙痒较前减轻，间有抓痕，可见束状发，下肢皮损处有新皮肤长出。

【治疗方案】治疗不变，给予大青龙变通 1.5 剂、生麻黄 45g 合四逆汤 1 剂，服法同前。

2016-07-12

昨日给予大青龙汤变通 2 剂、生麻黄 45g 合四逆汤 1 剂。患儿精神、睡眠可，由于饭前后痒影响食欲，2 日未大便后，昨日大便 1 次不成形，褐色，小便偏黄好转。全身基本不出汗，手脚心及鼻唇沟部易出汗。全身皮损变薄，中空缩小，颜色变淡，下肢皮损处长有新皮肤，较前变化较慢，无新起皮损。瘙痒较前减轻，由原来的晚上 12 点到 3 点瘙痒变为下午 6 点及饭前饭后痒，间有抓痕，可见束状发，背部皮损较干。脉左关细弦，右关细缓，手凉，舌苔薄腻，舌质淡，舌下淡略红。

【治疗方案】

①给予过敏 2 号方，生麻黄 30g 另开，逐渐加量：

桂枝 6g　苦杏仁 6g　赤芍 6g　生姜 9g　大枣 12g

甘草 3g　僵蚕 9g　蝉蜕 6g　片姜黄 3g　大黄 1g

益母草 30g　生麻黄 30g

3 剂，日 1 剂起，水冲 100ml，早午饭后服，遵医嘱加量。

②手脚心及鼻唇沟部易出汗，给予穴位贴敷治疗，具体方药如下：

南五味子 10g　五倍子 10g　怀牛膝 10g

吴茱萸 10g

5 剂，穴位贴敷用。

具体穴位如下：阴陵泉(双)、丰隆(双)、肾俞(双)、神阙、下脘、涌泉（双），隔日一次，每次穴位据患者病情变化更换。

2016-07-14

昨日给予过敏 2 号方 1 剂、生麻黄 30g。患儿精神、睡眠可，今晨大便 1 次，黏滞，成形，小便淡黄。全身基本不出汗，手脚心及鼻唇沟部易出汗。瘙痒较前减轻，白天痒不明显，夜间偶有瘙痒，抓挠。全身皮损变薄，中空缩小，颜色变淡，下肢皮损处有新皮肤长出，无新起皮损，下肢有少量抓痕，可见束状发，背部皮损较干。脉左关细弦，右关细弦滑，手心温，舌苔薄，舌质淡。

【红外热成像检查】背上部、臀部能量值较高；双膝能量值较低。皮肤能量分布均匀性系数：34.67；皮肤能量分布均值：32.28。建议背上部控汗，双膝及小腿前区域加温。

【治疗方案】

①给予过敏 2 号方，生麻黄 30g 另开，继续遵医嘱加量。并给予麻附细辛汤以宣肺发表，温经通络：

生麻黄 3g　附子 3g　细辛 3g

3 剂，日 1 剂起，水冲 100ml，早午饭后服，遵医嘱加量。

②患儿手脚心及鼻唇沟部易出汗，全身其他部位不出汗，今给予麻附细辛汤穴位贴敷治疗以温经通络，通过促进全身出汗，达到治疗局部出汗较多的目的：

生麻黄 30g　附子 30g　细辛 30g

5 剂，穴位贴敷用。

继续关注患者汗出变化，查血细胞分析、肝肾功能、CRP、血流变及抗链 O，嘱其家长在药物加量过程中会

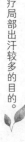
通过促进全身出汗，达到治疗局部出汗较多的目的。

有心慌和小便量少的可能，如若出现及时汇报主管医师以调整用药。

2016-07-16

患儿精神、睡眠可，饮食正常。昨日服用过敏2号方2剂、生麻黄60g合麻附细辛汤1剂后，偶有心慌，昨日大便1次，便稀，小便淡黄，量较前减少。今晨抽血检查，全身冷，手凉。全身基本不出汗，手脚心及鼻唇沟部易出汗。近日瘙痒较前明显减轻，偶有瘙痒，可耐受，夜间已无抓挠。全身皮损变薄，中空缩小，颜色变淡，背部皮损较红，干燥、脱屑明显，下肢皮损处新长出皮肤逐渐增多。脉左关滑略紧，左手偏凉，右关弦，右手背偏凉，舌苔薄，舌质淡。

【血细胞分析】白细胞 $4.43×10^9$/L，中性粒细胞数目 $1.73×10^9$/L，偏低，淋巴细胞 $2.10×10^9$/L，红细胞 $4.11×10^{12}$/L，血红蛋白 125g/L，血小板 $231×10^9$/L，基本正常。

【红外热成像检查】背上部、中部、胸部能量值较高；双膝、臀部能量值较低。皮肤能量分布均匀性系数：48.45；皮肤能量分布均值：33.23。建议背上部控汗，双膝及小腿前区域加温。

【治疗方案】治疗不变，给予过敏2号方，生麻黄30g另开，合麻附细辛汤继服。患儿小便量较前减少，偶有心慌，嘱家长放松，今暂停加量，维持昨日用量。观察患者小便及心率情况，平稳后进行下一步治疗。

心慌。

2016-07-18

昨日服用过敏 2 号方 2 剂、生麻黄 60g 合麻附细辛汤 1 剂，患儿精神、食欲可，睡眠佳，偶有心慌，心率 96 次/分，偶有心慌，全身基本不出汗，手心出汗较前明显减少，咽干，小便量较前减少，色淡黄，昨日大便 1 次，成形。基本不痒，夜间已无抓挠。全身皮损变薄，中空缩小，颜色变淡，背部皮损较红，干燥、脱屑明显。

【血流变回报】全血黏度（高切）200 2.95mpa.s，全血黏度（中切）100 3.20mpq.s，全血黏度（中切）50 3.57mpa.s，血浆黏度 1.29mpa.s，红细胞沉降率 5.00mm/h，血细胞压积 0.38L/L，全血低切还原黏度 37.91mpa.s，红细胞变形指数 TK 0.74，全血高切相对指数 2.28，全血低切相对指数 12.13，基本正常；抗链球菌溶血素 O 测定 228KIU/L，偏高，择日复查。

【心电图回报】窦性心律；电轴不偏。

【红外热成像检查】背上部、中部、胸部能量值较高；双膝、臀部能量值较低。皮肤能量分布均匀性系数：53.23；皮肤能量分布均值：34.15。建议局部汗出部位控汗，双膝及大腿区域加温。

【治疗方案】患儿有心慌，停用生麻黄，给予过敏 2 号方 2 剂合麻附细辛汤 2 剂，密切观察患儿病情变化。

2016-07-19

今晨查房，患儿精神、食欲可，昨日给予过敏 2 号方剂 2 剂合麻附细辛汤 2 剂，偶有自觉心慌，心率 86

次/分，睡眠正常，小便偏黄量可，昨晚因食猕猴桃出现腹泻腹痛，大便2次，稀溏。全身基本不出汗，手心出汗明显减少，身热后脚心出汗偏多，汗后脚心凉明显，基本不痒，无抓挠。背部皮损偏干，脱屑明显，变化不明显。脉细弦滑，手偏凉，舌苔薄，舌淡，舌下略凝。

【治疗方案】

①给予益气逐瘀汤口服以通经活血，补气养血：

川牛膝12g　川芎12g　赤芍12g　柴胡12g

生地12g　当归12g　甘草12g　红花6g

黄芪30g　桔梗12g　桃仁6g　枳壳12g

2剂，日1剂，水冲100ml，早晚分服。

②给予有润燥止痛外洗方水煎外洗以润燥止痒：

首乌藤150g　甘草100g　生地50g　生艾叶60g

当归60g　黄精60g　侧柏叶30g　杏仁10g

白芨2g

5剂，日1剂，水煎外洗。

继续观察患儿心慌变化，控制脚心出汗，禁食生冷水果，合理饮食。

2016-07-21

患儿精神、食欲可，近日基本无心慌，昨日清晨突然站立时心慌1次，可自行缓解，睡眠正常，未大便，先观察，小便正常。手心基本不出汗，做治疗时脚心、鼻唇沟微汗，汗后脚心凉明显，其余部位不出汗，近日基本不痒，无抓挠，胸部有新皮肤出现。背部皮损偏干

禁食生冷水果。

缓解，脱屑减少。脉左关细弦，右关细弦滑，舌淡，舌苔薄，舌下略暗。

【红外热成像检查】背上部、中部、胸部能量值较高；双膝、臀部能量值较低。皮肤能量分布均匀性系数：40.64；皮肤能量分布均值：32.83.建议局部汗出部位控汗，双膝及大腿区域加温。

【治疗方案】给予益气逐瘀汤 2 剂继服。并给予穴位贴敷治疗，由原来的促进发汗，改为温经通络，敛阴止汗：

怀牛膝 30g　南五味子 30g　五倍子 30g
吴茱萸 30g
5 剂，打粉，适量，穴位贴敷用。
继续观察患儿病情变化，控制脚心出汗，防止脚凉。

2016-07-23

患儿精神、食欲、睡眠可，已无心慌，昨日大便 1 次，因食木耳，含有未消化完的食物，偏稀，小便正常。患儿全身温热时脚心出汗偏多，脚凉明显，手心基本不出汗，无抓挠，背部皮损偏干缓解，脱屑减少，胸部有新皮肤出现。咽无充血，色淡红，双侧扁桃体Ⅰ度肿大，咽后壁滤泡减少消散。脉左关细弦，右关细弦滑，舌淡，舌苔薄，舌下略暗。

【红外热成像检查】背上部、中部、胸部能量值较高；双膝、臀部能量值较低。皮肤能量分布均匀性系数：46.24；皮肤能量分布均值：33.64。建议局部汗出部位控

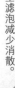

咽后壁滤泡减少消散。

汗，双膝及大腿区域加温。

【治疗方案】给予益气逐瘀汤加附子 15g 继服。明日复查血细胞分析、CRP、肝肾功能及抗链 O，继续观察患儿病情变化，控制脚心出汗，换成薄袜子、薄拖鞋。

2016-07-26

患儿精神、食欲、睡眠可，无心慌，昨日大便 1 次，成形，偏黏，小便正常。患儿做治疗时自觉全身灼热瘙痒明显，臀部、背部及脚心出汗，汗后脚凉明显，手心基本不出汗。脉左关细弦弱，右关细滑沉取弱，手偏凉，舌苔薄腻，舌下淡。抗链球菌溶血素 O 测定 347 KTU/L，偏高，择日复查。

【血细胞分析】白细胞 4.89×10⁹/L，红细胞 4.33×10¹²/L，血红蛋白 126.00g/L，血小板 253.00×10⁹/L，淋巴细胞 2.23×10⁹/L，中性粒细胞数目 2.03×10⁹/L，大致正常。

【肝肾功能】血清丙氨酸氨基转移酶 17.6U/L，血清总蛋白测定 63.4g/L，人血白蛋白测定 46.0g/L，血清总胆红素测定 9.0umol/L，血清直接胆红素测定 2.9umol/L，血清间接胆红素测定 6.10umol/L，尿素测定 4.20mmol/L，肌酐测定 45.0umol/L，尿酸测定 243.0umol/L，β2 微球蛋白测定 1.66mg/L，血清胱抑素 C 测定 0.78mg/L。C 反应蛋白测定 0.1mg/L。

【红外热成像检查】背上部、中部、胸部能量值较高；双膝、臀部能置值较低。皮肤能量分布均匀性系数：49.10；皮肤能量分布均值：33.90。建议局部汗出部位控汗，双膝及大腿区域加温。

【治疗方案】给予益气逐瘀汤合四逆汤以通经活血，补气养血：

川牛膝 12g　川芎 12g　赤芍 12g　柴胡 12g

生地 12g　当归 12g　甘草 12g　红花 6g

黄芪 30g　桔梗 12g　桃仁 6g　枳壳 12g

附子 15g　干姜 30g

2 剂，日 1 剂，水冲 100ml，早晚分服。

2016-07-28

患儿精神、食欲、睡眠可，无心慌，昨日晨起服药 1 剂后，大便 1 次，偏稀，不成形，小便正常。脚心出汗减少，脚凉减轻，喝羊汤后面部微汗。下肢皮损变化明显，正常皮肤逐渐增多，背部痒。三阴交（左侧）灸疮处起泡，昨日下午挑破，消毒处理后，今晨结痂。脉左关缓滑，右关弦滑，手心温偏凉，舌苔薄，舌下淡红。

【红外热成像检查】背上部、中部、胸部能量值较高；双膝、臀部能量值较低。皮肤能量分布均匀性系数：49.41；皮肤能量分布均值：34.53。

【治疗方案】给予益气逐瘀汤合四逆汤加珍珠母 30g 以通经活血，补气养血，肝潜阳定惊。继续观察患儿病情变化。

2016-07-30

患儿精神、食欲、睡眠可，咽部微干，昨日大便 1

喝羊汤后面部微汗。

次、偏稀，小便正常，脚凉减轻，出汗较前减少。皮损处基本不痒，全身正常皮肤逐渐增多。脉左关细弦、右关弦滑、手偏凉，脚凉，舌下略红。

【红外热成像检查】背上部、中部、胸部能量值较高；双膝，臀部能量值较低。皮肤能量分布均匀性系数；48.45；皮肤能量分布均值；33.36。

【治疗方案】给予益气逐瘀汤合四逆汤加珍珠母30g，3剂，继服。

2016-08-02

患儿精神、食欲、睡眠可，无心慌，昨日大便1次，略偏稀，小便正常。脚心出汗，脚凉减轻。全身基本不痒，正常皮肤逐渐增多，灸疮处基本愈合。脉左关细弦缓，右关细弦滑，手偏凉，舌苔薄，舌下淡红。

【红外热成像检查】背上部、中部、胸部能量值较高：双膝、臀部能量值较低。皮肤能量分布均匀性系数：39.77；皮肤能量分布均值：32.34。建议局部汗出部位控汗，双膝及大腿区域加温。

【治疗方案】益气逐瘀汤合四逆汤加牡蛎24g口服。继续观察患儿病情变化。

2016-08-04

患儿精神、食欲、睡眠可，昨日大便1次，不成形，偏稀，小便正常。脚心出汗减少，脚凉好转，手心基本不出汗，鼻唇沟处易出汗。全身皮损变薄，大部分消退，

局部汗出部位控汗，双膝及大腿区域加温。

躯干及下肢有较多新皮肤长出，色淡红，昨晚痒加剧。咽部逐渐变红，双侧扁桃体Ⅰ度肿大，咽后壁滤泡逐渐减少。脉左关缓，舌苔白，舌下淡。抗链球菌溶血素O测定333KIU/L，偏高，建议出院后复查。

【红外热成像检查】背上部、中部、胸部能量值较高；双膝、臀部能量值较低。皮肤能量分布均匀性系数：51.88；皮肤能量分布均值：33.25。建议局部汗出部位控汗，双膝及大腿区域加温。

【治疗方案】给予平胃散与上方同服，以理气健脾、燥湿和胃：

苍术 6g　　厚朴 6g　　甘草 6g　　陈皮 12g

10 剂，日 1 剂，水冲 100ml，早晚分服。

患儿今日出院。

附图：

皮肤影像动态观测入院前后对比图

2016 年 7 月 9 日

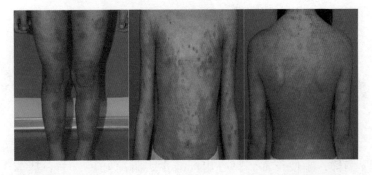

2016 年 7 月 16 日

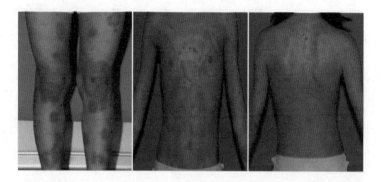

2016 年 7 月 23 日

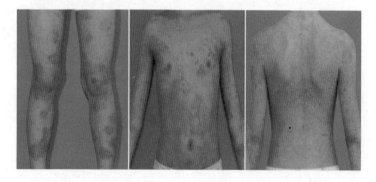

2016 年 7 月 29 日

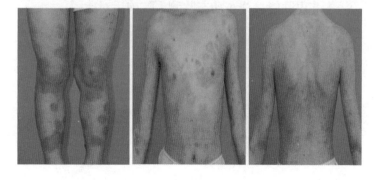

2016 年 8 月 3 日

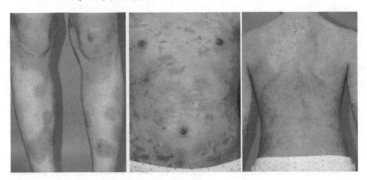

2016 年 8 月 26 日（出院后复诊图）

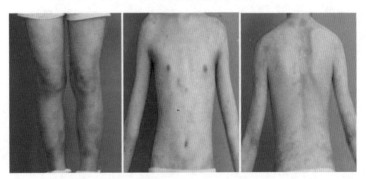

皮肤能量分布动态监测入院前后对比图

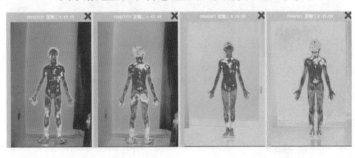

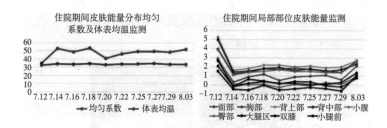

住院期间皮肤能量分布均匀　　　住院期间局部部位皮肤能量监测
系数及体表均温监测

　　住院期间（7.12–8.3）皮肤能量分布均匀性系数整体呈上升趋势，7月12日红外结果提示：皮肤能量分布均匀性系数：34.67；皮肤能量分布均值：32.28。双膝、小腿前能量值相对较低，背上部能量值过高。皮肤能量分布均匀性系数7.14高峰后略回落，整体上升趋势；皮肤能量分布均值平稳略上升无明显波动。局部部位能量均呈下降趋势。

　　在使用过敏2号方、生麻黄和麻附细辛汤逐渐加量过程中，患儿均匀系数及均值一直处于上升趋势。其中7.12–7.20期间均匀系数波动较大，7.20–7.29呈稳定上升趋势；皮肤能量分布均值一直较平稳。局部部位能量中背上部、背中部一直能量值偏高，双膝小腿前大腿区能量值偏低，属稳定的"上热下寒"状态。

　　8.3日出院时与入院时相比较：均匀系数明显上升，体表均温相对稳定。局部能量监测中背上部能量值过高，是出院后需要减温的重点部位。

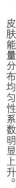

皮肤能量分布均匀性系数明显上升。

咽部影像、舌象动态观测入院前后对比图

2016 年 7 月 9 日

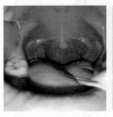 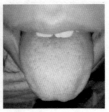

咽部无充血，色暗淡，双侧扁桃体Ⅰ度肿大，咽后壁少量滤泡。

2016 年 7 月 22 日

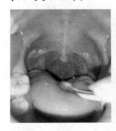 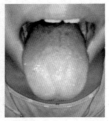

咽部充血，色淡红，双侧扁桃体Ⅰ度肿大，咽后壁滤泡减少消散。

2016 年 8 月 3 日

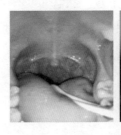 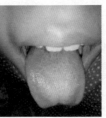

咽部逐渐变红，双侧扁桃体Ⅰ度肿大，咽后壁滤泡逐渐减少。

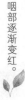
咽部逐渐变红。

三、改变水液运行方向 tsn

　　tsn，第一次见到他是在 2 周前主任的门诊上，孩子在父母的陪同下，从老家武汉赶来寻求救治。记得十分清晰，患者双前臂潮红、弥漫性肿胀，下肢皮损连接成片较厚，主任当时就说此患者病情有加重危险，局部有可能向红皮转变，嘱咐患者家属在太原停留一段时间坚持在门诊治疗，患者欣然接受。在太原住了两周，期间坚持学习广汗法，坚持中药治疗，皮损消退明显。为了能够更好地恢复，患者家属要求住院治疗。过来参加入院考试时，观察患者双臂带有护袖，皮损较之前变淡、变薄。

　　说起患者的治疗经历还是挺坎坷的，四年来一直在武汉××××医院诊治，治法莫过于使用激素类药物和清热凉血类中药，病情被耽误，最让人惋惜的是患者于一年前行扁桃体摘除手术，追问缘由，患者的妈妈说："孩子扁桃体肿大，经常反复化脓，而且听医生说摘除扁桃体可以使银屑病好转，就把它摘除了……"扁桃体切除之后真的是一了百了了吗？摘除扁桃体后患者皮损确实有所减轻，但一切都是暂时的，更大的危害慢慢浮出水面，半年后皮损逐渐增多，直至现今的爆发。看看患儿的咽部仍然存在很大问题，咽充血，色暗红，血丝明显，咽后壁滤泡较多，连接成片，多么叫人痛心啊，这也给我们的治疗带来了麻烦。除了咽部问题，患儿全身出汗较多，难以控制，住院期间的整个治疗主要围绕这两点。

病情重，有风险，但住院期间我们的努力加患者的配合，咽部已无充血，颜色较前变淡，色淡红，咽后壁滤泡较前减少。通过对水液运行方向的调节，出汗逐渐可控，皮损也随之消退，疗效确切，患儿及家属比较满意。（单增天）

出汗逐渐可控，皮损也随之消退。

2016-07-08

【病情简介】患者，男，12岁，主因"全身散在大面积红斑4年余，加重1月"入院。患者于2012年2月因"感冒"后头部出现斑丘疹，伴有鳞屑脱落，就诊于武汉×××医院，确诊为"银屑病"，给予自制外用止痒药治疗，效果不佳；2012年3月再次就诊于武汉×××医院，给予"复方甘草酸酐""他克莫司""方希""凉血消疕方"等治疗，效果不佳；2013年5月改服"甲氨蝶呤"治疗；2015年7月在武汉×××医院行"扁桃体摘除术"后病情好转，2016年1月皮损逐渐增多，至6月全身爆发，遂就诊于我科门诊，为求进一步治疗收住入院。

【刻下症】患者精神可，睡眠佳，饮食正常，大便偏稀，小便正常。头部及后背易出汗，四肢不易出汗，入睡前头部、颈部汗出多。

【查体】咽充血，色暗红，血丝明显，扁桃体切除术后，咽后壁滤泡较多，连接成片。全身散在大面积红斑，上布少量白色鳞屑，上肢皮损较密集，下肢红斑连接成片，瘙痒不明显。脉左关细弦滑，右关细弦，苔白腻，舌质胖，边有齿痕，舌下暗红凝。

【据患者病情及体征诊断明确】中医诊断：白疕（痰湿瘀滞证）；西医诊断：寻常型银屑病。

2016-07-09

入院后完善相关检查。

【治疗方案】给予中医中药治疗；给予四肢TDP照射

Qd 以温经通络止痛；给予提针点穴及艾条灸法，温散寒气，活血行气，温通经络。

【治疗方案】给予大青龙汤变通方合当归芍药散：

生麻黄 18g　石膏 30g　桂枝 12g　生姜 12g

苦杏仁 12g　大枣 30g　甘草 12g　生白术 12g

川芎 24g　赤芍 12g　当归 15g　茯苓 12g　泽泻 15g

4 剂，日 1 剂，水冲 100ml，早晚分服。

2016-07-10

患者大便软、成形，日一次，小便正常，手脚心热，其余一般情况良好。头部及后背易出汗，四肢不易出汗，入睡前头部、颈部汗出多。全身散在斑丘疹，上布少量白色鳞屑，上肢皮损较密集，下肢红斑连接成片，Aus-pitz 征阳性，瘙痒不明显。脉左关细弦，右关细弦，苔白腻，舌质胖，边有齿痕，舌下暗红凝。

【血细胞分析】中性粒细胞数目 $1.64×10^9$/L，淋巴细胞 $4.24×10^9$/L，中性粒细胞百分比 25.3%，淋巴细胞百分比 65.5%，红细胞压积 0.38 L/L，红细胞平均血红蛋白浓度 356g/L，血小板 $487×10^9$/L，血小板压积 0.438%，余无明显异常。

便常规、尿常规未见明显异常。

【血流变】全血黏度（高切）200 3.08mpa.s，全血黏度（中切）100 3.35 mpa.s，全血黏度（中切）50 3.74mpa.s，全血黏度（低切）5 7.32 mpa.s，全血黏度（低切）1 16.81mpa. s，血浆黏度 1.17mpa.s，血细胞压积

颈部汗出多。头部及后背易出汗，四肢不易出汗，入睡前头部、

0.38L/L，红细胞聚集指数 5.45，全血高切还原黏度 5.04mpa.s，全血低切相对指数 14.37，余无明显异常。

【肝肾功能】血清球蛋白测定 16.80g/L，白蛋白/球蛋白 2.95，余无明显异常；C 反应蛋白测定 0.2mg/L。

【心电图回报】窦性心律；电轴不偏。

【胸片回报】心肺膈未见明显异常征象；双肺纹理增粗。

【腹部彩超回报】肝胆胰脾双肾超声未见异常。

2016-07-12

患者大便干，小便正常，其余一般情况可，头部皮损痒。皮损无明显变化，后背出汗不可控，出汗多，四肢微微出汗，全身温热可持续 7 小时左右。脉左关细弦滑，右关细弦，舌苔薄白腻，边有齿痕，舌下淡略瘀。

【治疗方案】

①给予大青龙汤变通方合四甲散合平胃散：

生麻黄 18g　石膏 30g　桂枝 12g　生姜 12g

苦杏仁 12g　大枣 30g　甘草 12g　炮山甲 5g

鳖甲 5g　鸡内金 5g　龟板 5g　苍术 6g　厚朴 6g

陈皮 12g

2 剂，日 1 剂，水冲 100ml，早晚饭后服。

②因患者上身出汗偏多，下肢较凉，出汗较难，故给予穴位贴敷：

怀牛膝 30g　南五味子 30g　五倍子 30g

吴茱萸 30g

全身温热可持续 7 小时左右。

5剂，打粉，适量，穴位贴敷用。

具体穴位如下：命门、腰阳关、三阴交（双）、丰隆（双）、神阙、气海、涌泉（双），每日穴位据患者病情变化更换。

③给予润燥止痒外洗方治疗，嘱其控制出汗：

首乌藤 150g　甘草 100g　生地 50g　生艾叶 60g

当归 60g　黄精 60g　侧柏叶 30g　杏仁 10g

白芨 2g

5剂，日1剂，水煎外洗。

2016-07-14

患者精神可，睡眠佳，饮食正常，大便软、成形，小便正常，咽后壁滤泡明显减少，颜色变淡，头部发痒。入睡后汗出减少，后背出汗多，躯干部凉，四肢温热。咽充血，颜色由暗红转为淡红，血丝较前减少，扁桃体切除术后遗咽后壁滤泡变淡，逐渐消散。脉左关弦滑，右关弦滑，舌体略胖，舌边齿痕，舌下淡郁。

【皮肤能量动态监测】面部、小腿前能量过高，双膝能量值过低；皮肤能量均匀系数为 25.65，皮肤能量分布平均值为 30.28。

【治疗方案】给予桂枝去桂加茯苓白术汤：

赤芍 15g　生姜 15g　生白术 15g　茯苓 15g

大枣 10g　甘草 10g

2剂，日1剂，水冲 100ml，早午分服。

嘱其严格控汗，不要抓挠。

扁桃体切除术后遗咽后壁滤泡变淡，逐渐消散。

2016-07-16

患者大便软，成形，小便量多，手心热，一般情况良好。后背出汗减少，躯干部凉，四肢温热。上肢皮损颜色变淡、厚度变薄，范围缩小，小腿部皮损变红，其他部位皮损无明显变化。咽部颜色逐渐变淡，滤泡逐渐减少。脉左关细弦，右关细缓，舌尖微红，舌下略红。

【皮肤能量动态监测】面部、小腿前能量过高，背部、前胸能量值过低；皮肤能量均匀系数为34.31，皮肤能量分布平均值为32.22。

【治疗方案】给予桂枝去桂加茯苓白术汤继服。给予润燥止痒外洗方5剂，水煎外洗，其余治疗不变。嘱其控制出汗，严密观察小便情况。

2016-07-19

患者精神可，睡眠佳，饮食正常，大便1次，软，成形，小便6次，量多，手心热。后背出汗减少，躯干部凉，四肢温热。四肢皮损痒加重，间有抓痕，其他部位皮损无明显变化。咽无充血，色淡红，双侧扁桃体缺如，血丝减少，咽后壁滤泡逐渐消退。舌苔薄，边有齿痕，舌下淡玫红。

【皮肤能量动态监测】面部、小腿前能量过高，背部、前胸、大腿能量值过低；皮肤能量均匀系数为37.20，皮肤能量分布平均值为33.13。

【治疗方案】给予桂枝去桂加茯苓白术汤2剂，并给予升降散去大黄治疗：

控制出汗，严密观察小便情况。

僵蚕 9g　藿香 3g　蝉蜕 6g

2 剂，日 1 剂，水冲 100ml，早晚分服。

嘱其关注出汗时间变化，余治疗不变。

2016-07-21

患者未大便，小便 6 次，量多，手心温，一般情况可。后背出汗减少，躯干部凉，四肢温热。四肢皮损痒较前减轻。咽部较前转红，血丝及咽后壁滤泡较前增多。脉左关细弦，右关细弦滑，舌苔薄腻，舌下淡。

【皮肤能量动态监测】面部、小腿前能量过高，背部、前胸、大腿能量值过低；皮肤能量均匀系数为30.55，皮肤能量分布平均值为30.99。给予桂枝去桂加茯苓白术汤继服。

【治疗方案】因患儿未大便，给予升降散：

僵蚕 9g　藿香 3g　蝉蜕 6g　大黄 6g

2 剂，日 1 剂，水冲 l00ml，早晚分服。

嘱其控制出汗，保持身体温热，余治疗不变。

2016-07-23

患者下腹疼痛 1 次，持续 5 分钟，大便稀，小便次数、量较前无变化，手心温，精神可，睡眠佳，饮食正常。后背出汗减少，躯干部凉。小腿部、大腿外侧痒加重，间有抓痕。咽部较前转红，咽后壁滤泡较前增多，加温过程中注意发热可能。脉左关细弦略数，右关缓滑，舌苔白，舌下淡。

【皮肤能量动态监测】面部、小腿前能量过高，背部、前胸、大腿能量值过低；皮肤能量均匀系数为23.94，皮肤能量分布平均值为32.17。

【治疗方案】给予暖肝煎：

小茴香12　当归12g　乌药12g　降香12g

茯苓12g　枸杞子12g　肉桂12g　生姜12g

5剂，适当加量，水冲100ml，早晚饭前服。

嘱其不要抓挠，控制出汗，完善相关检查。

2016-07-26

患者精神可，睡眠佳，饮食正常，下腹无疼痛，大便1次，软，成形，小便5次，量较前减少，昨晚发热，体温最高38.1℃，今早体温恢复正常，鼻塞，流涕，疼痛。后背出汗无变化，躯干部凉。咽部充血减轻，色淡，咽后壁血丝较前变淡，散在滤泡，较前减少，有少许白色清稀痰液。脉右关缓，舌苔白，舌下淡。

【生化检查】血清总蛋白测定64.1g/L，血清球蛋白测定15.80 g/L，白蛋白/球蛋白3.06，血清总胆红素测定4.9umol/L，肌酐测定38.2umol/L。【血细胞分析】血红蛋白126.00 g/L，红细胞压积0.38 L/L，血小板449.00 10^9/L。

【皮肤能量动态监测】面部、小腿前能量过高，背部、前胸、大腿能量值过低；皮肤能量均匀系数为30.96，皮肤能量分布平均值为30.48。

【治疗方案】给予通宣理肺方：

昨晚发热。

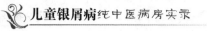

紫苏叶 3g　前胡 3g　生麻黄 3g　细辛 3g

苍耳子 3g　桔梗 3g　甘草 3g　白芷 3g

2 剂，水冲 100ml，早晚分服。

嘱其继续控制出汗。

【按】患儿虽体温升高，但咽部充血减轻，色淡，咽后壁血丝较前变淡，散在滤泡，较前减少，有少许白色清稀痰液。

2016-07-28

患者鼻塞流浊涕，咽部疼痛较前减轻，咳吐黄痰，前胸、后背出汗较前减少，大便 1 次，干，费劲，小便正常。躯干部凉，全身皮损颜色变淡。脉左关细缓，右关细弦，舌苔薄，舌边齿痕，舌下淡。

【皮肤能量动态监测】面部、小腿前能量过高，背部、前胸、大腿能量值过低；皮肤能量均匀系数为 33.81，皮肤能量分布平均值为 31.66。

【治疗方案】给予藿香 9g，栀子 9g 治疗，4 剂，水冲 100ml，早晚饭后分服，适当加量。给予麻黄汤外洗以解肌发表，调和营卫。嘱其清淡饮食，患者穴位贴敷治疗后，穴位局部红肿，明日停止穴位贴敷治疗。

生麻黄 15g　桂枝 15g　苦杏仁 15g　甘草 15g

侧柏叶 30g

5 剂，日 1 剂，水煎外洗。

2016-07-30

鼻塞较前减轻,鼻涕颜色变淡、变稀,咳嗽好转、无咽部不适,前胸、后背出汗较前减少,未大便,小便正常。咽部色淡,滤泡变平,融合。脉左关细,右关细弦,苔根薄腻,舌边齿痕,舌下淡。

【皮肤能量动态监测】面部、小腿前能量过高,背部、前胸、大腿能量值过低;皮肤能量均匀系数为29.52,皮肤能量分布平均值为33.10。

【治疗方案】给予藿香9g,栀子9g,白芷5g治疗,3剂,水冲100ml,早晚分服,适当加量。嘱其清淡饮食。

2016-08-02

鼻塞基本缓解,无流涕,咳嗽明显减轻,无咳痰,咽部无不适,前胸、后背出汗较前减少,大、小便正常。躯干部凉,全身皮损颜色变淡。咽部逐渐变淡,咽后壁散在滤泡,有少量痰液。脉左关细缓,右关细弦,舌苔薄,舌边齿痕,舌下淡。

【血细胞分析】血小板635.00×10⁹/L,血小板压积0.57%,淋巴细胞3.84×10⁹/L,淋巴细胞百分比55.00%,中性粒细胞百分比32.00%,其余指标无明显异常。

【肝肾功能】血清丙氨酸氨基转移酶8.6U/L,血清球蛋白测定17.70g/L,白蛋白/球蛋白2.71,肌酐测定41.9umol/L,β2微球蛋白测定1.84mg/L,其余指标无明显异常。

【皮肤能量动态监测】面部、小腿前能量过高,背部、前胸、大腿能量值过低；皮肤能量均匀系数为35.97，皮肤能量分布平均值为32.54。

【治疗方案】给予四君子汤：

党参12g　茯苓12g　生白术12g　甘草12g

2剂，日1剂，水冲100ml，早晚分服。

2016-08-04

无鼻塞流涕，无咳嗽，无咳痰，咽部无不适，前胸、后背出汗较前减少，大小便正常。前胸、后背出汗减少。全身皮损颜色变淡，逐渐消退。咽无充血，咽部颜色较前变淡，色淡红，咽后壁滤泡较前减少。脉左关细缓，右关细弦，舌苔薄，舌边齿痕，舌下淡。

【皮肤能量动态监测】面部、小腿前能量过高，背部、前胸、大腿能量值过低；皮肤能量均匀系数为33.72，皮肤能量分布平均值为32.05。

【治疗方案】给予四君子汤（苍术）15剂继服。

患儿今日出院。

皮肤影像动态观测入院前后对比图

2016 年 7 月 9 日

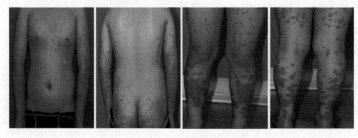

2016 年 7 月 13 日

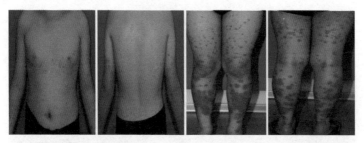

2016 年 7 月 20 日

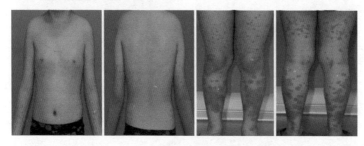

2016 年 8 月 3 日

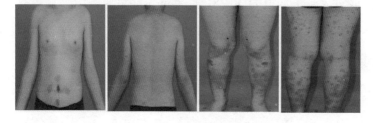

2016 年 8 月 25 日（出院后复诊图片）

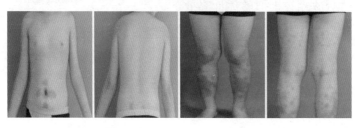

皮肤能量分布动态监测入院前后对比图

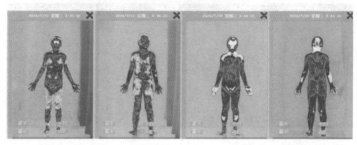

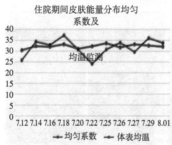

住院期间皮肤能量分布均匀系数及均温监测

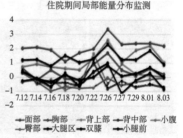

住院期间局部能量分布监测

7月12日皮肤能量均匀系数为25.62（较低），皮肤能量分布平均值为30.28。局部部位能量监测结果显示双膝、胸部、背上部中部臀部能量值较低，面部及小腿前能量高，整体能量分布均匀性差。考虑患儿背部控汗素为不利，建议背部加强控汗。

7.12–7.20监测结果：皮肤能量均匀系数在波动中上升；体表均温7.18之前略有上升后回落。局部部位能量监测波动较大但整体性降低。

7.12–7.29监测结果：皮肤能量均匀系数在7.22最低，后持续上升，7.29与7.12入院时比较呈上升状态，皮肤能量分布平均值在7.20–7.26期间呈上升趋势，考虑发烧因素。局部能量分布面部能量值一直最高，后背中

加强控汗。

部能量值下降，考虑出汗因素影响，建议进一步控汗。

住院期间（7.12-8.3）：出院时均匀系数与体表均温均较入院时上升。局部部位能量监测双膝区背中部能量值过低；面部能量值过高。后背部控汗仍是出院后需要自我健康管理的重点。（具体参考监测曲线图）

咽部影像、舌象动态观测入院前后对比图

2016 年 7 月 9 日

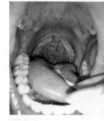 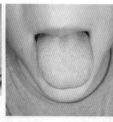 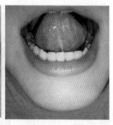

咽部充血，色暗红，血丝明显，扁桃体切除术后，咽后壁滤泡较多，连接成片。舌苔白腻，舌质胖，边有齿痕，舌下暗红凝。

2016 年 7 月 14 日

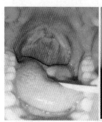 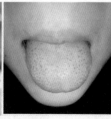 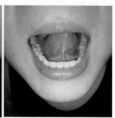

咽部充血，颜色由暗红转为淡红，血丝较前减少，扁桃体切除术后，咽后壁滤泡变淡，逐渐消散，舌体略胖，舌边齿痕，舌下淡，瘀。

2016 年 7 月 18 日

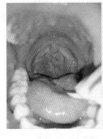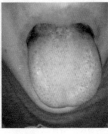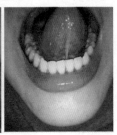

　　咽部无充血，色淡红，扁桃体切除术后，血丝减少，咽后壁滤泡逐渐消退。舌苔薄，边有齿痕，舌下淡玫红。

2016 年 7 月 20 日

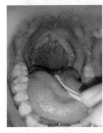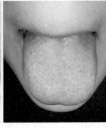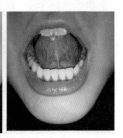

　　咽部较前转红，血丝及咽后壁滤泡较前增多，舌苔薄腻，舌下淡。

2016 年 7 月 22 日

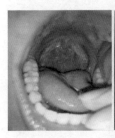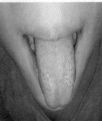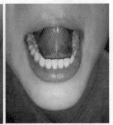

　　咽部较前转红，咽后壁滤泡较前增多，舌苔白，舌下淡。

2016 年 7 月 26 日

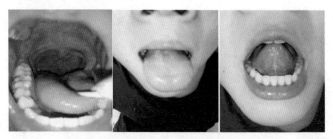

　　咽部充血减轻，色淡，咽后壁血丝较前变淡，散在滤泡，较前减少，有少许白色清稀痰液。

2016 年 8 月 3 日

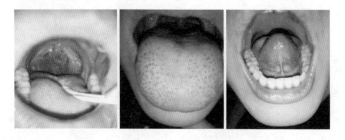

　　咽部无充血，咽部颜色较前变淡，色淡红，咽后壁滤泡较前减少，舌苔薄，舌边齿痕，舌下淡。

四、控汗 ns

ns 是实录期间在控汗上最有挑战性的一位湖北小患者。之前就因为（全身）银屑病史 1 年，曾于武汉市 ××医院治愈，近来因为"小升初"学习压力大、课业重，全身散在出现斑丘疹，大部分为边缘厚且突出，中空明显。

"广汗法"要求"热而无汗"，在治疗过程中我们要在调节汗出障碍的基础上保持热度。对于这个小患者而言最重要的是控汗，治疗过程中真是见识了什么叫作汗出难控。刚来的时候后背汗出较多，从开始服用药物后，汗出多的部位就很有规律地从上到下、一节一节地往下移，最终全身汗出减少，汗出集中到臀部。家长说一天两条内裤都不够换，亲眼观察后发现患者臀部的汗，一直往外冒，不一会儿就汇聚成一颗颗大的汗珠。后期治疗一直围绕着臀部控汗，从水郁、水饮、血瘀、湿热等等方面考虑，收效不明显，我们将继续思索。（张瑞）

开始服用药物后，汗出多的部位就很有规律地从上到下、一节一节地往下移，最终全身汗出减少，汗出集中到臀部。

2016-07-08

【病情简介】患儿，女，11 岁，主因"全身散在斑丘疹、鳞屑伴瘙痒 2 年，加重 2 月"入院。家长叙述2014 年 5 月搬入新家后，患者头部及右侧大腿根部出现散在绿豆大小淡红色斑丘疹，皮疹较厚，上布白色鳞屑，伴有瘙痒。于湖北省××医院诊断为"银屑病"，用药不详，外用卡泊三醇，浸浴及口服中药等治疗 1 个月，上身躯干部位皮损增多，范围增大呈大斑片状，上布白色鳞屑。后于武汉市××××医院口服中药治疗 1 年，皮损消退，仅余左侧肘部及腹部少量散在。2 月前家长叙述因考试作业较多，患者劳累后腹部及背部散在出现绿豆大小淡红色斑丘疹，皮疹较厚，上布白色鳞屑，瘙痒较轻，仍于武汉市某医院口服中药治疗 1 月，皮损无明显变化。后自行停药 1 个月，皮损增加，现为求进一步治疗入院。

【刻下症】精神、饮食可，睡眠及二便调。平时头部及臀部容易出汗，下肢汗出较少，夜间入睡后头、颈部汗出较多。

【查体】双侧扁桃体 I 度肿大，色红，咽部满布增生滤泡，呈透亮晶莹水泡状。现见全身散在斑丘疹，密集分布于腹部及背部，面积较大融合成片，上布白色鳞屑，色淡，Auspitz 征阳性，微痒。脉左关浮滑数，右关滑数，舌质胖，舌苔白腻，舌下淡，舌边齿痕。

【据患者病情及体征诊断明确】中医诊断：白疕（寒湿瘀滞证）；西医诊断：寻常型银屑病。

2016-07-09

入院后完善相关检查。

【治疗方案】给予中医中药治疗；给予 TDP 照射 Qd 以温经通络；给予提针点穴及艾条灸法 Qd，温散寒气，活血行气，温通经络。

给予甘姜苓术汤：

干姜 60g　茯苓 60g　生白术 30g　甘草 30g

4 剂，日 1 剂，水冲 100ml，早午饭前分服。

2016-07-10

患者精神、饮食可，睡眠及二便调。头部及臀部容易出汗，尤以夜间明显；下肢汗出较少，皮肤温度较低。脉左关浮滑数，右关滑数，舌质胖，舌苔白腻，舌下淡，舌边微有齿痕。

【血细胞分析】血小板压积 0.322%，余无明显异常。

【肝肾功能】血清丙氨酸氨基转移酶 5.6U/L，血清球蛋白测定 19.10g/L，白蛋白/球蛋白 2.48，肌酐测定 37.7umol/L，尿酸测定 359.9umol/L，无明显异常；C 反应蛋白测定 0.1mg/L，正常。

【心电图回报】1.窦性心律；2.电轴不偏。

【胸片回报】双肺纹理增粗。

【腹部彩超回报】肝胆脾胰双肾超声未见异常。嘱其继续控汗。

2016-07-12

患者精神、饮食可，睡眠正常，大便2日一行。服药后臀部汗出偏多，尤以夜间明显；下肢汗出较少，自觉有温热感。背部皮损局部消散、中空，痒轻微。脉左关浮滑数，右关滑数，舌质胖，舌苔白腻，舌下淡，舌边微有齿痕。

【血流变】全血黏度（高切）2003.01mpa.s，全血黏度（中切）1003.26mpa.s，全血黏度（中切）503.63mpa.s，红细胞刚性指数2.09，全血高切还原黏度3.42mpa.s，全血高切相对指数1.84，全血低切相对指数9.71，余无明显异常。

【类风湿因子】阴性。

【治疗方案】

①给予中药薏苡附子败酱散合四甲散：

炮山甲5g　鳖甲5g　鸡内金5g　龟板5g

生薏苡仁30g　败酱草24g　附子15g

2剂，日1剂，水冲100ml，早晚分服。

②给予四逆汤外洗：

附子30g　干姜30g　甘草30g

5剂，日1剂，水煎外洗。

③给予中药穴位贴敷：

怀牛膝10g　吴茱萸10g　五倍子10g

南五味子10g

5剂，研磨外用，适量，穴位贴敷用。

具体穴位如下：阴陵泉（双）、丰隆（双）、肾俞

（双）、神阙、下脘、涌泉（双），每日穴位据患者病情变化，嘱其继续控汗。

2016-07-14

患者精神、饮食可，睡眠正常，大便2日未行，小便正常。服药后臀部汗出减少，背部及腰部出现瘙痒，下肢有温热感。近2日自觉口咽干燥，喉中有痰难以咳出。局部皮损消退，未有新发皮损。脉左关浮滑数，右关滑数，舌苔白腻偏右，舌下淡凝。

【自身抗体十三项检查】阴性。

【红外热成像检查】背上、中部、胸部能量值较高；臀部、双膝能量值较低。皮肤能量分布均匀系数：39.43；皮肤能量分布均值：33.60。

【治疗方案】

①给予中药薏苡附子败酱散合四甲散合升降散：

炮山甲 5g　鳖甲 5g　鸡内金 5g　龟板 5g

生薏苡仁 30g　败酱草 24g　附子 15g　僵蚕 9g

大黄 6g　藿香 3g　蝉蜕 6g

2剂，日1剂，水冲100ml，早晚分服。

②因患者大便次数较少，给予中药桃桂承气汤：

桂枝 9g　玄明粉 4g　大黄 3g　甘草 6g　桃仁 9g

5剂，遵医嘱备用，大便干时用。

备用，大便干时用。

2016-07-16

患者今日月经初潮，量少，无血块，无腹痛。精神、饮食可，睡眠正常，服药后大便偏稀，3 次/日，大便前有腹痛，去后痛减；小便发黄。臀部汗出减少，背部汗出较多，躯干部位痛痒明显，下肢有温热感。口咽干燥减轻，未有新发皮损。脉左关缓滑，右关弦，手心热；舌苔薄，舌下淡、暗。

【尿常规】未见异常。

【红外热成像检查】背上、中部、胸部能量值较高；臀部、双膝能量值较低。皮肤能量分布均匀性系数：34.62；皮肤能量分布均值：33.08。

【治疗方案】给予中药薏苡附子败酱散合四甲散继服，从一剂始，每日增加一剂。因患者大便次数不定，给予升降散口服。

2016-07-19

患者今日月经结束。精神、饮食可，睡眠正常，服药后大便偏稀，3 次/日，大便前有腹痛，去后痛减；小便发黄。臀部汗出减少，背部汗出较多，躯干部位瘙痒明显；下肢有温热感。口咽干燥减轻，未有新发皮损。双侧扁桃体Ⅰ度肿大，咽部颜色较前变淡，滤泡较前减少、缩小。脉左关细弦滑，手心温；右关弦滑有力，手心热；舌尖红，舌质胖，舌边齿痕，舌下暗。

【红外热成像检查】背上、中部、面部及胸部能量值较高；臀部、双膝能量值较低。皮肤能量分布均匀性系数：36.93；皮肤能量分布均值：33.65。

【治疗方案】中药不变，给予薏苡附子败酱散合四甲散继服，从 3.5 剂始，每日增加 1 剂。并给予升降散口服。

2016-07-21

患者精神、饮食可，睡眠正常，服药后大便偏稀，2次/日，大便前有腹痛，去后痛减，小便发黄。臀部与背部汗出减轻，躯干部位夜间瘙痒明显；下肢有温热感。口咽干燥减轻，未有新发皮损。脉左关细弦滑，手心温；右关弦滑数，手心热；舌下淡，略凝，苔根薄腻。

【红外热成像检查】背上、中部、面部及胸部能量值较高；臀部、双膝能量值较低。皮肤能量分布均匀性系数：36.85；皮肤能量分布均值：33.18。

【治疗方案】给予薏苡附子败酱散合四甲散加量服用，从 5.5 剂始，每日增加 1 剂。嘱其继续控汗，密切观测用药后各项指标变化。

2016-07-23

患者精神、饮食可，睡眠正常，二便正常。臀部与背部汗出减轻，躯干部位瘙痒减轻；下肢有温热感。局部皮损消退。咽部色淡红，郁热减轻，滤泡较前逐渐缩小变淡。脉左关细弦滑，手心温；右关弦滑数，手心热；舌下淡，略凝，苔根薄腻。

【红外热成像检查】背上、中部、胸部、面部能量值较高：臀部、双膝能量值较低；皮肤能量分布均匀性系数：35.62；皮肤能量分布均值：33.06。

【血细胞分析】血小板压积 0.31 %，无明显异常。

【肝肾功能】血清丙氨酸氨基转移酶 3.6 U/L，血清球蛋白测定 19.50 g/L，白蛋白/球蛋白 2.51，血清直接胆红素测定 5.4 umol/L，肌酐测定 38.2 umol/L，无明显异常。

【治疗方案】给予薏苡附子败酱散合四甲散减量服用，从 5.5 剂始，每日减少 1 剂。

2016-07-26

患者精神、饮食可，睡眠正常，二便正常。整体汗出减轻，臀部汗出较多，躯干部位瘙痒减轻；下肢有温热感。局部皮损消退。脉左关滑；右关细缓滑，手指微凉；舌质偏胖，舌下淡暗，略凝，苔薄。

【红外热成像检查】背上、中部、胸部、面部能量值较高；臀部、双膝能量值较低。皮肤能量分布均匀性系数：32.47；皮肤能量分布均值：32.42。

【血细胞分析】血小板压积 0.30%，嗜碱性粒细胞 0.07×10^9/L，中性粒细胞百分比 36.60 %，嗜酸性粒细胞百分比 8.60 %，嗜碱性粒细胞百分比 1.10%，无明显异常。

【肝肾功能】肌酐测定 33.9 umol/L，无明显异常。

【治疗方案】给予真武汤合平胃散：

附子 15g　生白术 12g　生姜 18g　茯苓 18g

赤芍 18g　苍术 6g　厚朴 6g　甘草 6g　陈皮 12g

2 剂，日 1 剂，水冲 100ml，早晚分服。

因患者穴位贴敷后局部皮肤红热，明日停止穴位贴敷治疗，继续观察患儿病情变化。

2016-07-28

患者精神、饮食可，睡眠正常，二便正常。整体汗出减轻，臀部汗出仍较多，下肢有温热感。局部皮损消退。脉左关细滑；右关滑，手指微凉；舌下淡，苔薄。

【红外热成像检查】背上、中部、胸部、面部能量值较高；臀部、双膝能量值较低。皮肤能量分布均匀性系数：24.56；皮肤能量分布均值：33.12。

【治疗方案】给予附子汤合平胃散：

附子 15g　生白术 30g　生姜 18g　茯苓 18g

沙参 18g　赤芍 18g　苍术 6g　厚朴 6g　甘草 6g

陈皮 12g

2 剂，日 1 剂，水冲 100ml，早晚分服。

2016-07-30

患者精神、饮食可，睡眠正常，大便昨日 2 次，第一次正常，第二次偏软。臀部汗出减轻，下肢有温热感。局部皮损消退。咽部淡红，双侧扁桃体 Ⅰ 度肿大，咽部滤泡减少缩小。脉左关细滑；右关缓滑，手心汗出较温；舌下淡，苔薄。

【红外热成像检查】背上、中部、胸部、面部能量值较高；臀部、双膝能量值较低。皮肤能量分布均匀性系数：27.59；皮肤能量分布均值：32.23。

【治疗方案】给予桂枝去桂加茯苓白术汤合平胃散口服。因患者近日红热消退，继续给予穴位贴敷，以敛阴止汗为主。

2016-08-02

患者精神、饮食可，睡眠及二便正常。臀部汗出减轻，下肢有温热感。局部皮损消退。脉左关缓滑；右关细缓，手心温热；舌下淡暗，舌质略胖，舌苔薄腻。

【血细胞分析】血小板压积 0.29%，淋巴细胞百分比 50.70%，中性粒细胞百分比 35.90%，嗜酸性粒细胞百分比 8.30%，无明显异常。

【肝肾功能】血清丙氨酸氨基转移酶 6.0U/L，血清球蛋白测定 19.40g/L，肌酐测定 36.4umol/L，无明显异常。

【红外热成像检查】背上、中部、胸部、面部能量值较高；臀部、双膝能量值较低。皮肤能量分布均匀性系数：35.74；皮肤能量分布均值：32.72。

【治疗方案】给予桂枝去桂加茯苓白术汤合平胃散继服。

今日出院。

给予桂枝去桂加茯苓白术汤。

附图：

皮肤影像动态观测入院前后对比图

2016 年 7 月 9 日

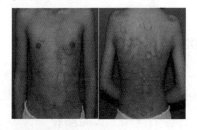

2016 年 7 月 20 日

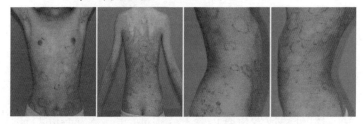

2016 年 7 月 27 日

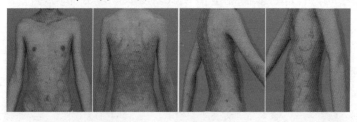

2016 年 8 月 1 日

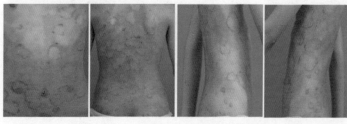

皮肤能量分布动态监测入院前后对比图

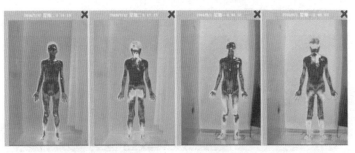

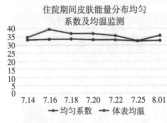

住院期间皮肤能量分布均匀
系数及均温监测

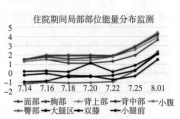

住院期间局部部位能量分布监测

住院期间监测结果：7 月 13 日红外结果显示：皮肤能量分布均匀系数：39.43，皮肤能量分布均值：33.60。局部部位能量监测结果显示臀部能量值过低；整体上热下寒。考虑患儿臀部多汗难控，建议进一步加强臀部控汗。

7.12–7.20 监测结果提示：皮肤能量分布均匀性系数波动性较大，呈下降趋势；皮肤能量分布均值略上升后又下降。局部部位能量分布监测结果显示背上部、小腿前能量值上升，其他较平稳。

皮肤能量分布均匀性系数 7.27 达到最低，8.1 出院时比入院时略下降；皮肤能量分布均值较平稳，无明显波动。局部部位能量监测结果显示 7.25 整体性上升后回落，之后均呈明显上升趋势；整体性上热下寒有所改善。

咽部影像、舌象动态观测入院前后对比图

2016 年 7 月 11 日

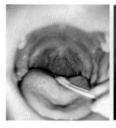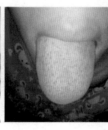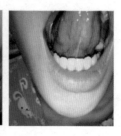

双侧扁桃体Ⅰ度肿大，色红，咽部满布增生滤泡，呈透亮晶莹水泡状，舌质胖，舌苔白腻，舌下淡，舌边微有齿痕。

2016 年 7 月 18 日

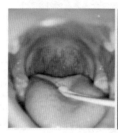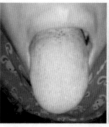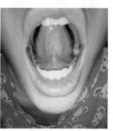

双侧扁桃体Ⅰ度肿大，咽部颜色较前变淡，滤泡较前减少、缩小，舌尖红，舌质胖，舌边齿痕，舌下暗。

2016 年 7 月 22 日

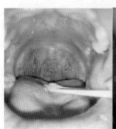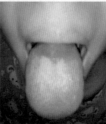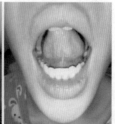

咽部色淡红，郁热减轻，滤泡较前逐渐缩小变淡，舌下淡，略凝，苔根薄腻。

2016 年 7 月 29 日

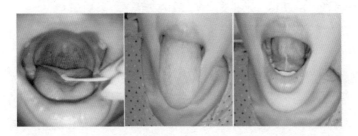

咽部淡红，咽部郁热较入院前明显减轻，双侧扁桃体Ⅰ度肿大，咽部滤泡减少缩小，舌下淡，苔薄。

五、求暖 wy

wy 的特殊性在于我们不能死板地看待问题，死板地解决问题。小患者皮损主要集中在躯干部，四肢很少，呈现点滴状，下肢偏凉，大便一直偏干。来住院的时候正好碰上一年中最热的季节，家长还是很幸运的，医院还能住到空调间，在这个季节闷热潮湿，我们给大家很是强调控汗在第一位。家长也很用心，有时开窗户有时开空调，来进行屋子里的空气环流，整个气温调得刚刚好。

入院后大便调得很好，用药也以温热为主，后来给孩子用了 2 剂"三联"，服"三联"过程中孩子自觉全身温热，脚凉好转，且咽部转红，红外热像监测能量值增高明显。奇怪的是患者一直脚凉，触之下肢温度变化很不明显。直到郭大夫无意中进病房查咽喉说道屋子怎么这么凉，大家都才意识到会不会和室温有关，之后嘱咐家长关掉空调或者调高温度，第二天家长就反映下肢温度就上来了。这说明即使是在这个季节，我们在控汗的时候也不要忘了保暖。（张瑞）

服"三联"过程中孩子自觉全身温热，脚凉好转。

2016-07-18

【病情简介】患者，女，9岁，主因"背部及腹部散在斑丘疹2月"入院。2月前患者无明显诱因出现发烧症状，最高达38℃左右，伴有咽部红肿疼痛。使用口腔喷剂不详、口服西药不详3天烧退，头面部、胸部、背部及上肢部散在出现黄豆大小鲜红色斑丘疹，较厚，上布白色鳞屑，伴有瘙痒。北京市×医院诊断为"银屑病"，口服中药不详、外用膏剂不详等1月，皮损增厚，颜色变红。现为求进一步治疗入住我科。

【刻下症】精神、饮食可，睡眠正常，大便偏干，2日1次，小便正常。平素后背、胸部及手心汗出较多。

【查体】咽充血，色深红，双侧扁桃体Ⅰ度肿大，咽后壁滤泡较多连接成片，色红。胸部及腹部散在斑丘皮疹，呈点滴状，上布白色鳞屑，色淡，Auspitz征阳性。舌苔薄白腻，舌下淡凝，脉左关细滑，右关滑数。

【据患者病情及体征诊断明确】中医诊断：白疕（寒湿瘀滞证）；西医诊断：寻常型银屑病。

2016-07-19

入院后完善相关检查。

【治疗方案】给予中医中药治疗；给予四肢TDP照射Qd以温经通络；给予提针点穴及艾条灸法Qd，温散寒气，活血行气，温通经络。

①给予桂枝去桂加茯苓白术汤合桃桂承气汤合四甲散：

使用口腔喷剂不详、口服西药不详3天烧退，头面部、胸部、背部及上肢部散在出现黄豆大小鲜红色斑丘疹，较厚，上布白色鳞屑，伴有瘙痒。北京市×医院诊断为『银屑病』。

炮山甲 5g　鳖甲 5g　鸡内金 5g　龟板 5g　桂枝 9g

玄明粉 3g　大黄 3g　甘草 8g　桃仁 9g　赤芍 15g

生姜 15g　生白术 15g　茯苓 15g　大枣 10g

2 剂，日 1 剂，水冲 100ml，早晚分服。

②给予温润外洗方外洗：

生艾叶 30g　露蜂房 30g　甘草 20g　黄精 30g

5 剂，日 1 剂，水煎外洗。

③给予中药穴位贴敷治疗：

白芥子 30g　细辛 30g　延胡索 30g　怀牛膝 30g

南五味子 30g

5 剂，穴位贴敷用。

具体穴位如下：阴陵泉（双）、丰隆（双）、肾俞（双），神阙、下脘、涌泉（双），每日穴位据患者病情变化更换。

2016-07-20

患者精神、饮食可，睡眠正常，服药后大便偏稀，3 次/日，不成形，小便正常。背部、胸部及手心汗出减轻。胸部及腹部散在斑丘疹，呈点滴状，上布白色鳞屑，色淡，大腿前侧有新发皮损，瘙痒及鳞屑较轻。咽红较前好转。舌苔薄略燥，舌下淡暗，左关细滑偏弱，右关缓滑。

【血细胞分析】血小板压积 0.34%，平均血小板体积 11.10fL，无明显异常；便常规、尿常规无明显异常。

【血流变】全血黏度（中切）505.47mpa.s，全血黏度

（低切）58.71mpa.s，全血黏度（低切）119.92mpa.s，全血高切还原黏度 4.968mpa.s，余无明显异常。

【肝肾功能】无明显异常；C 反应蛋白测定 0.2mg/L，正常。

【心电图回报】窦性心律；电轴不偏。

【胸片回报】心肺膈未见明显异常征象。

【腹部彩超回报】肝胆胰脾双肾超声未见异常。嘱其继续服药观察。

2016-07-21

患者精神、饮食可，睡眠正常，服上药后大便偏稀，3 次/日，不成形，小便正常。背部、胸部及手心汗出减少。瘙痒及鳞屑较轻。苔根薄腻，舌下淡暗，左关弦缓滑，右关弦滑。

【红外热成像检查】背上部、中部、胸部，面部能量值较高；臀部、双膝能量值较低。皮肤能量分布均匀性系数：32.21；皮肤能量分布均值：33.29。

【治疗方案】给予桂枝去桂加茯苓白术汤合桃桂承气汤合四甲散继服。并给予四逆汤口服：

附子 30g　干姜 30g　甘草 30g

2 剂，日 1 剂，早晚饭前分服。

嘱其继续控汗。

2016-07-23

患者精神、饮食可，睡眠正常，大便 1 次，成形，较难下。背部、胸部及手心汗出减少。瘙痒及鳞屑较轻。苔根薄腻，舌下淡暗，脉左关弦缓滑，右关弦滑。

【自身抗体十三项检查】无明显异常。

【红外热成像检查】背上部、中部，胸部，面部能量值较高；臀部、双膝能量值较低。皮肤能量分布均匀性系数：32.86；皮肤能量分布均值：32.64。

【治疗方案】给予四逆汤继服。

2016-07-26

患者精神、饮食、睡眠正常，小便正常，大便偏干，难下。背部、胸部出汗减少；手心汗出变化较慢。瘙痒及鳞屑较轻。咽已无充血，色淡，双侧扁桃体Ⅰ度肿大，咽后壁滤泡较多连接成片，色淡。舌苔中根略厚，舌下淡，脉左关弦缓滑，右关弦滑。

【血细胞分析】血小板压积0.32%，无明显异常。

【肝肾功能】血清丙氨酸氨基转移酶5.9U/L，血清球蛋白测定19.2g/L，肌酐测定34.1umol/L，无明显异常。

【红外热成像检查】背上部、中部、胸部、面部能量值较高；臀部、双膝能量值较低。皮肤能量分布均匀性系数：33.74；皮肤能量分布均值：34.13。

【治疗方案】

①给予四逆汤合平胃散：

附子30g　干姜30g　甘草30g　苍术6g　厚朴6g

甘草6g　陈皮12g

2剂，日1剂，早晚分服。

②给予中药四逆汤外洗：

附子 30g　干姜 30g　甘草 30g

5 剂，日 1 剂，水煎外洗。

嘱其继续控汗。

2016-07-28

患者精神、饮食、睡眠正常，二便正常。背部、胸部出汗减少；家长反映近几日矢气较多，手心汗出变化较慢，手心温热；脚趾汗出后偏凉。瘙痒及鳞屑较轻，无新发皮损。脉左关细弦，右关弦缓滑，舌苔薄白，舌边微有齿痕，舌下淡略红。

【红外热成像检查】背上部、中部，胸部，面部能量值较高；臀部、双膝能量值较低。皮肤能量分布均匀性系数：32.33；皮肤能量分布均值：30.9。

【治疗方案】给予四逆汤合平胃散继服。给予桂枝去桂加茯苓白术汤合桃桂承气汤合四甲散早晚分服。

2016-07-30

患者精神、饮食、睡眠及二便正常。出汗较前减少，手指温，脚趾汗出后偏凉。瘙痒及鳞屑较轻，无新发皮损。脉左关细弦，右关弦缓，舌苔薄白，舌下淡略暗。

【红外热成像检查】上部、中部，胸部，面部能量值较高；臀部、双膝能量值较低。皮肤能量分布均匀性系数：40.70；皮肤能量分布均值：33.83。

【治疗方案】给予四逆汤合平胃散继服。

中药四逆汤外洗。

2016-08-02

患者精神、饮食、睡眠、二便正常。手足汗出变化缓慢，足部汗出后仍偏凉。瘙痒及鳞屑较轻，无新发皮损。脉左关弦，右关弦细，舌苔薄，舌下淡略暗。

【红外热成像检查】背上部、中部、胸部、面部能量值较高；双膝能量值较低。皮肤能量分布均匀性系数：33.80；皮肤能量分布均值：33.41。

【治疗方案】给予小青龙汤：

生麻黄 3g　细辛 3g　桂枝 3g　南五味子 3g

姜半夏 3g　甘草 3g　干姜 3g　赤芍 3g

2 剂，日 1 剂，水冲 100ml，早晚饭后分服。

嘱其局部保暖。

2016-08-04

患者精神、饮食、睡眠正常，大便 1 次，较难下。手足汗出减轻，足部汗出后偏凉改善。瘙痒及鳞屑较轻，无新发皮损。咽无充血，色淡，双侧扁桃体 I 度肿大，咽后壁滤泡较前减少，色淡。脉左关弦，右关弦细，舌苔薄，舌下淡略暗。

【红外热成像检查】背上部、中部、胸部、面部能量值较高；双膝能量值较低。皮肤能量分布均匀性系数：27.70；皮肤能量分布均值：32.68。

【治疗方案】给予四逆汤合平胃散早晚饭前服；给予小青龙汤早晚饭后服。给予四逆汤外洗。

2016-08-06

患者精神、饮食、睡眠可，昨日大便 1 次，较难下。手足汗出减轻，足部汗出后偏凉改善，双膝关节偏凉。瘙痒及鳞屑较轻，无新发皮损。脉左关弦，右关弦细，舌苔薄，舌下淡略暗。

【红外热成像检查】背上部、中部、胸部、面部能量值较高；双膝能量值较低。皮肤能量分布均匀性系数：28.13；皮肤能量分布均值：32.63。

【治疗方案】因天气较热，患者 TDP 治疗后汗出偏多，今日停止该项治疗。嘱其继续加强局部保暖。

2016-08-09

患者精神、饮食、睡眠、二便正常。手足汗出减轻，脚趾偏凉改善，双膝关节及下肢偏凉。瘙痒及鳞屑较轻，无新发皮损。左关细缓，右关弦细，舌苔薄，舌下暗略瘀。

【红外热成像检查】背上部、中部能量值较高；双膝能量值较低。皮肤能量分布均匀性系数：29.90；皮肤能量分布均值：32.41。

【治疗方案】给予旺盛气血方：

姜半夏 15g　川牛膝 90g　赤芍 12g　柴胡 48g

大枣 20g　党参 18g　附子 30g　茯苓 12g　干姜 30g

甘草 18g　桂枝 90g　黄芩 18g　黄芪 240g

牡丹皮 12g　生姜 18g　石斛 120g　桃仁 12g

远志 90g

三联服法。

1剂，水冲服，日一剂，早晚分服。

嘱其仔细阅读"三联"服药方法，按要求服用，哪里不通捂哪里，不出汗处多加衣被，尽量保持全身微汗，禁止大汗。

2016-08-11

患者精神、饮食、睡眠正常，昨日大便2次，第2次偏稀。手足无汗出，手心温热，足部汗出后偏凉减轻。瘙痒及鳞屑较轻，局部皮损消退，无新发皮损。手指尖热，舌下淡，脉左关细缓，右关弦细，舌苔薄，舌下深红、郁。

【血细胞分析】血小板压积0.32%，无明显异常。

【肝肾功能】血清丙氨酸氨基转移酶4.9U/L，血清球蛋白测定19.00g/L，白蛋白/球蛋白2.63，血清直接胆红素测定6.0umol/L，肌酐测定37.4umol/L，无明显异常。

【红外热成像检查】胸部、小腹能量值较高；双膝能量值较低。皮肤能量分布均匀性系数：32.22；皮肤能量分布均值：32.38。

【治疗方案】给予旺盛气血方继服，服法同前。并给予四逆汤外洗。其余治疗不变，嘱其继续保暖。

2016-08-13

患者精神、饮食、睡眠正常，昨日无大便。手足汗出减轻，手心温热，足部自觉凉感减轻。瘙痒及鳞屑较轻，局部皮损消退，无新发皮损。余无不适。手指尖热，舌下淡，舌苔薄腻，脉左关细缓，右关弦细。

【红外热成像检查】胸部、小腹能量值较高；双膝能量值较低。皮肤能量分布均匀性系数：47.97；皮肤能量分布均值：33.64。

【治疗方案】

①给予平胃散：

苍术 6g　厚朴 6g　甘草 6g　陈皮 12g

3 剂，日 1 剂，水冲 100ml，早晚分服。

②给予中药四逆汤外洗：

附子 30g　干姜 30g　甘草 30g　露蜂房 30g

2 剂，日 1 剂，水煎外洗。

因天气较热，患者穴位贴敷治疗、提针点穴及艾灸后汗出较多，今日停止上述几项治疗。

嘱继续控汗。

2016-08-16

患者精神、饮食、睡眠正常，大便 2 次，偏稀，小便正常。手足汗出减轻，手心汗出后温热，足部凉感消退。瘙痒及鳞屑较轻，局部皮损消退，无新发皮损。余无不适。手指尖热，舌下略瘀，苔根略红，舌苔薄腻，脉左关细弦，右关缓。

【血细胞分析】无明显异常。

【血流变】全血黏度（高切）2002.98mpa.s，全血黏度（中切）1003.24mpa.s，全血黏度（中切）503.63mpa.s，全血高切还原黏度 3.95mpa.s，余无明显异常；

094

【肝肾功能】血清丙氨酸氨基转移酶 2.5U/L，人血白蛋白测定 47.0g/L，血清球蛋白测定 16.50g/L，白蛋白/球蛋白 2.85，血清总胆红素测定 19.3umol/L，血清直接胆红素测定 6.0umol/L，血清间接胆红素测定 13.30umol/L，肌酐测定 39.5umol/L，无明显异常。

【抗链 O、类风湿因子测定】无明显异常。

【红外热成像检查】胸部、小腹能量值较高；双膝能量值较低。皮肤能量分布均匀性系数：30.67；皮肤能量分布均值：31.78。

【治疗方案】

①给予运脾方：

苍术 6g　厚朴 6g　甘草 6g　陈皮 12g　枳壳 6g

鸡内金 6g

10 剂，日 1 剂，水冲 100ml，早晚分服。

②因患者大便素干，给予桃桂承气汤备用，大便干时用，保证大便 1 天 1–2 次，不干不稀。

患者今日出院。

附图：

皮肤影像动态观测入院前后对比图

2016 年 7 月 22 日

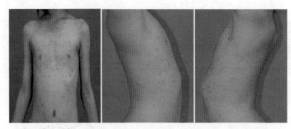

2016 年 8 月 5 日

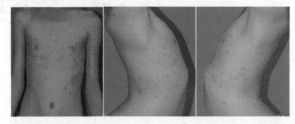

2016 年8 月 11 日

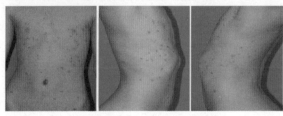

2016 年 8 月 16 日

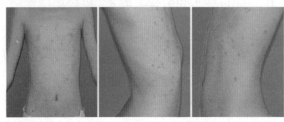

皮肤能量分布动态监测入院前后对比图

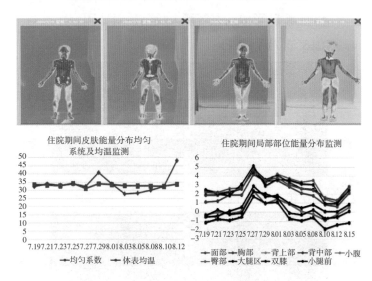

住院期间皮肤能量分布均匀
系统及均温监测

→均匀系数 →体表均温

住院期间局部部位能量分布监测

→面部 →胸部 →背上部 →背中部 →小腹
→臀部 →大腿区 →双膝 →小腿前

住院期间结果显示：7 月 19 日入院时红外结果提示：皮肤能量分布均匀性系数：32.21；皮肤能量分布均值：33.29。局部部位能量监测结果显示双膝、小腿前、臀部能量值过低，整体呈现上热下寒状态。

局部能量整体性上升，其中 7.27 达到高峰。皮肤能量分布均匀性系数 7.29 之后呈下降趋势，在 8.3 之后开始回升，皮肤能量分布均值平稳。局部部位能量在 7.25 上升后 7.27 达到高峰后开始下降，但 8.8 比 7.19 能量值偏高。皮肤能量分布均匀性系数 8.3 以后持续稳步上升；皮肤能量分布均值平稳。

服"三联"1 剂后均匀系数较之前上升。小腹、小腿前能量值升高，双膝能量值仍相对较低。皮肤能量分布均匀性系数及均值在 7.29、8.12 均有明显上升。8.15

出院时与入院时相比较，均匀系数与体表均温均有所上升。局部部位能量在 7.27 日达到最高峰。

咽部影像、舌象动态观测入院前后对比图

2016 年 7 月 18 日

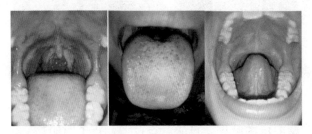

咽部充血，色深红，双侧扁桃体Ⅰ度肿大，咽后壁滤泡较多连接成片，色红，舌苔薄白腻，舌下淡凝。

2016 年 7 月 25 日

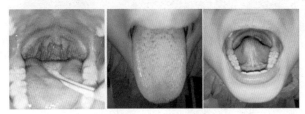

咽部已无充血，色淡，双侧扁桃体Ⅰ度肿大，咽后壁滤泡较多连接成片，色淡，舌苔中根略厚，舌下淡。

2016 年 8 月 3 日

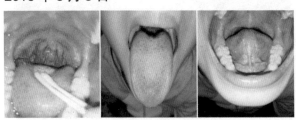

咽部无充血，色淡，双侧扁桃体Ⅰ度肿大，咽后壁滤泡较前减少，色淡，舌苔薄，舌下淡略暗。

2016 年 8 月 8 日

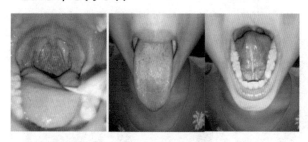

咽部无充血，色淡，双侧扁桃体肿大较前缩小，咽后壁滤泡逐渐减少，色淡，舌苔薄，舌下暗略瘀。

2016 年 8 月 10 日

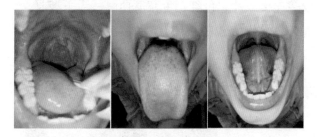

服"三联"第 1 剂后，咽部转红，舌苔薄，舌下深红、郁。

2016 年 8 月 12 日

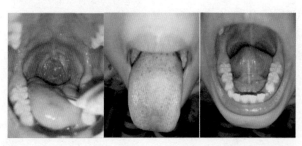

　　服用"三联"第 2 剂后，咽部红较前略减轻，舌下淡，舌苔薄腻。

2016 年 8 月 15 日

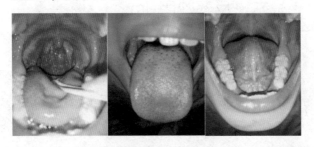

　　咽部淡红，咽后壁有滤泡，舌下略瘀，苔根略红，舌苔薄腻。

六、反药妙用 lm

患者，女，18岁，入院时情况：咽部充血，色红，咽后壁散在滤泡，前胸、后背、腋下出汗多，皮损以腋下为重，属上焦热的表现；四肢偏凉，不易出汗，大便1~3日一行，属中焦、下焦气机不通的表现。给予小柴胡合四逆汤治疗，方中附子与半夏存在反药配伍风险。在患者服药期间我们严密观察服药反应，完善相关检查，把控风险，以期既要疗效更要安全。

小柴胡汤清解郁热，四逆汤温散寒湿，正所谓"上焦宜清，中焦宜通，下焦宜温"。通过本方的治疗郁热得清，患者咽充血消退，滤泡减少，前胸、后背、腋下出汗大减，皮损消退；寒湿得散，气机得通则四肢较前温热，出汗较前变好，大便规律，日1次，成形。

反药需慎用，而不是禁用。用对了可以起到很好的治疗效果。（单增天）

附子与半夏存在反药配伍风险。在患者服药期间我们严密观察服药反应，完善相关检查，把控风险，以期既要疗效更要安全。

2016-07-18

【病情简介】患者，女，18岁，主因"全身散在斑丘疹伴鳞屑10年"入院。患者于2006年热水澡后，后背及腹部出现散在斑丘疹，就诊于"洛阳××市医院"，诊断为"银屑病"，口服"氨肽素片"治疗2月效果不佳；2007年就诊于"河南省××医院"，给予"萌尔夫"及"光疗"治疗，效果不佳；2010年就诊于"河南省××医院"，给予口服中药治疗，未见好转；2014年在"海南××康复中心"接受治疗，皮损好转1月，之后再次复发，为求进一步治疗入住我科。

【刻下症】精神、睡眠、饮食可，大便1~3日1行，软，成形，小便正常。

【查体】咽充血，咽部红，双侧扁桃体Ⅰ度肿大，咽后壁散在滤泡。左关细，右关弦滑，舌质暗，舌苔薄腻，舌下淡。全身散在斑丘疹，上布鳞屑，不伴瘙痒，色暗红，Auspitz征阳性。

【据患者病情及体征诊断明确】中医诊断：白疕（上焦郁热，中焦不利）；西医诊断：寻常型银屑病。

2016-07-19

入院后完善相关检查。

【治疗方案】给予中医中药治疗；给予四肢TDP照射Qd以温经通络；给予提针点穴及艾条灸法Qd以温散寒气，活血行气，温通经络。

给予小柴胡汤合四逆汤治疗：

柴胡 48g 党参 18g 姜半夏 15g 黄芩 18g

生姜 18g 大枣 20g 甘草 18g 附子 30g

干姜 30g 甘草 30g

2 剂，日 1 剂，水冲 100ml，早晚分服。

2016-07-20

患者昨日大便 1 次，软，成形，小便正常。手指及躯干部较前温热。全身散在斑丘疹，上布白色鳞屑，无瘙痒，色暗红。咽充血，咽部暗红，双侧扁桃体Ⅰ度肿大，咽后壁散在滤泡。舌质暗，舌苔薄腻，舌下淡，脉左关细弦，右关滑。

【血细胞分析】平均血小板体积 1170fL，余无明显异常；便常规、尿常规无明显异常。

【血流变】全血黏度（低切）58.56mpa.s，全血黏度（低切）118.04mpa.s，血沉方程 K 值 76.63，全血高切还原黏度 5.05mpa.s，余无明显异常。

【肝肾功能】血清总蛋白测定 63.3g/L，血清球蛋白测定 19.90g/L，血清碳酸盐测定 20.0mmol/L，尿酸测定 350.8umol/L，余无明显异常；C 反应蛋白测定 0.8mg/L，正常；类风湿因子、抗链球菌溶素 O 测定无异常。

【心电图回报】窦性心律；电轴不偏。

【胸片回报】心肺膈未见明显异常征象。

【腹部彩超回报】肝胆胰脾双肾超声未见异常。

【红外热成像检查】背上部、中部、胸部、面部能量值较高；臀部、双膝能量值较低。皮肤能量分布均匀性系数：27.87；皮肤能量分布均值：32.75。

【治疗方案】治疗不变，嘱其适当加衣，保持身体温热。

2016-07-23

患者精神、睡眠、饮食可，大便 1 次，偏软，成形，小便正常。腋下出汗较前减少，颈部出汗偏多。咽部情况较前变化不明显，腰部皮损颜色变红，大腿皮损变薄，全身热持续 1 小时。脉左关细缓滑，右关缓，舌苔薄，舌下淡。

【红外热成像检查】面部、小腹部能量值较高；大腿区、双膝能量值较低。皮肤能量分布均匀性系数：35.70；皮肤能量分布均值：32.68。

【治疗方案】给予小柴胡汤合四逆汤 3 剂继服，严密观察病情变化，完善相关检查。

2016-07-26

患者昨日未大便，服用备用药后今早大便稀，小便正常。腋下出汗较前减少，颈部、腰部较前出汗多。脉左关细弦，右关细弦滑，苔根腻，舌苔厚，舌下淡。

【血细胞分析】白细胞 3.47×10^9/L，红细胞 3.76×10^{12}/L，血红蛋白 112.00 g/L，红细胞压积 0.33 L/L，平均血小板体积 11.80 fL。

【肝肾功能】血清总蛋白测定 64.4 g/L。

【红外热成像检查】面部、小腹部能量值较高；大腿

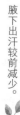

腋下出汗较前减少。

区、双膝能量值较低。皮肤能量分布均匀性系数：34.77；皮肤能量分布均值：31.23。

【治疗方案】

①给予桂枝茯苓丸：

牡丹皮 12g　茯苓 12g　桂枝 90g　桃仁 12g

赤芍 12g

2 剂，日 1 剂，水冲 100ml，早午分服。

②给予升降散：

僵蚕 9g　大黄 6g　藿香 3g　蝉蜕 6g

2 剂，日 1 剂，水冲 100ml，早晚分服。

③给予四逆汤 5 剂，水煎外洗。

2016-07-28

腋下出汗较前无变化，颈部出汗较前减少，大便 1 次，黏，不成形，躯干皮损变薄，颜色变淡。手指尖热，面部小红疹，全身温热可持续 2 小时。腰部皮损色红，质硬。左关细弦滑，右关缓滑，舌苔薄，舌下淡。

【血细胞分析】红细胞 3.70×10^{12}/L，血红蛋白 109.00 g/L，红细胞压积 0.33 L/L，平均血小板体积 11.70 fL。

【肝肾功能】血清总蛋白测定 64.9 g/L。

【红外热成像检查】面部、小腹部能量值较高；大腿区、双膝能量值较低。皮肤能量分布均匀性系数：33.17；皮肤能量分布均值：31.16。

【治疗方案】给予桂枝茯苓丸合白三联治疗：

牡丹皮 12g　茯苓 12g　桂枝 90g　桃仁 12g

赤芍12g　白花蛇舌草30g　丹参30g　生山楂30g

2剂，日1剂，水冲100ml，早午分服。

嘱其保持身体温热，控制出汗。

2016-07-30

患者昨日未大便，小便正常，颈部出汗较前增多，腋下出汗较前变化不明显，小腿可微微出汗，手心温热。全身皮损逐渐变薄变平，部分中空明显。咽充血减轻，双侧扁桃体Ⅰ度肿大，咽后壁散在滤泡，有少量清稀痰液。脉左关细弦滑，右关弦滑，舌质暗减，舌苔薄，舌下淡。

【红外热成像检查】面部、小腹部能量值较高；大腿区、双膝能量值较低。皮肤能量分布均匀性系数：34.35；皮肤能量分布均值：32.09。

【治疗方案】给予桂枝茯苓丸合白三联3剂继服。并给予四甲散以软坚散结：

炮山甲5g　鳖甲5g　鸡内金5g　龟板5g

3剂，日1剂，水冲100ml，早晚分服。

嘱其保持身体温热，控制出汗。

2016-08-02

患者精神、食欲可，大便1次，小便正常，手心、指尖热。腋下出汗较前减少，背部出汗偏多，小腿可微微出汗，全身皮损逐渐变薄变淡，腋下皮损中空。咽充血减轻，双侧扁桃体Ⅰ度肿大，咽后壁散在滤泡，有大量清稀痰液。脉左关细缓，右关细弦紧，舌苔薄，舌下淡。

【红外热成像检查】面部、小腹部能量值较高；双膝能量值较低。皮肤能量分布均匀性系数：37.90；皮肤能量分布均值：31.98。

【治疗方案】

①给予小青龙加石膏汤以温肺化饮，解表清里。

生麻黄 3g　细辛 3g　桂枝 3g　南五味子 3g

姜半夏 3g　甘草 3g　干姜 3g　赤芍 3g　石膏 24g

2 剂，日 1 剂，水冲 100ml，早晚分服。

②给予中药桃桂承气汤 5 剂备用，润肠通便。

③四逆汤 5 剂，水煎外洗。

2016-08-04

患者精神佳，睡眠可，饮食正常，大便 1 次，软，成形，小便正常，腋下出汗较前减少，小腿可微微出汗，手心热，大腿凉，咳白色稀痰。咽无充血，咽部淡红，双侧扁桃体 I 度肿大，咽后壁滤泡变淡，有大量清稀痰液。脉左关细弦缓，右关弦，舌苔薄，舌下淡。

【红外热成像检查】面部、小腹部能量值较高；双膝能量值较低。皮肤能量分布均匀性系数：35.52；皮肤能量分布均值：31.42。

【治疗方案】给予小青龙加石膏汤 2 剂继服，麻黄 6g 另开（今日共用麻黄 9g），逐渐加量服用。用药后严密观察患者病情变化。

何关联？

小青龙汤治溢饮。小青龙加石膏汤呢？与越婢汤有

2016-08-06

患者昨日大小便正常，晨起胸闷，心率93次/分，出汗较前无明显变化，咳痰较前减少。咽无充血，咽部淡红，双侧扁桃体肿大缩小，咽后壁滤泡减少，清稀痰液明显减少。舌苔薄，舌下淡。

【红外热成像检查】面部、小腹部能量值较高；双膝能量值较低。皮肤能量分布均匀性系数：28.25；皮肤能量分布均值：32.77。

【治疗方案】给予小青龙加石膏汤3剂继服，麻黄用量同前暂不加量（今日麻黄15g）。继续给予四逆汤水煎外洗。严密观察患者病情变化。

患者今日出院。

附图：

皮肤影像动态观测入院前后对比图
2016年7月20日

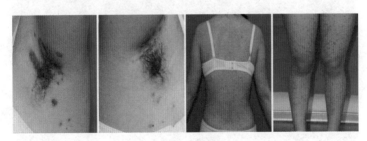

双侧扁桃体肿大缩小，咽后壁滤泡减少，清稀痰液明显减少。

2016 年 7 月 29 日

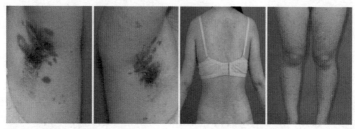

2016 年 8 月 8 日

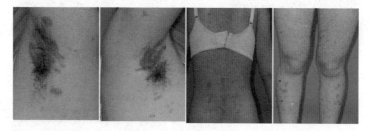

2016 年 8 月 16 日

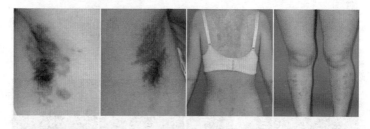

皮肤能量分布动态监测入院前后对比图

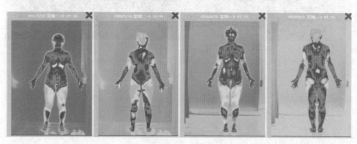

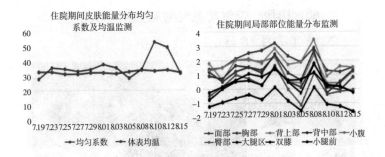

住院期间监测结果提示：7 月 19 日入院时皮肤能量分布均匀性系数：27.87；皮肤能量分布均值：32.75。局部部位能量分布监测结果显示双膝、大腿区臀部小腿前能量值偏低；背上部能量值偏高。

7.19–7.29 结果提示：皮肤能量分布均匀性系数在 7.23 上升后保持平稳；皮肤能量分布均值稳定无明显变化。局部部位能量监测值均呈上升趋势。皮肤能量分布均匀系数 8.1 开始下降，8.5 达到最低后回升，皮肤能量平均值平稳。背上部能量值有所下降；小腹、臀部、膝关节、小腿前能量值上升。

皮肤能量分布均匀系数在 8.10 达到高峰，之后回落，皮肤能量平均值稳定。局部部位能量分布监测结果显示双膝能量值表现下降仍是最低区域，下肢大腿区臀部小腿前能量值亦相对较低。

咽部影像、舌象动态观测入院前后对比图

2016 年 7 月 18 日

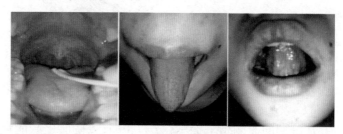

　　咽部充血，色暗红，双侧扁桃体Ⅰ度肿大，咽后壁散在滤泡，舌质暗，舌苔薄腻，舌下淡。

2016 年 7 月 29 日

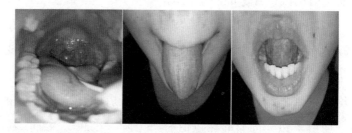

　　咽部充血减轻，色暗红，双侧扁桃体Ⅰ度肿大，咽后壁散在滤泡，有少量清稀痰液。舌质暗减，舌苔薄，舌下淡。

2016 年 8 月 3 日

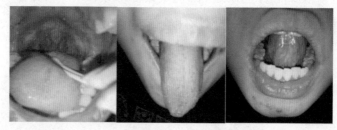

　　咽部无充血，色淡红，双侧扁桃体Ⅰ度肿大，咽后

壁滤泡变淡，有大量清稀痰液。舌苔薄，舌下淡。

2016 年 8 月 5 日

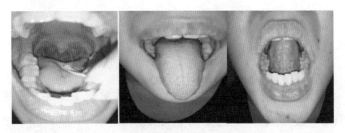

　　咽部无充血，色淡红，双侧扁桃体肿大缩小，咽后壁滤泡减少，清稀痰液明显减少。舌苔薄，舌下淡。

2016 年 8 月 10 日

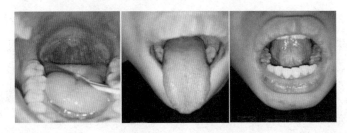

　　咽部无充血，色淡红，双侧扁桃体肿大缩小，咽后壁滤泡变淡，逐渐消退，已无清稀痰液。

2016 年 8 月 15 日

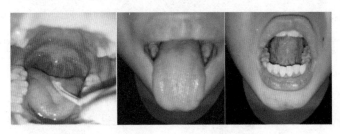

　　咽部无充血，色淡红，双侧扁桃体基本无肿大，咽后壁滤泡减少，基本消退。舌质转红，舌苔薄，舌下淡。

七、附子，240克，刹车！dh

　　dh，一个16岁的男孩，在爸爸的陪同下从深圳前来就诊。记忆最深刻的是那条血淋淋的腿，下肢皮损密集连接成片，由于太痒了，忍不住地抓挠，腿上留下一道道抓痕和血迹。想想自己被蚊子叮一口还觉得痒痛难忍，抓挠半天，这个孩子可是全身都是皮损，相当于被多少只蚊子咬了啊？追问病史，患儿得这个病已经7年了，7年来吃了很多药，但疾病时好时坏，这次爆发，从网上看到张主任的书，带着孩子过来看病。

　　初次见面，爸爸在不停地说，孩子却表现得沉默寡言，觉得孩子挺内向的，时不时地对着爸爸发发脾气。慢慢接触了才发现dh其实是挺阳光的大男孩，平时喜爱运动，体育是他的强项，熟悉之后慢慢地开始和我们聊天开玩笑。在他心里爸爸干什么都特别着急，特别独裁，不征求他的意见。爸爸却说："从来都没睡过医院这么窄的陪侍床，平时特别忙，在一起的时间特别短，希望这段时间能够多陪陪儿子，让孩子感动感动，知道爸爸对他的爱……希望儿子能够赶快好起来，回去好有个交代……"dh，也许爸爸永远不会对你说这样的话，不知道你能否看到这段爸爸的心声，看到之后会不会感动呢？是不是以后对待爸爸也不是如此的生硬和倔强？每个孩子都是爸爸妈妈心里的宝，作为医护人员不仅要关注疾病，还要适当地引导，调解父子之间的关系。在这里希望他们能收获一份疗效，也能收获一份感动。

患儿属于体质偏阴，皮损偏阳的状态，在治疗时，急性期用清热解毒，润燥止痒中药外洗，谨防"红皮"风险；长年大便不成形，用理中汤加黄连等调理中焦，使大便恢复正常。待"红皮"风险降低，抓住患者体质偏阴，手凉的特点，给予四逆汤，温经散寒，且附子逐渐加量，治疗过程中把控附子超量风险，完善实验室检查，使患儿身体越来越热，当附子加量至每天240g时，全面分析后达到预计目标，把控风险，停用附子。大便维持正常，皮损基本消退，整个治疗过程满意。（郭冉冉）

不仅要关注疾病，还要适当地引导，调解父子之间的关系。在这里希望他们能收获一份疗效，也能收获一份感动。

2016-07-21

【病情简介】患者，男，16岁，主因"全身密集性斑丘疹、鳞屑伴瘙痒7年，加重2月"入院。患者7年前因"扁桃体炎"2月后，背部出现黄豆大疹点，就诊于"××市皮肤病医院"诊断"苔藓"，疹后逐渐增多，蔓延至小腿、背部及全身，上布白色鳞屑，色鲜红，连接成片，瘙痒明显，就诊于"××省中医院"诊断"银屑病"，口服中药及外用药膏治疗，皮损时轻时重，反复发作。2015年11月因穿衣少，"发热"后，皮损逐渐增多，2016年5月全身爆发，为求进一步治疗，以"银屑病"收入我科住院治疗。

【刻下症】精神、食欲、睡眠可，大便偏稀，1天1-2行，小便正常。喜爱运动，全身出汗偏多，尤以头部、前胸背部为主，小腿基本不出汗。

【查体】双侧扁桃体Ⅰ度肿大，血丝明显，左侧扁桃体散在2个脓点，色暗红，咽后壁散在滤泡。全身密集性斑丘疹，上布白色鳞屑，色红，上身皮损呈点滴状，胁肋部皮损较密集，下肢皮损较多较厚，连接成片，色红，触之温热，Auspitz征阳性，瘙痒明显，间有抓痕血痂。左关弦缓滑，右关细弦滑，舌苔白腻，舌尖微红，舌下红。

【据患者病情及体征诊断明确】中医诊断：白疕（表闭热郁证）；西医诊断：寻常型银屑病。

2016-07-22

入院后完善相关检查。

【治疗方案】给予中医中药治疗；普通电针治疗以调理脾胃，清解郁热为主（中脘、天枢、气海、归来、腹结、足三里、阳陵泉），每次据患者病情变化更换穴位。

2016-07-23

患儿精神、食欲、睡眠可，昨日大便 1 次，偏稀不成形，小便正常。全身出汗不均匀，上身出汗偏多，小腿基本不出汗。全身密集性斑丘疹，上布白色鳞屑，色红，上身皮损呈点滴状，胁肋部皮损较密集，下肢皮损较多较厚，连接成片，色红，皮温高，瘙痒明显，抓痕血痂明显。咽部淡红，双侧扁桃体Ⅰ度肿大，咽后壁少量滤泡。脉左关弦缓滑，右关细弦滑，舌苔白腻，舌尖微红，舌下红。

【血细胞分析】白细胞 $9.63×10^9$/L，偏高；红细胞 $5.69×10^{12}$/L，血红蛋白 165.00g/L，血小板 $256.00×10^9$/L，淋巴细胞 $2.30×10^9$/L，单核细胞数目 $0.65×10^9$/L，中性粒细胞数目 $6.14×10^9$/L，基本正常。

【肝肾功能】血清丙氨酸氨基转移酶 7.8U/L，血清总蛋白测定 72.0g/L，白蛋白/球蛋白 2.14，血清总蛋红素测定 8.6umol/L，血清直接胆红素测定 2.8umol/L，血清间接胆红素测定 5.80umol/L，尿素测定 4.48umol/L，肌酐测定 95.3umol/L，尿酸测定 417.1umol/L，β2 微球蛋白测定 2.32mg/L，血清胱抑素 C 测定 1.14mg/L，基本正常。C 反

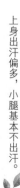

上身出汗偏多，小腿基本不出汗。

应蛋白测定 0.4mg/L，正常。

【尿常规】正常。

【血流变】全血黏度（高切）2004.50mpa.s，全血黏度（中切）1004.87mpa.s，全血黏度（中切）505.43 mpa.s，红细胞沉降率 1.00mm/h，全血高切还原黏度 5.71mpa.s，全血低切还原黏度 36.92mpa.s，红细胞变形指数 TK 0.67，全血高切相对指数 2.94，全血低切相对指数 13.55，大致正常。

【红外热成像检查】背上部、中部、小腹部能量值较高；小腿前、双膝能量值较低。皮肤能量分布均匀性系数：49.95；皮肤能量分布均值：33.47。整体看躯干能量值过高，下肢能量低，建议背上部控汗，下半身双膝重点加温。

患儿下肢皮损连接成片，色红，皮温高，有发生"红皮"的风险，治疗需谨慎。

【治疗方案】

①患儿平素大便偏稀，次数偏多，中焦虚寒，脾胃功能运化失司，给予理中汤加黄连 9g：

生白术 30g　党参 30g　甘草 30g　干姜 30g

黄连 9g

5 剂，日 1 剂起，水冲 100ml，早晚饭前服，逐渐加量。

②患儿下肢皮温高，色红，皮损偏阳，给予苦三联黄甘外洗方：

苦参 30g　地肤子 30g　白鲜皮 30g　黄精 30g

甘草 50g

5 剂，日 1 剂，水煎外洗。

③给予穴位贴敷治疗：

附子 30g　白芥子 30g　木香 30g　怀牛膝 30g

五味子 30g　肉桂 30g　砂仁 30g　吴茱萸 30g

细辛 30g　延胡索 30g

5 剂，研末，适量，穴位贴敷用。

神阙、天枢（双）、关元、中脘、气海、肾俞（双）、足三里（双）。

继续关注患儿大便情况，禁止抓挠。

【评】如果能看懂体质属阴，皮损属阳，就能看懂今天的外用药和口服药的含义。大剂量理中加小剂量黄连"调胃厚肠"，清热止痒润燥的外用方，是我们惯用的组合。（张英栋）

2016-07-26

患儿精神、食欲、睡眠可，昨日服药 2.5 剂（早上1/2 剂，午晚各 1 剂），大便 2 次，成形，小便正常。上身出汗偏多，小腿基本不出汗。穴位贴敷后腹部变暖。下肢皮损变薄，色红减轻，皮温较前降低，上身皮损部分消退，瘙痒减轻，仍有抓挠。双侧扁桃体Ⅰ度肿大，血丝明显，左侧扁桃体散在 2 个脓点，色暗红，咽后壁散在滤泡。脉左关缓滑，右关细滑，舌根腻，舌苔偏厚，舌下淡。

【类风湿三项检查】正常。

【自身抗体十三项检查】抗核抗体测定（ANA）阳性（+），余为阴性。

【心电图回报】窦性心律；电轴不偏。

【胸片回报】双肺纹理增粗。

【红外热成像检查】背上部、中部、小腹部能量值较高；小腿前、双膝能量值减低。皮肤能量分布均匀性系数：36.68；皮肤能量分布均值：34.24。整体看躯干能量值过高，下肢能量低，建议背上部控汗，下半身双膝重点加温。

【治疗方案】给予理中汤加黄连 9g 继服。因患者下肢皮损变薄，色红减轻，皮温较前降低，瘙痒明显，改为止痒合剂外洗方：

防风 12g　当归 15g　苦参 30g　白鲜皮 30g

白蒺藜 30g

首乌藤 30g

5 剂，日 1 剂，水煎外洗。

继续关注患儿病情变化，禁止抓挠。

【评】外用的苦三联黄甘方，变为止痒合剂外洗方，从寒温的变化上，同道应该可以看出一些门道吧？（张英栋）

2016-07-28

患儿精神、食欲、睡眠可，昨日晨起服药 1 剂，大便 1 次，偏稀，不成形，昨晚加至 1.5 剂观察，今晨未大便，小便偏黄，量可。下肢皮损变薄，红热减轻，鳞屑减少，上身皮损颜色逐渐变淡，消退明显，痒较前减轻，下肢有抓痕。控汗后上身出汗减少，小腿基本不出汗，治疗时脚心微汗。咽部色红，双侧扁桃体Ⅰ度肿大，咽后壁少量滤泡。脉左关细弦，手凉，右关缓弱，舌苔薄腻，舌尖微红，舌下红。

【腹部彩超回报】肝胆胰脾双肾超声未见异常。

【便常规】正常。

【红外热成像检查】背上部、中部、小腹部能量较高；小腿前、双膝能量较低。皮肤能量分布均匀性系数：60.23；皮肤能量分布均值：33.71。整体看躯干能量值过高，下肢能量低，建议背上部控汗，下半身双膝重点加温。

【治疗方案】给予四逆汤加黄连12g，逐渐加量，早晚饭前服（周六开始服用）。嘱家属将上次药服完后，开始服用此方，关注患儿大便及下肢皮损变化情况，禁止抓挠。

【评】为什么变为四逆，因为手足不温，并且四逆汤中的干姜甘草与理中汤有一个延续性。一些医家将四逆汤定位于太阴病，也是有一些道理的。黄连加量，大家肯定知道用意所在了。　（张英栋）

2016-07-30

患儿精神、食欲、睡眠可，昨日晨起给予四逆汤加黄连9g 1.5剂，大便1次，便稀，不成形。下肢皮损逐渐变薄，红热减轻，鳞屑减少，上身皮损颜色逐渐变淡，消退明显，痒较前减轻，白天基本不痒，下肢仍有抓痕。控汗后上身出汗减少。双侧扁桃体Ⅰ度肿大，血丝明显，左侧扁桃体脓点逐渐消退，暗红较前减轻，咽后壁滤泡逐渐融合，颜色变淡。脉左关细弦，手凉，右关缓弱，舌苔薄腻，舌尖微红，舌下红。

【红外热成像检查】背上部、中部、小腹部能量值较高；小腿前、双膝能力值较低，皮肤能量分布均匀性系数：71.61，较前明显升高；皮肤能量分布均值：35.93。

【治疗方案】给予四逆汤加黄连12g口服，关注患儿大便情况，随时调整药物用量。

2016-08-02

给予四逆汤加黄连12g，患儿精神、食欲、睡眠可，昨日大便1次，成形。下肢皮损逐渐变薄，逐渐消退，皮温恢复正常，颜色变淡。上身皮损颜色变淡，大部分消退，痒减轻。上身出汗较多，治疗时脚心、大腿出汗。

【红外热成像检查】面部、大腿区、小腹部能量值较高；胸部能量值较低。皮肤能量分布均匀性系数：45.94，较前明显升高；皮肤能量分布均值：33.06。脉左关细弦，右关缓，舌苔黄腻，舌下淡。

【治疗方案】给予四逆汤加黄连12g继服，并给予止痒合剂外洗方加露蜂房30g 5剂，水煎外洗。患儿发生"红皮"的风险逐渐降低，继续关注患儿病情变化。

2016-08-04

患儿精神、食欲、睡眠可，昨日黄连减量后，大便1次，成形，不费劲，可继续维持原量服用。全身皮肤消退明显，留下白色印记，下肢皮温恢复正常，露出新皮肤，颜色变淡，有抓痕。控汗后上身出汗减少，脚心微汗，全身温热，瘙痒减轻，白天基本不痒。双侧扁桃体Ⅰ度肿大，血丝明显，左侧扁桃体脓点消退，由暗红转为淡红，咽后壁减少。脉细弦滑，舌下淡，舌根略厚。

【红外热成像检查】大腿区、小腹部能量值较高；胸部能量值较低。皮肤能量分布均匀性系数：56.74，较前明显升高；皮肤能量分布均值：33.41。整理看躯干能量值过高，下肢能量低，建议胸部控汗，下半身双膝重点加温。

【治疗方案】给予鸡内金12g与原方同服，消食化积，关注患儿舌苔及大便变化。

2016-08-06

患儿精神、食欲、睡眠可，昨日服用四逆汤加黄连6g、鸡内金12g，大便1次，成形。全身皮损消退明显，留下白色印记，上身胁肋部、双肘关节处皮损消退较慢，下肢皮温恢复正常，色红减轻，新皮肤逐渐增多，颜色变淡，基本不痒，无抓挠，基本未出汗。

【红外热成像检查】小腹部能量值较高；胸部臀部能量值较低。皮肤能量分布均匀性系数：51.29，较前明显升高；皮肤能量分布均值：33.53。整体看躯干能量值过高，下肢能量低，建议胸部控汗，下半身双膝重点加温。双侧扁桃体Ⅰ度肿大，血丝减少，充血减轻，左侧扁桃体脓点消退，咽部淡红，咽后壁减少。

【治疗方案】给予四逆汤加黄连6g加鸡内金12g继服，并给附子30g，遵医嘱加量，早晚饭前服。继续关注患儿病情变化。

2016-08-09

患儿精神、食欲，睡眠可，昨日服用四逆汤加黄连6g、鸡内金12g、附子60g，大便1次，成形。全身皮损消退明显，上身胁肋部、双肘关节处皮损逐渐消退，下肢皮温恢复正常，色淡红，新皮肤逐渐增多，有少量抓痕，昨日晒太阳时微汗。脉右关细弦，手凉，舌苔薄，舌下淡略凝。

【红外热成像检查】小腹部能量值较高；双膝臂部能量值较低，皮肤能量分布均匀性系数：42.59，较前明显升高；皮肤能量分布均匀值：33.31。

【治疗方案】给予四逆汤加黄连6g加鸡内金12g加附子90g（另开），遵医嘱加量。并给予四逆汤加露蜂房30g，5剂，水煎外洗。继续关注患儿病情变化，加量过程中如有不适，及时调整药物用量。

【评】外用药在不断地变化，变到四逆汤外洗，从而实现了寒温的大逆转。经方一般是用来口服的，但是我们科却经常用来外洗，如麻黄汤外洗方，桂枝茯苓外洗方，四逆汤外洗方等等。外治之理与内治之理，同也不

同，我们将不断地探索。（张英栋）

2016-08-11

患儿精神、食欲、睡眠可，昨日晨起未服药，大便1次，成形，晚上服用四逆汤加黄连6g加鸡内金12g加附子120g（半剂）。全身皮损较前变化不明显，基本未出汗，近日不痒，无其他特殊不适。双侧扁桃体Ⅰ度肿大，血丝减少，充血减轻，左侧扁桃体脓点消退，咽部淡红，咽后壁减少。脉右关细弦滑，手偏凉，左关细弦。舌苔薄，舌下淡。

【血细胞分析】白细胞 $6.37×10^9$/L，红细胞 $5.78×10^{12}$/L，血红蛋白 167.00g/L，血小板 $230×10^9$/L，淋巴细胞 $1.63×10^9$/L，单核细胞数目 $0.31×10^9$/L，中性粒细胞数目 $4.06×10^9$/L，基本正常。

【肝肾功能】血清丙氨酸氨基转移酶 6.8U/L，血清总蛋白测定 73.4g/L，人血白蛋白测定 50.1g/L，血清总胆红素测定 19.3umol/L，血清直接胆红素测定 7.8umol/L，血清间接胆红素测定 11.50umol/L，尿素测定 4.74mmol/L，肌酐测定 87.2umol/L，尿酸测定 390.9umol/L，β2微球蛋白测定 1.84mg/L，血清胱抑素C测定 0.99mg/L，大致正常。

【治疗方案】治疗不变，给予四逆汤加黄连6g加鸡内金12g加附子180g（另开），遵医嘱加量，早晚饭前服。继续关注患儿病情变化，加量过程中如有不适，及时调整药物用量。

2016-08-13

患儿精神、食欲、睡眠可，昨日大便 1 次，成形，服用四逆汤加黄连 6g 加鸡内金 12g 加附子 240g，身体无特殊不适，皮损逐渐消退，基本未出汗，治疗时背部微汗，不痒，无抓痕。双侧扁桃体 I 度肿大，血丝明显减少，充血减轻，咽部淡红，咽后壁滤泡基本消退。脉左关缓，右关细弦，舌苔薄，舌下淡。

【红外热成像检查】小腹部能量值较高；双膝臀部能量值较低。皮肤能量分布均匀性系数：52.57，较前明显升高；皮肤能量分布均值：33.28。整体看躯干能量值过高，下肢能量低，建议下半身双膝重点加温。

【治疗方案】

①给予理中汤用炒白术：

炒白术 30g　党参 30g　甘草 30g　干姜 30g

3 剂，日 1 剂，水冲 100ml，早晚饭前服。

②给予润燥止痒外洗方：

首乌藤 150g　甘草 100g　生地 50g　生艾叶 60g

当归 60g　黄精 60g　侧柏叶 30g　杏仁 10g

白芨 2g

3 剂，日 1 剂，水煎外洗。

继续关注患儿大便情况。

【评】患者手凉好转，咽部逐渐变红，皮肤能量监测均匀系数逐渐上升，肝功指标有上升趋势，中病即止，附子，240 克，刹车！　（张英栋）

2016-08-16

患儿精神、食欲、睡眠可，昨日大便 1 次，成形，全身皮损基本消退，下肢温热，色淡红。基本未出汗，治疗时时有背部微汗，不痒，无抓痕，无其他特殊不适。

双侧扁桃体较前缩小，血丝明显减少，咽部淡红，咽后壁滤泡基本消退。舌苔薄，舌下淡。

【血细胞分析】白细胞 6.64×10⁹/L，中性粒细胞数目 4.22×10⁹/L，淋巴细胞 1.78×10⁹/L，红细胞 5.41×10¹²/L，血红蛋白 158.00g/L，血小板 199.00×10⁹/L，基本正常。

【肝肾功能】血清丙氨酸氨基转移酶 4.3U/L，血清总蛋白测定 67.4g/L，人血白蛋白测定 47.1 g/L，血清总胆红素测定 13.0umol/L，血清直接胆红素测定 4.8umol/L，血清间接胆红素测定 8.20umol/L，尿素测定 5.02mmol/L，肌酐测定 78.6umol/L，尿酸测定 381.9umol/L，β2 微球蛋白测定 1.74mg/L，血清胱抑素 C 测定 0.96mg/L，大致正常。C 反应蛋白测定 0.1mg/L，正常。

【血流变】全血黏度（高切）2003.67mpa.s，全血黏度（中切）1003.99mpa.s，全血黏度（中切）504.46mpa.s，血浆黏度 1.44mpa.s，红细胞沉降率 2.00mm/h，血细胞压积 0.50L/L，血沉方程 K 值 10.35，红细胞变形指数 TK0.62，全血高切相对指数 2.55，全血低切相对指数 14.01，大致正常。

【红外热成像检查】小腹部能量值较高；双膝臀部能量值较低。皮肤能量分布均匀性系数：38.89，较前明显升高：皮肤能量分布均值：32.30。整体看躯干能量值过高，下肢能量低，建议下半身双膝重点加温。

【治疗方案】给予理中汤用炒白术，日 1 剂早晚饭前服；在保证大便正常的情况下，给予四逆汤，日 1 剂，早晚饭后服。

患儿病情好转，今日出院。

附图：

皮肤影像动态监测入院前后对比图

2016 年 7 月 23 日

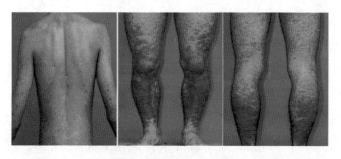

门诊治疗后背部皮损部分消退，留下白色痕迹。

2016 年 7 月 29 日

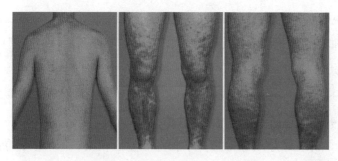

2016 年 8 月 11 日

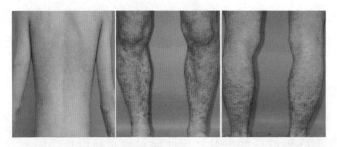

2016 年 8 月 16 日

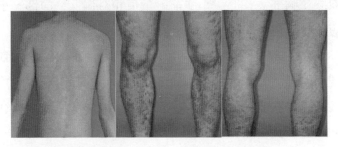

皮肤能量均衡动态监测入院前后对比图

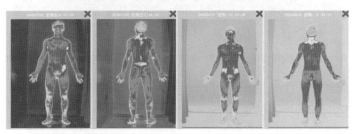

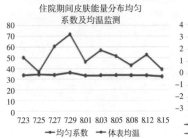

住院期间皮肤能量分布均匀
系数及均温监测

→ 均匀系数　→ 体表均温

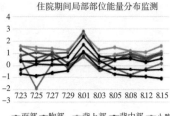

住院期间局部部位能量分布监测

→ 面部　→ 胸部　→ 背上部　→ 背中部　→ 小腹
→ 臀部　→ 大腿区　→ 双膝　→ 小腿前

住院期间能量监测结果提示：7 月 22 日皮肤能量分布均匀性系数：49.95；皮肤能量分布均值：33.47。局部部位能量分布监测结果显示双膝、小腿前能量值偏低。整体看躯干能量值过高，下肢能量低，建议背上部控汗，下半身双膝重点加温。

7.23–7.29 监测结果提示：皮肤能量分布均匀性系数自 7.25 以后持续上升；皮肤能量分布均值平稳略上升。双膝、胸部、臀部、小腿前能量值相对偏低，面部、小腹能量值相对偏高。臀部能量值 7.25 最低。

7.23–8.8 监测结果提示：皮肤能量分布均匀性系数波动明显，7.25–7.29 持续走高后下降略回升，8.3 开始下降，皮肤能量分布均匀值较平稳。局部部位能量值在 8.1 均呈现较高值状态，其他时间较平稳，小腹能量值一直偏高。皮肤能量分布均匀性系数一直处于波动状态，分别在 7.29/8.3/8.12 达到高峰，均温较平稳。

出院时与入院时监测数据相比较，均匀系数有所上升，体表均温相对稳定。局部部位能量监测在 8.1 日达到最高峰，小腹能量值过高，膝关节、小腿前能量值过低，是出院后控温的重点。

咽部、舌象影像动态监测入院前后对比图

2016 年 7 月 25 日

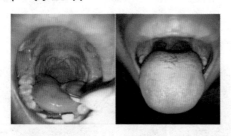

双侧扁桃体Ⅰ度肿大，血丝明显，左侧扁桃体散在 2 个脓点，色暗红，咽后壁散在滤泡。舌根腻，舌苔偏厚，舌下淡。（服药后舌象）

2016 年 7 月 29 日

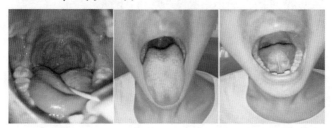

双侧扁桃体Ⅰ度肿大，血丝明显，左侧扁桃体脓点逐渐消退，暗红较前减轻，咽后壁滤泡逐渐融合，颜色变淡。舌苔薄腻，舌尖微红，舌下红。

2016 年 8 月 10 日

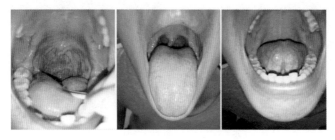

双侧扁桃体Ⅰ度肿大，血丝减少，充血减轻，左侧扁桃体脓点消退，咽部淡红，咽后壁减少。舌苔薄，舌下淡。

2016 年 8 月 15 日

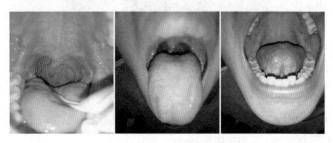

双侧扁桃体较前缩小，血丝明显减少，咽部淡红，咽后壁滤泡基本消退。舌苔薄，舌下淡。

双侧扁桃体较前缩小，血丝明显减少，咽部淡红，咽后壁滤泡基本消退。

八、治一病去多恙 lc

　　患者平素大便偏稀，易患口腔溃疡，晨起干呕，腹胀，痛经，有血块，睡眠差，平素怕冷，上身可微微出汗，下肢不易出汗，皮损较厚，分布散在，颜色暗红……问题比较多，在治疗时需要逐一攻克。开始先给予小柴胡汤合四甲散治疗，咽充血好转。继而给予小柴胡汤合封髓丹治疗，睡眠较前好转，前胸、背部出汗较前减少，大腿出汗增多。针对干呕，使用吴茱萸汤，服药后患者晨起干呕消失。针对大便偏稀、不成形，晨起疲劳感，给予饭前暖肝煎，饭后补中益气汤治疗，2剂后大便正常，疲劳感减轻。梦魇较多，给予疏肝活络饮加合欢花治疗，睡眠稍有改善。痛经明显，住院期间正值经期，小腹隐痛，有血块，色深红，给予饭前暖肝煎加元胡，饭后小柴胡汤治疗，腹部逐渐变热，腹痛好转。出院前患者又出现入睡困难，夜间烦躁，晨起精神稍差，给予饭前血府逐瘀汤，饭后温胆汤。

　　患者症状较多，面对这种繁杂的情况，治疗时一定要先抓主症，确定先解决什么问题，再解决什么问题，不能同时解决，不然思路就乱了，用药组方也会跟着乱。分析现阶段的主要问题和要抓的主症，会使思路变得清晰，目标变得明确，避免混乱。事实也证明，这种治疗思路是正确的，患者经过这次的住院治疗，全身上上下下、大大小小的问题都得到了解决，身体的问题变得越来越少，人变得越来越健康，皮损能不减轻吗？（单增天）

损能不减轻吗？ 身体的问题变得越来越少，人变得越来越健康，皮

2016-07-25

【病情简介】患者，女，18 岁，主因"全身散在斑丘疹伴鳞屑、瘙痒 10 月余"入院。患者于 2015 年 9 月头部出现斑丘疹，面部、肘尖、下肢陆续出现，就诊于xx市中医院，确诊为"银屑病"，给予口服"银屑灵膏"，外用"尤卓尔""复方醋酸氟轻松酊"治疗，效果不佳，遂就诊于我科门诊，以"寻常型银屑病"收住入院。患者 12 年未有过发热，平素怕冷，大便时有稀溏。

【刻下症】精神可，睡眠差，饮食正常，大便 1 次/日，时稀时软，腹胀，早晨干呕，月经前腹痛。躯干部易出汗，下肢不易出汗。

【查体】咽充血，双侧扁桃体 I 度肿大，咽部红，咽后壁散在滤泡。舌苔薄，舌下淡凝，左关弦，右关滑。全身散在斑丘疹，上布白色鳞屑，主要集中在头面部，躯干及四肢皮损较少，色暗红，Auspitz 征阳性，伴瘙痒，无抓痕。

【据患者病情及体征诊断明确】中医诊断：白疕（寒湿瘀滞证）；西医诊断：寻常型银屑病。

2016-07-26

入院后完善相关检查。

【治疗方案】给予中医中药治疗；给予 TDP 照射 Qd 以温经通络止痛；给予提针点穴及艾条灸法，温散寒气，活血行气，温通经络。

①给予小柴胡汤合四甲散：

柴胡 48g　党参 18g　姜半夏 15g　黄芩 18g

生姜 18g　大枣 20g　甘草 18g　炮山甲 5g

鳖甲 5g　鸡内金 5g　龟板 5g

3 剂，日 1 剂，水冲 100ml，早晚分服。

②给予桂枝茯苓外洗方：

生地 30g　牡丹皮 12g　桂枝 90g　桃仁 12g

甘草 30g　赤芍 12g

5 剂，日 1 剂，水煎外洗。

2016-07-27

患者精神可，睡眠差，饮食正常，大便稀，不成形，小便正常，早晨干呕 1 次，腹胀较前减轻，矢气增多。背部大腿出汗较前增多，小腿不易出汗，全身皮损无明显变化。左关细弦缓，右关弦滑，舌苔薄白腻，舌下玫红。

【血细胞分析】无明显异常。

【便常规】黄褐色糊便，隐血试验阳性；尿常规无明显异常。

【血流变】全血黏度（低切）59.11 mpa.s，全血黏度（低切）120.22mpa.s，余无明显异常。

【肝肾功能】血清丙氨酸氨基转移酶 3.1 U/L，无明显异常。

【自身抗体十三项检查】无明显异常。

【抗链 O、类风湿因子测定】无明显异常；C 反应蛋白测定 0.4mg/L，正常。

【心电图回报】窦性心律；电轴不偏。

【胸片回报】心肺膈未见明显异常征象；双肺纹理增粗。

【腹部彩超回报】肝胆胰脾双肾超声未见异常。继续目前治疗，嘱其控制出汗。

2016-07-28

患者大便1次，较前稀，晨起干呕较前减轻，矢气较前增多，睡眠较前好转，前胸、后背出汗较前减少，大腿出汗较前增加，全身皮损无明显变化。咽充血，双侧扁桃体Ⅰ度肿大，咽部红，咽后壁散在滤泡。脉左关细弦缓，右关弦滑，舌苔薄白腻，舌下玫红，瘀络明显。

自身抗体十三项未见异常。

【治疗方案】

①给予中药小柴胡汤合四甲散合封髓丹：

柴胡48g　党参18g　姜半夏15g　黄芩18g

生姜18g　大枣20g　甘草18g　炮山甲5g

鳖甲5g　鸡内金5g　龟板5g　黄柏15g

砂仁9g　甘草6g

2剂，日1剂，水冲100ml，早晚分服。

②给予桃桂承气汤，备用，大便干时用。

③给予穴位贴敷：

附子30g　白芥子30g　木香30g　怀牛膝30g

南五味子30g　肉桂30g　砂仁30g　吴茱萸30g

细辛30g　延胡索30g

5 剂，研末，适量，穴位贴敷用。

具体穴位如下：

阴陵泉（双）、丰隆（双）、肾俞（双）、神阙、下脘、涌泉（双），每日穴位据患者病情变化更换。

嘱其控制出汗，余治疗不变。

2016-07-30

患者大便 2 次，稀，不成形，晨起干呕、腹胀、矢气较前减少，睡眠差，前胸后背出汗较前增多，小腿可微微出汗。脉左关浮弦缓，右关弦滑，舌苔厚，舌尖红，舌下淡玫红凝。

【红外热成像检查】面部能量值较高；臀部、双膝能量值较低。皮肤能量分布均匀性系数：36.09；皮肤能量分布均值：33.16。

【治疗方案】给予吴茱萸汤以温中止呕：

吴茱萸 18g　生姜 12g　人参 15g　大枣 15g

2 剂，日 1 剂，水冲 100ml，早晚饭前服用。

嘱其观察服药后的感觉，余治疗不变。

2016-08-01

患者大便 1 次，不成形，晨起干呕、腹胀较前变化不明显，矢气较前减少，前胸后背出汗较前减少，小腿可微微出汗。脉左关浮缓，右关滑，舌苔厚，舌尖红，舌下淡玫红略凝。

【红外热成像检查】面部能量值较高；臀部、双膝能量值较低。皮肤能量分布均匀性系数：45.91；皮肤能量分布均值：32.31。

【治疗方案】给予吴茱萸汤：

吴茱萸 36g　生姜 60g　沙参 30g　大枣 40g

2 剂，日 1 剂，水冲 100ml，早、中、晚饭前服用。

给予桂枝茯苓丸外洗方 4 剂，水煎外洗。

2016-08-04

患者大便 1 次，偏稀，不成形，晨起无干呕，饭后腹胀加重，矢气较前增多，睡眠佳，精神较前好转，前胸后背出汗可控，小腿可微微出汗，服药后感觉胃中辛辣，其余无不适。脉左关细弦滑有力，右关细弦，舌尖红，舌苔薄白腻，舌下淡。

【红外热成像检查】面部能量值较高；双膝能量值较低。皮肤能量分布均匀性系数：40.98；皮肤能量分布均值：32.21。

【治疗方案】

①给予暖肝煎：

小茴香 12g　当归 12g　乌药 12g　降香 12g

茯苓 12g　枸杞子 12g　肉桂 12g　生姜 12g

2 剂，日 1 剂，水冲 100ml，早晚饭前服。

②给予补中益气汤：

太子参 6g　甘草 6g　当归 6g　生白术 6g　陈皮 15g

黄芪 15g　升麻 3g　柴胡 3g

2 剂，日 1 剂，水冲 100ml，早晚饭后服。

晨起无干呕。

给予四逆汤外洗方 5 剂，水煎外洗。余治疗不变，嘱其继续控汗。

2016-08-06

患者大便 1 次，干，成形，晨起无干呕，腹胀较前减轻，矢气 10 次，睡眠佳，精神较前好转，出汗较前无明显变化汗。皮损逐渐变淡。脉左关细弦，右关细弦滑，舌尖红，舌下红。

【红外热成像检查】面部能量值较高；双膝能量值较低。皮肤能量分布均匀性系数：28.74；皮肤能量分布均值：31.50。

【治疗方案】给予暖肝煎早晚饭前服，补中益气汤早晚饭后服。

今日出院。

皮肤影像动态观测入院前后对比图

2016 年 7 月 29 日

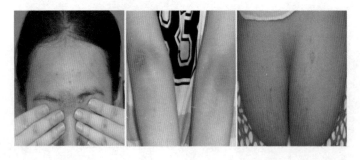

2016 年 8 月 18 日

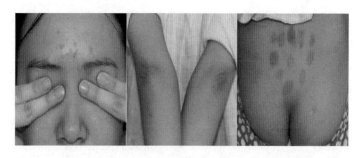

皮肤能量分布动态监测入院前后对比图

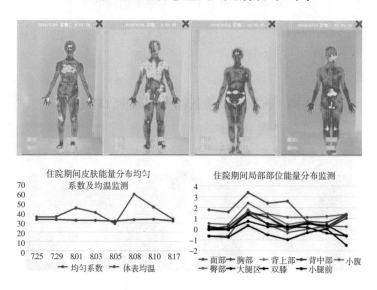

住院期间监测结果提示：7 月 26 日入院时结果提示：皮肤能量分布均匀系数 36.09，皮肤能量平均值 33.16。局部部位能量分布结果提示臀部、双膝大腿区、背上部背中部、胸部能量值过低；面部能量值过高，整体性分布不均匀。

7.25–8.1 监测结果提示：皮肤能量分布均匀性系数上升趋势，皮肤能量分布均值略下降。局部部位能量值均呈上升趋势，其中面部能量值过高小腿前膝关节过低。

8.1–8.10 监测结果提示：皮肤能量分布均匀性系数自 7.29 上升后 8.1 开始下降 8.5 达到最低值后回升，出院时均匀系数高于入院时状态；皮肤能量分布均值自 8.5 开始略上升。面部能量值下降，膝关节能量值上升。

皮肤能量分布均匀性系数自 8.8 达到最高值，均值相对平稳。面部、小腿前膝关节能量值降低；臀部、小腹、胸部能量值上升状态。小腿前、膝关节是出院后自我健康管理的保温重点。

咽部、舌象影像动态监测入院前后对比图
2016 年 7 月 28 日

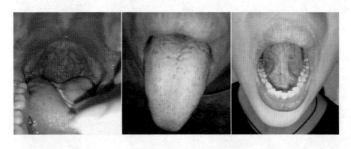

咽部充血，双侧扁桃体Ⅰ度肿大，咽部红，咽后壁散在滤泡。舌苔薄白腻，舌下玫红，瘀络明显。

小腿前、膝关节是出院后自我健康管理的保温重点。

2016 年 8 月 10 日

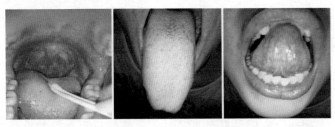

咽部充血减轻，双侧扁桃体Ⅰ度肿大，咽部淡红，咽后壁散在滤泡逐渐缩小，变平。舌苔薄腻，舌下玫红，瘀络减轻。

2016 年 8 月 12 日

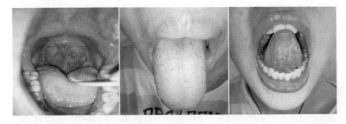

咽部充血减轻，双侧扁桃体Ⅰ度肿大，咽部淡红，咽后壁散在滤泡逐渐缩小消退。

2016 年 8 月 17 日

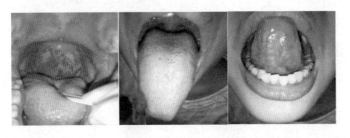

咽部无充血，双侧扁桃体Ⅰ度肿大，咽部淡红，咽后壁散在滤泡大部分消退。舌下瘀络基本消退。

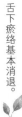

舌下瘀络基本消退。

九、低热反复，咽部活跃 wbv

wbv 的病情很符合我们对人体健康四道屏障的设想。

患者皮损局限在头面部与腋下，扁桃体肿大，咽部充血；每天下午低烧，不超过 37.2℃，第二天早晨烧退。家长也反映孩子以前很容易扁桃体发炎，一发炎就往往伴有发热。伴随着低热反复，患者咽部一直处于活跃状态，咽部颜色不断变化，脓点时隐时现，咽后壁滤泡逐渐消退。从咽部及舌象可以发现患者出院时咽部郁热减轻明显，而且治愈了长年存在的剥苔，全身皮损逐渐变淡、消退。

治疗上一直围绕人体健康四道屏障来进行。发热及扁桃体活跃，反映了第二道屏障活跃，是我们想要的。但是无规律的发热、扁桃体的活跃，消耗人体能量，不利于治疗，是我们不想要的。我们要纠正这种偏态，让发热和咽部活跃可控，达到第二道屏障的重建，以此来减轻以银屑病为主要表现的第三道屏障的压力，重新塑建人的整个免疫防御系统。这就是我们整体的治疗思路。（张瑞）

人体健康四道屏障。

2016-07-25

【病情简介】患者，女，20岁，主因"头面部散在斑丘疹、鳞屑伴瘙痒8年"入院。患者2006年无明显诱因发烧，伴有扁桃体肿大，最高温度达39.5℃，行针剂头孢类药物及口服阿莫西林等烧退，之后头部出现点滴状斑丘疹，伴有鳞屑，瘙痒较轻。于当地医院诊断为"脂溢性皮炎"，外用膏剂不详，头部斑丘疹增多。2010年于北京市××院诊断为"银屑病"，外用"达利士"，口服"湿毒丸"等疗效不明显。2012年因"水痘"全身皮损爆发，伴有鳞屑。于××医科大学附属第一医院外用"适今可"及针剂"复方甘草酸酐"10天，症状无明显变化，后自行停药，全身皮损逐渐消退，仅余头面部散在分布。现为求进一步诊治来我科门诊，门诊以"寻常型银屑病"收入院。

【刻下症】精神、饮食、睡眠正常；每食凉及油腻之物后易腹泻，小便正常。前胸、背部、腋窝及上肢容易汗出，下肢汗出较少。

【查体】咽充血，色深红，双侧扁桃体Ⅱ度肿大，各有一白色脓点，咽后壁滤泡连接成片。脉左关缓滑，右关细弦。舌淡，苔白腻，舌上剥苔明显（长年），舌下淡。头部及面部散在绿豆大小斑丘疹，颜色淡红，伴有鳞屑，瘙痒较轻，其余少量散在分布于上肢部位，Auspitz征阳性，可见束状发。

【据患者病情及体征诊断明确】中医诊断：白疕（寒湿瘀滞证）；西医诊断：寻常型银屑病。

2016-07-26

入院后完善相关检查。

【治疗方案】给予中医中药治疗；给予 TDP 照射 Qd 以温经通络止痛；给予提针点穴及艾条灸法，温散寒气，活血行气，温通经络，回阳固脱，拔毒邪热。

①给予四甲散加量：

炮山甲 5g　鳖甲 5g　鸡内金 5g　龟板 5g

6 剂，从 1 剂始，每日增服 1 剂，水冲 100ml，早晚分服。

②给予四逆汤：

附子 30g　干姜 30g　甘草 30g

3 剂，日 1 剂，水冲 100ml，早晚分服。

③给予小柴胡汤：

柴胡 48g　党参 18g　姜半夏 15g　黄芩 18g

生姜 18g　大枣 20g　甘草 18g

3 剂，日一剂，水冲 100ml，早晚分服。

2016-07-27

患者无明显原因夜间低烧，最高温度为 37℃，晨起烧退。精神、饮食、睡眠、小便正常，大便 2 日未行。自觉夜间空气闷热潮湿，背部、前胸、腋窝及腘窝处汗出较多。头面部皮损无明显变化，未有新发皮损。咽充血，色深红，双侧扁桃体Ⅱ度肿大，脓点尚在，咽后壁滤泡连接成片。

【血细胞分析】血小板压积 0.32 %，平均血小板体积 11.80 fL，淋巴细胞百分比 53.90%，中性粒细胞百分比 38.90 %，无明显异常。

便常规、尿常规无明显异常。

【血流变】全血黏度（低切）5 8.91 mpa.s，全血黏度（低切）1 19.59 mpa.s，余无明显异常。

【肝肾功能】血清丙氨酸氨基转移酶 4.9 U/L，无明显异常；C 反应蛋白测定 1.4mg/L。

【心电图回报】窦性心律；电轴不偏。

【胸片回报】双肺纹理增粗。

【腹部彩超回报】肝胆胰脾双肾超声未见异常。

【治疗方案】给予穴位贴敷治疗，提升阳气，疏通经络，祛风止痒，每日穴位据患者病情变化更换。给予红外热像检查，动态观测患者全身能量分布状况。嘱其加强控汗。

2016-07-28

患者近几日无明显原因夜间低烧，最高温度为 37℃，晨起烧退。精神、饮食、睡眠、小便正常，大便 1 次，量少偏黏腻。自觉天气较热，全身汗出较多。头面部皮损无明显变化，未有新发皮损。脉左关细弦，右关缓滑，苔根薄腻，舌下淡。

【自身抗体十三项检查】阴性。

【红外热成像检查】面部能量值较高；大腿、双膝能量值较低。皮肤能置分布均匀性系数：30.47；皮肤能量分布均值：32.88。

【治疗方案】中药不变，给予四甲散早晚分服，加量服用，从 3.5 剂始，每日增服 1 剂。给予小柴胡汤合四逆汤 4 剂口服。服药期间密切观察患者变化，如有不适，立即停药。

2016-07-29

患者精神、饮食、睡眠正常，大便一次，偏稀不成形。全身汗出减轻。昨夜咽部疼痛，今晨减轻。头面部皮损无明显变化，未有新发皮损。其余无不适。咽充血，色深红较前略减轻，双侧扁桃体Ⅱ度肿大，右侧脓点增大，咽后壁滤泡连接成片。脉左关弦滑，右关细弦，舌苔腻，苔根剥苔，舌下微红。

【治疗方案】给予四逆汤 5 剂，外洗，以温化寒湿，润肤止痒。

2016-07-30

患者近日无低烧。精神、饮食、睡眠、小便正常，大便未行。全身汗出减轻。头面部皮损无明显变化，未有新发皮损。其余无不适。脉左关弦滑，右关细弦，舌苔腻，苔根薄苔，舌下微红。

【红外热成像检查】面部能量值较高；大腿、双膝能量值较低。皮肤能量分布均匀性系数：32.74；皮肤能量分布均值：32.59。

【治疗方案】

①给予四甲散以活血散瘀加量服用，从 5 剂始，每

日增服 1 剂。

　　炮山甲 5g　　鳖甲 5g　　鸡内金 5g　　龟板 5g

　　16 剂，日 1 剂，水冲 100ml，早晚分服。

　　方中炮山甲、鳖甲软坚散结，活血消瘀；鸡内金消食导滞化积；龟板、鳖甲滋阴潜阳。

　　②给予中药桃桂承气汤以润肠通便。

　　桂枝 9g　　玄明粉 3g　　大黄 3g　　甘草 6g　　桃仁 9g

　　5 剂，备用，大便干时用。

　　余治疗不变，完善相关检查，嘱其加强控汗。

2016-08-02

　　患者精神、饮食、睡眠、小便正常，服上药后大便偏稀，便前腹痛，去后痛减。全身汗出减轻。头面部皮损开始脱屑，四肢散在少量新发皮损。其余无不适。脉左关弦滑，右关细弦，舌苔腻，苔根薄苔，舌下红。

　　【红外热成像检查】面部能量值较高；大腿、双膝能量值较低。皮肤能量分布均匀性系数：39.11；皮肤能量分布均值：32.54。

　　【治疗方案】给予四甲散继续加量。并给予理中汤用生白术温中散寒，益气健脾燥湿。

　　生白术 30g　　沙参 30g　　甘草 30g　　干姜 30g

　　2 剂，日 1 剂，水冲 100ml，早晚分服。

　　继续关注患者大便情况，控制饮食，其余治疗不变。

2016-08-04

患者精神、饮食、睡眠、小便正常，服上药后大便偏稀，便前腹痛，去后痛减。手心汗出较多，头面部皮损开始脱屑，面部皮肤发干，四肢散在少量新发皮损。其余无不适。咽充血，色淡红，双侧扁桃体Ⅱ度肿大，脓点基本消退，咽后壁滤泡连接成片，颜色变淡。脉左关弦滑，右关细弦，舌苔腻，苔根薄苔，舌尖红，舌上剥苔。

【红外热成像检查】面部能量值较高；大腿、双膝能量值较低。皮肤能量分布均匀性系数：45.09；皮肤能量分布均值：33.16。

【治疗方案】给予四甲散继续加量。给予理中汤用沙参，生白术60g（单开），逐渐加量，每次增服一包，以温中散寒，益气健脾燥湿。继续给予四逆汤外洗。

2016-08-07

患者精神、饮食、睡眠、小便正常，服上生白术加量后大便仍偏稀，便前腹痛，去后痛减。全身汗出减轻，手心汗出仍多。头面部皮损脱屑较多，面部皮肤发干，四肢散在少量新发皮损。其余无不适。脉左关弦滑，右关细弦，舌苔腻，苔根薄苔，舌尖红。

【血细胞分析】血小板压积0.30%，平均血小板体积11.50fL，无明显异常。

【肝肾功能】血清丙氨酸氨基转移酶1.9U/L，钾测定3.01mmol/L，无明显异常。

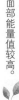

【红外热成像检查】面部能量值较高；大腿、双膝能量值较低。皮肤能量分布均匀性系数：41.95；皮肤能量分布均值：32.66。

【治疗方案】继续调配服用生白术，余治疗不变。

2016-08-09

患者昨夜低烧，最离37℃，晨起烧退。精神、饮食、睡眠、小便正常，服生白术加量后大便偏稀，便前小腹痛，去后痛减。全身汗出减轻。头面部皮损脱屑较多，面部皮肤发干，四肢散在少量新发皮损。其余无不适。咽充血，色红，双侧扁桃体较前缩小，脓点消退，咽后壁滤泡变平、减少，颜色较前变红。脉左关细弦滑，右关细缓弱，舌苔薄腻，剥苔减轻，舌下暗红。

【红外热成像检查】面部能量值较高；小腿、双膝能量值较低。皮肤能量分布均匀性系数：53.90；皮肤能量分布均值：33.24。

【治疗方案】给予水逍遥以疏肝和络，调和肝脾。

乌梅6g 生姜9g 甘草9g 薄荷2g 生白术12g

茯苓12g 当归12g 赤芍12g 沙参30g

2剂，日1剂，水冲100ml，早晚分服。

余治疗不变，完善相关检查。

2016-08-11

患者精神、饮食、睡眠、小便正常，大便偏黏，便前小腹痛，去后痛减。全身汗出减少。头面部皮损脱屑较多，面部皮肤发干，四肢散在少量新发皮损。其余无不适。咽充血，色鲜红，双侧扁桃体较前缩小，有脓点，咽后壁滤泡变平、减少，色鲜红。舌苔薄，剥苔消失，舌下淡。脉左关细弦滑，右关细缓弱。

【红外热成像检查】面部能量值较高；小腿、双膝能量值较低。皮肤能量分布均匀性系数：64.50；皮肤能量分布均值：33.85。

【妇科彩超示】子宫内膜增厚，多囊卵巢可能。

【治疗方案】给予养津通阳方以益气养阴，温阳散结。

沙参 15g　淫羊藿 30g　旱莲草 30g　牡丹皮 9g

蝉蜕 6g　炮山甲 3g　鳖甲 5g　僵蚕 6g　鸡内金 5g

仙茅 10g　麦门冬 15g　赤芍 9g　龟板 5g

女贞子 30g

2 剂，日 1 剂，水冲 100ml，早晚分服。

2016-08-13

患者精神、饮食、睡眠、小便正常，大便偏干，小腹偶有疼痛。全身汗出减轻。头面部皮损脱屑较多，面部皮肤发干，四肢散在少量新发皮损。脉左关细弦滑，右关细缓，舌苔薄腻，舌下淡略红，剥苔消失。

【红外热成像检查】面部能量值较高；小腿、双膝能量值较低。皮肤能量分布均匀性系数：52.96；皮肤能量分布均值：33.21。

【治疗方案】给予养津通阳方 3 剂继服。

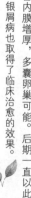

疗重点，银屑病也取得了临床治愈的效果。后期一直以此为治子宫内膜增厚，多囊卵巢可能。

2016-08-16

患者精神、饮食、睡眠、小便正常，大便 2 日未行，小腹偶有疼痛。全身汗出减轻。头面部皮损缓慢消退。其余无不适。咽无充血，色淡红，扁桃体Ⅰ度肿大，咽后壁滤泡变淡，部分消退。脉左关细缓，右关弦弱，舌苔薄，舌下淡，已无剥苔。

【血细胞分析】中性粒细胞百分比 38.40%，淋巴细胞百分比 53.90%，平均血小板体积 11.70fL，无明显异常。

【血流变】全血黏度（高切）200 3.13mpa.s，全血黏度（中切）100 3.39mpa.s，全血黏度（中切）50 3.77mpa.s，全血高切还原黏度 3.76mpa.s，全血高切相对指数 2.06，全血低切相对指数 10.61，余无明显异常。

【肝肾功能】血清丙氨酸氨基转移酶 4.0U/L，血清丙氨酸氨基转移酶 4.0U/L，C 反应蛋白测定 1.0mg/L，无明显异常。

【抗链 O、类风湿因子测定】无明显异常。

【红外热成像检查】面部能量值较高；小腿、双膝能量值较低。皮肤能量分布均匀性系数：39.59；皮肤能量分布均值：31.80。

【治疗方案】给予养津通阳方 10 剂继服。因患者大便频次较差，今日给予桃桂承气汤备用，大便干时用。

患者病情好转，今日出院。

儿童银屑病纯中医病房实录

附图:

皮肤影像动态观测入院前后对比图

2016 年 7 月 29 日

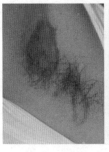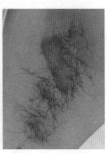

2016 年 8 月 5 日

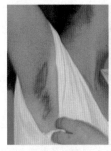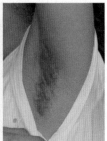

2016 年 8 月 11 日

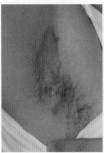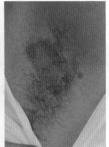

2016 年 8 月 16 日

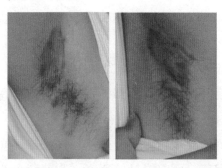

皮肤能量分布动态监测入院前后对比图

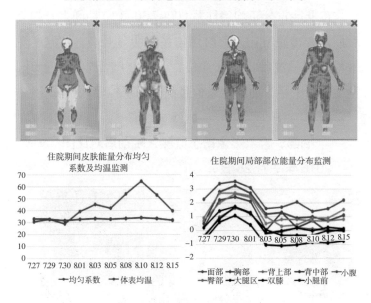

　　住院期间能量监测结果提示：7 月 27 日入院时红外结果提示：皮肤能量分布均匀性系数：30.47；皮肤能量分布均值：32.88。局部部位能量分布监测结果显示下肢双膝、臀部大腿区能量值相对低，面部能量值过高。

7.27–8.3 能量监测结果提示：皮肤能量分布均匀性系数在 7.30 略有下降后至 8.3 持续上升；皮肤能量分布均值平稳略有上升。

局部部位能量分布监测结果显示在 7.30 日能量值均达到高峰后开始回落，面部、胸部能量值过高，小腿前膝关节相对低。皮肤能量分布均匀性系数在 7.30–8.10 持续上升；均值稳步缓慢上升趋势；局部部位能量在 7.30 日后开始回落，面部能量值下降，胸部背上部上升，其他相对平稳。

皮肤能量分布均匀性系数在 7.30–8.10 期间上升趋势后回落，出院时比入院时均匀系数明显升高；均温相对平稳无明显波动；局部部位背上部、胸部能量值上升，其他相对平稳。面部能量值过高是需要控温的重点。

咽部、舌象影像动态监测入院前后对比图

2016 年 7 月 25 日

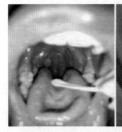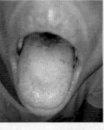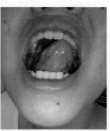

咽部充血，色深红，双侧扁桃体Ⅱ度肿大，各有一白色脓点，咽后壁滤泡连接成片。

2016 年 7 月 29 日

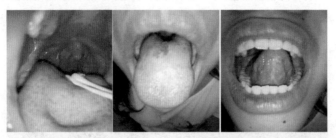

　　咽部充血，色深红较前略减轻，双侧扁桃体Ⅱ度肿大，右侧脓点增大，咽后壁滤泡连接成片。舌苔腻，苔根剥苔，舌下微红。

2016 年 8 月 3 日

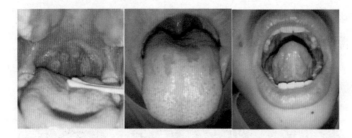

　　咽部无充血，色淡红，双侧扁桃体Ⅱ度肿大，脓点基本消退，咽后壁滤泡连接成片，颜色变淡。舌苔腻，苔根薄苔，舌尖红，舌上剥苔。

2016 年 8 月 8 日

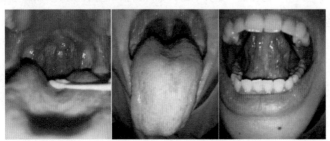

咽部充血，色红，双侧扁桃体较前缩小，脓点消退，咽后壁滤泡变平、减少，颜色较前变红。舌苔薄腻，剥苔减轻，舌下暗红。

2016 年 8 月 10 日

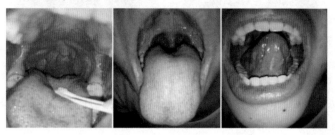

咽部充血，色鲜红，双侧扁桃体较前缩小，有脓点，咽后壁滤泡变平、减少，色鲜红。舌苔薄，剥苔消失，舌下淡。

2016 年 8 月 15 日

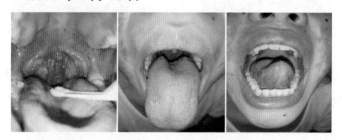

咽部无充血，色淡红，扁桃体Ⅰ度肿大，咽后壁滤泡变淡，部分消退。舌苔薄，舌下淡，已无剥苔。

已无剥苔。

十、阴证 dz

dz 来自内蒙古满洲里，说话大大咧咧，性格开朗，对疾病保持乐观的心态。病史较长，头面部和左小腿处有几片皮损，颜色淡，皮损较厚，质地密，不伴瘙痒，鳞屑也较少，自述咽中有痰。

患者给我们的感觉是皮损较少，病情不重，但事实恰恰相反，临床上我们是比较喜欢治疗阳证的，虽然皮损较多、较重，但身体正气相对比较足，正邪交争比较剧烈，治疗起来相对比较容易。反而皮损少、局限，属于阴证的，不好治，说明身体表达能力弱，不容易把"垃圾"排出来。患者属于典型的阴证，再加上其扁桃体摘除，治疗时间肯定比较长，而且效果也比较慢。

前期给予小青龙加石膏汤治疗，服用四剂后，去石膏用小青龙汤治疗，桂枝茯苓外洗方加露蜂房外洗。2周的治疗后，对广汗法有了更深层次的认识，患者咽充血好转，咽后壁滤泡消失，分泌物减少，咽部已无不适。虽然皮损较之其他患者变化较慢（这是由她的"阴证"的特性决定的），但较入院前左下肢及头面部皮损中空，变薄，变散。阴证是个持久战，需要坚持治疗，不可急于求成。（单增天）

虽然皮损较多、较重，但身体正气相对比较足，正邪交争比较剧烈，治疗起来相对比较容易。

2016-07-27

【病情简介】患者，女，16岁，主因"头面部散在斑丘疹伴鳞屑8年"入院。患者2008年右小腿出现钱币大小斑丘疹，数日后头面部出现散在斑丘疹，伴鳞屑及瘙痒，就诊于当地蒙医诊所，给予"蒙药"治疗后效果不佳；之后经人介绍就诊于当地中医诊所，给予口服中药治疗1年余，具体药物不详，皮损减轻；2012年就诊于哈尔滨市××诊所，口服其中药1年余，皮损有所减轻，半年后复发；2015年7月就诊于北京×××医院，确诊为"银屑病"，给予口服西药及外用激素类药物治疗，具体药物不详，效果不佳。遂就诊于我科门诊，为求近一步诊治，以"银屑病"收住入院。

【刻下症】精神可，睡眠佳，饮食正常，大小便正常；头面部、颈部及背部易出汗，四肢不易出汗。

【查体】扁桃体切除，上颚大量透明水泡，色暗淡，咽后壁滤泡连接成片，有少量分泌物。头面部散在斑丘疹，色暗淡，上布白色鳞屑，不伴瘙痒，Auspitz征阳性。左关细，右关弦滑，舌苔薄腻，舌下淡。

【据患者病情及体征诊断明确】中医诊断：白疕（寒湿瘀滞证）；西医诊断：寻常型银屑病。

2016-07-28

入院后完善相关检查。

【治疗方案】给予中医中药治疗；给予TDP照射Qd以温经通络止痛；给予提针点穴及艾条灸法Qd，温散寒气，活血行气，温通经络。咳痰，前胸、后背易出汗，四肢不易出汗，头面部及小腿部皮损淡红。扁桃体切除，上颚大量透明水泡，色暗淡，咽后壁滤泡连接成片，有少量分泌物。舌苔薄腻，舌下淡。

①给予小青龙加石膏汤以清解里热，温肺化饮。

赤芍 3g　生麻黄 3g　细辛 3g　桂枝 3g　五味子 3g

姜半夏 3g　甘草 3g　干姜 3g　石膏 24g

2 剂，日 1 剂，水冲 100ml，早饭后服。

②给予穴位贴敷以温经散寒，通络止痛，敛阴止汗。

南五味子 30g　五倍子 30g　怀牛膝 30g

吴茱萸 30g　延胡索 30g　木香 30g　砂仁 30g

肉桂 30g　公丁香 30g　附子 30g

5 剂，穴位贴敷用。

2016-07-29

患者精神可，睡眠佳，饮食正常，大小便正常。咽部痒，咳吐白痰。前胸后背出汗较前增多，四肢不出汗。头面部散在斑丘疹，色暗淡，上布白色鳞屑。

【血细胞分析】血小板压积 0.37%，余无明显异常。

【血流变】全血黏度（低切）58.83mpa.s，全血黏度（低切）120.12mpa.s，余无明显异常。

【肝肾功能】血清总蛋白测定 64.9g/L，血清总胆红素测定 4.7umol/L，余无明显异常。

【抗链 O、类风湿因子测定】无明显异常。

【血清六项】无明显异常。

【乙肝五项】乙型肝炎表面抗体测定 260.067mIU/ml，余无明显异常；C 反应蛋白测定 2.1mg/L。

【心电图回报】窦性心律（心动过缓）；电轴不偏。

【胸片回报】心肺膈未见明显异常征象。

【腹部彩超回报】肝胆胰脾双肾超声未见异常。

【红外热成像检查】面部、背中部能量值较高；臀部、双膝区能量值较低。皮肤能量分布均匀性系数：46.05；皮肤能量分布均值：32.92。

2016-07-30

患者精神可，睡眠佳，饮食正常，大小便正常，咽部痒减轻，咳吐白痰较前减少。前胸后背出汗较前减少，四肢不出汗。头面部散在斑丘疹，色暗淡，上布白色鳞屑。上颚大量透明水泡，色淡，咽后壁散在滤泡，有少量分泌物。脉左关弦缓，右关缓滑，舌苔薄，舌下红，舌尖红点。

【红外热成像检查】背上中部能量值较高；小腿前区能量值较低。皮肤能量分布均匀性系数：40.50；皮肤能量分布均值：32.09。

【治疗方案】给予小青龙加石膏汤 3 剂继服。

2016-08-01

患者大小便正常，咽部微痒，咳痰减少。前胸后背出汗较前增多，四肢不出汗。皮损无明显变化。脉左关细弦，右关缓滑，舌质胖，舌苔白，舌下略红，舌尖红点。

【红外热成像检查】面部能量值较高；臀部双膝能量值较低。皮肤能量分布均匀性系数：61.48；皮肤能量分布均值：32.43。

【治疗方案】给予桂枝茯苓外洗方加露蜂房 15g 水煎外洗，余治疗同前，嘱其控制出汗，观察病情变化。

2016-08-02

患者未大便，小便正常，咽部基本不痒，自觉咽部少量痰液，其余一般情况良好。前胸后背出汗较增多，四肢不出汗。头面部皮损逐渐变薄变淡。左关弦滑略迟，手心热，右关细弦，舌苔白，边有齿痕。

【治疗方案】予小青龙加石膏汤 3 剂，早晚分服。并给予桃桂承气汤 5 剂备用，嘱其控制出汗，余治疗不变。

2016-08-04

患者精神佳，睡眠可，饮食正常咽痒基本消失，无咳痰。前胸后背出汗较前减少，小腿可微微出汗。皮损变薄、变淡。大便 1 次，黏，偏稀，不成形。脉左关细滑，右关缓滑，舌苔薄，舌下略红郁。

【红外热成像检查】面部能量值较高；臀部双膝能量值较低。皮肤能量分布均匀性系数：53.20；皮肤能量分布均值：33.42。

尿常规、便常规无异常。

【治疗方案】予小青龙加减加鸡内金 12g 早晚分服。

外洗中药加露蜂房 30g。嘱其控制出汗，控制饮食。

2016-08-06

患者大小便正常，咽部已无不适，无咳痰。全身温热，前胸后背基本未出汗，小腿可微微出汗。下肢皮损变薄、变淡。扁桃体切除，上颚大量透明水泡，咽部逐渐变红，咽后壁滤泡连接成片。舌苔薄，舌质胖，舌下淡。

【红外热成像检查】背上部能量值较高；臀部双膝能量值较低。皮肤能量分布均匀性系数：45.50；皮肤能量分布均值：33.49。

【治疗方案】

①给予苓桂术甘汤加鸡内金 12g。

桂枝 60g　茯苓 60g　炒白术 30g　甘草 30g

鸡内金 12g

3 剂，日 1 剂，水冲 100ml，早午分服。

②给予桂枝茯苓外洗方加露蜂房 60g 水煎外洗，嘱其控制出汗，完善相关检查。

2016-08-09

患者一般情况良好，咽部无不适。全身基本未出汗，脚心微汗。头面部、下肢皮损颜色变淡、变薄，缩小。扁桃体切除，上颚透明水泡减少，色淡红，咽后壁滤泡减少，分泌物减少。舌苔薄，舌下淡、玫红略瘀。

【肝肾功能示】钾测定 3.43mmol/L，其余无明显异常。

前胸后背基本未出汗，小腿可微微出汗。

【血细胞分析】血小板压积 0.31%，其余无明显异常。

【红外热成像检查】面部、背上部能量值较高；臀部双膝、小腿前能量值较低。皮肤能量分布均匀性系数：45.08；皮肤能量分布均值：32.79。

【治疗方案】给予四君子汤以补脾益气。

党参 12g　茯苓 12g　炒白术 12g　甘草 12g

10 剂，日一剂，水冲 100ml，早晚分服。

今日出院。

附图：

皮肤影像动态监测入院前后对比图

2016 年 7 月 29 日

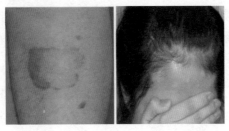

2016 年 8 月 8 日

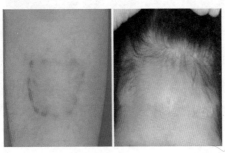

皮肤能量均衡动态监测入院前后对比图

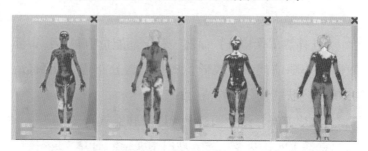

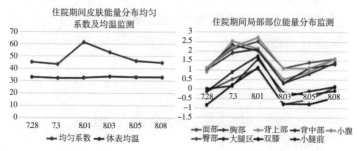

住院期间皮肤能量分布均匀系数及均温监测

住院期间局部部位能量分布监测

面部　胸部　背上部　背中部　小腹　臀部　大腿区　双膝　小腿前

均匀系数　体表均温

　　住院期间监测结果提示：7 月 28 日红外结果提示：皮肤能量分布均匀性系数：46.05；皮肤能量分布均值：32.92。局部部位能量监测结果显示双膝能量值最低；整体呈现上热下寒状态（上半身能量高下肢能量低）。

　　7.28–8.1 监测结果提示：皮肤能量分布均匀性系数上升；皮肤能量分布均值平稳。局部部位能量监测值均呈上升趋势。

　　皮肤能量分布均匀性系数在 7.30 开始上升后 8.1 达到高峰后开始下降平稳回落；皮肤能量分布均值平稳。局部部位能量在 8.1 达到高峰后开始下降后保持平稳，背上部能量值过高，臀部能量值过低。

咽部影像、舌象动态观测入院前后对比图

2016 年 7 月 28 日

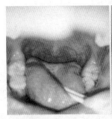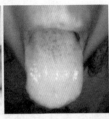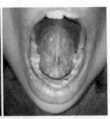

扁桃体切除，上颚大量透明水泡，色暗淡，咽后壁滤泡连接成片，有少量分泌物。舌苔薄腻，舌下淡。

2016 年 8 月 5 日

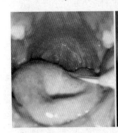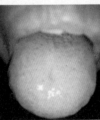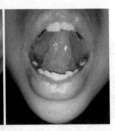

扁桃体切除，上颚大量透明水泡，咽部逐渐变红，咽后壁滤泡连接成片。舌苔薄，舌质胖，舌下淡。

2016 年 8 月 8 日

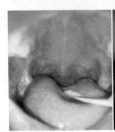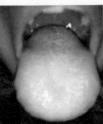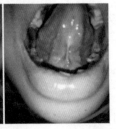

扁桃体切除，上颚透明水泡减少，色淡红，咽后壁滤泡减少，分泌物减少。舌苔薄，舌下淡、玫红略瘀。

十一、桂枝 1440 克 sj

一个 9 岁的孩子，水汪汪的大眼睛，忽闪忽闪的，特别有神。患病 5 个月，在爸爸的陪同下来到这里接受治疗。住院前爸爸买了张主任的书，认真地阅读，按照书上面的方法，进行尝试，孩子身上部分皮损消退。由于孩子是患病的主体，日常生活中有许多自己要懂，要注意的东西。孩子太小，有许多字不认识，自己不能独立看书，于是在闲暇时，爸爸就会耐心地给孩子讲书上的内容，一起学习。聪明的小患者就在一天天的熏陶中，学会了许多"广汗法"的知识。

入院考试的时候，我们要求大人和孩子都要懂，10 岁以上的孩子都要参加考试，孩子只有 9 岁，我问孩子看过书没？孩子回答说："爸爸每天读给我听。"我说："那你也考考吧，能写多少写多少，不会的让爸爸给你填上。"孩子用水汪汪的大眼睛看着我，说："医生，我不会写的字可以用拼音代替吗?。"多么认真懂事的小姑娘，我笑了笑，"可以"。

从皮损及体质上判断孩子是个纯阴证，所以在治疗时一直在给孩子"加温"，让她全身热起来。当时不懂主任为什么说孩子是纯阴证，因为观察孩子的咽部暗红，郁热明显，当时我觉得孩子应该是有热的，但是在用桂枝加附子汤和四甲散、桂枝逐渐加量的过程中，通过每天的咽部监测，发现大量温热的药物进去，孩子的咽部不仅没有变红，反而变得越来越淡了，当时觉得特别神奇，为什么会这样？于是我就迫不及待地拿着拍下的照片问主任，主任说："她本身是一个偏寒的体质，阻滞不通，日久导致热郁。用温热药通散，郁解了，热就散了，所以就会出现这种情况，咱们给她用热药，咽部颜色反而变得越来越淡了。"（郭冉冉）

大量温热的药物进去，孩子的咽部不仅没有变红，反而变得越来越淡了。

2016-07-29

【病情简介】患者，女，9岁，主因"全身散在斑丘疹伴鳞屑5月"入院。患儿5月前因"腹痛"输液、用药后出现头部、小腿部散在斑丘疹，绿豆大小，就诊于青岛"××医院"诊断"银屑病"，口服中成药及外用药不详，病情逐渐加重，为求进一步治疗就诊于我科门诊，以"寻常型银屑病"收入院。

【刻下症】精神、饮食、睡眠可，平素大便偏干，2-3天1行，小便正常。上身出汗偏多，背部尤甚，小腿出汗少。近日未发热。

【查体】咽充血，双侧扁桃体Ⅱ度肿大，色暗红，左侧扁桃体散在脓点，咽后壁滤泡连接成片。全身散在斑丘疹，上布白色鳞屑，色淡红，四肢皮损分布较多，Auspitz征阳性，时有瘙痒。

【据患者病情及体征诊断明确】中医诊断：白疕（寒湿瘀滞证）；西医诊断：寻常型银屑病。

2016-07-30

入院后完善相关检查。

【治疗方案】给予中医中药治疗；给予四肢TDP照射，以温经通络止痛；给予艾条灸，温散寒气，活血行气，温通经络，具体穴位如下：天枢（双）、足三里（双）、关元、气海、丰隆（双）、三阴交（双）。

给予穴位贴敷治疗，通络止汗，具体穴位如下：阴陵泉（双）、丰隆（双）、肾俞（双）、神阙、下脘、涌泉

（双），每日穴位据患者病情变化更换。

【红外热成像检查】背上部、中部能量值较高；双膝区能量值较低。皮肤能量分布均匀性系数：46.93；皮肤能量分布均值：32.21。建议局部汗出部位控汗，双膝及大腿区域加温。

患儿大便素干，给予桃桂承气汤 3 剂，早晚分服，润肠通便，根据大便情况调整用药。并给予四甲散 3 剂，早晚分服，软坚散结，活血消瘀。

2016-07-31

患儿精神、食欲可，昨日未大便，服药后大便 1 次，正常。背部出汗偏多，小腿微汗，皮损变化不明显。

【血细胞分析】白细胞 $7.04×10^9$/L，红细胞 $4.59×10^{12}$/L，血红蛋白 128.00g/L，血小板 $401.00×10^9$/L，偏高，淋巴细胞 $2.86×10^9$/L，中性粒细胞数目 $3.50×10^9$/L，暂时观察，择日复查。

【肝肾功能】血清丙氨酸氨基转移酶 3.6U/L，血清总蛋白测定 69.5g/L，人血白蛋白测定 46.3g/L，血清球蛋白测定 23.20g/L，血清总胆红素测定 10.0umol/L，尿素测定 3.80mmol/L，肌酐测定 35.0umol/L，尿酸测定 382.0umol/L，偏高，择日复查。C 反应蛋白测定 0.8mg/L，正常。

【血流变】全血黏度（高切）200 3.39mpa.s，全血黏度（中切）100 3.66mpa.s，全血黏度（中切）50 4.07mpa.s，血浆黏度 1.28mpa.s，红细胞沉降率 8.00mm/h，血细胞压积 0.38L/L，红细胞变形指数 TK 0.85，全血高切相对指数 2.65，全血低切相对指数 13.61，大致正常。

患儿大便素干，3-4 天 1 行，不规律，入院后主要关注大便问题。

【治疗方案】给予桃桂承气汤合四甲散继服，根据大便情况加减。穴位贴敷及艾灸治疗以调理脾胃为主，余治疗同前。

2016-08-02

患儿精神、睡眠、食欲可，昨日大便 1 次，正常。昨晚流鼻血 1 次，约 30 分钟，自行停止，颈部、背部出汗较多，小腿微汗。脉左关缓，右关细弦，手心温热，舌苔偏厚腻，舌下淡玫红。

类风湿因子测定<20KIU/L，抗链球菌溶血素 O 测定<200KIU/L，抗环瓜氨酸肽 7.6U/ml，大致正常。

【自身抗体十三项检查】阴性。

【X 线印象】心肺膈未见明异常征象。

【红外热成像检查】背上部、中部、面部能量值较高；双膝区能量值较低。皮肤能量分布均匀性系数：37.54；皮肤能量分布均值：31.98。建议局部汗出部位控汗，双膝及大腿区域加温。

【治疗方案】给予桂枝附子汤合四甲散以解表散寒，温经通络，软坚散结，活血消瘀。

附子 15g　大枣 30g　甘草 15g　生姜 24g　桂枝 30g
炮山甲 5g　鳖甲 5g　鸡内金 5g　龟板 5g
2 剂，日 1 剂，水冲 100ml，早晚分服。

嘱患儿控制上身出汗，关注大便情况。

2010-08-04

患儿精神、睡眠、食欲可，服药后昨日大便 1 次，正常。晨起咽部有黄痰。控汗可，仅在做 TDP 治疗时颈部、背部出汗，全身温热，基本不痒，下肢皮损较密集，色淡红。左关弦，右关细弦，舌苔腻，舌下玫红。

便常规及尿常规正常。

【治疗方案】给予桂枝附子汤合四甲散 2 剂继服，桂枝 60g 另开，遵医嘱加量，桂枝每天加量 30g，加量过程中，观察咽部变化，可能咽部会逐渐变红，黄痰会增多。

2016-08-06

给予桂枝附子汤、桂枝 120g 合四甲散 2 剂口服后，患儿精神、睡眠、食欲可，昨日大便 1 次，成形，小便正常，咽部无不适，无痰。昨日 18 时左右体温 37.2℃，自觉无不适，下肢皮损较密集，色淡红，时痒。出汗较前均匀，小腿可微汗。双侧扁桃体Ⅱ度肿大，左侧扁桃体散在脓点减少，咽部暗红逐渐减轻，色红，咽后壁滤泡连接成片，白色分泌物减少。舌苔薄腻，舌下淡。

【治疗方案】给予桂枝附子汤合四甲散继服，桂枝另开继续加量，今日给予桂枝 150g。嘱患儿控制上身出汗，关注体温及咽部情况。

控制上身出汗，关注体温及咽部情况。

2016-08-07

患儿精神、睡眠、食欲可，昨日大便1次，成形，不干不稀，小便正常，咽部无不适，无痰。体温正常，自觉无不适，下肢皮损较密集，色淡红，不痒。出汗较前均匀，小腿可微汗。

【治疗方案】给予四逆汤5剂水煎外洗。今日桂枝加量至180g，余治疗同前，观察病情变化。

2016-08-09

昨日桂枝加量至270g。患儿精神、睡眠、食欲可，二便正常。咽部无不适，昨日吐痰一次。体温正常。下肢皮损较密集，色淡红，不痒。出汗较前均匀，小腿可微汗，治疗时脚心出汗。

【血细胞分析】白细胞 6.72×10^9/L，中性粒细胞数目 3.17×10^9/L，红细胞 4.41×10^{12}/L，血红蛋白 123.00g/L，血小板 344.00×10^9/L。

【肝肾功能】血清丙氨酸氨基转移酶 6.9U/L，血清总蛋白测定 62.2g/L，人血白蛋白测定 43.9g/L，血清球蛋白测定 18.30g/L。钾测定 3.81mmol/L，钠测定 143.5mmol/L，氯测定 105.5mmol/L，β2微球蛋白测定 1.70mg/L，血清胱抑素C测定 0.81mg/L。

【治疗方案】给予桂枝附子汤合四甲散2剂继服，桂枝今日330g，根据医嘱渐加量。嘱患儿控制上身出汗，关注体温及咽部情况。

2016-08-11

昨日桂枝加量至 390g。患儿精神、睡眠、食欲可，昨日大便 1 次，成形，不干不稀，小便正常，咽部无不适，无痰。双侧扁桃体Ⅱ度肿大，左侧扁桃体散在脓点基本消退，咽部色淡，咽后壁滤泡逐渐缩小。舌苔薄腻，舌下淡。下肢皮损变薄，色淡红，不痒。出汗较前均匀，上身微汗，小腿热而无汗，治疗时小腿可出汗。

【治疗方案】给予桂枝附子汤合四甲散治疗，今日桂枝 510g，根据医嘱渐加重。监测化验结果，余治疗同前，观察病情变化。

【按】桂枝逐渐加量，用大量温热的桂枝，患儿咽部不红反淡，咽部痰不增反无，说明郁解热清。

2016-08-13

昨日桂枝加量至 600g。患儿精神、睡眠、食欲可，昨日大便 1 次，成形，不干不稀，小便正常，咽部无不适，吐白痰 2 次。下肢皮损变薄变淡，色淡红，不痒。全身温热，出汗较前均匀，上身微汗，治疗时小腿可微汗。

【红外热成像检查】背部、面部能量较高；臀部区能量值较低。皮肤能量分布均匀系数：37.28；皮肤能量分布平均值为：32.65。建议背部、面部控汗，臀部区域加温。

【血细胞分析】白细胞 $7.19×10^9$/L，红细胞 $4.42×10^{12}$/L，血红蛋白 121.00g/L，血小板 $338.00×10^9$/L，血小板压积 0.31%。

咽部不红反淡，咽部痰不增反无，说明郁解热清。

【肝肾功能】血清丙氨酸氯基转移酶 7.0U/L，血清总蛋白测定 58.2g/L，人血白蛋白测定 42.1g/L，血清球蛋白测定 16.10g/L，白蛋白/球蛋白 2.61，钾测定 3.72mmol/L，钠测定 144.7mmol/L，氯测定 108.4mmol/L，肌酐测定 42.5umol/L，尿酸测定 247.3umol/L，β2 微球蛋白测定 1.58mg/L。

【治疗方案】

①给予穴位贴敷治疗 10 穴，提升阳气，温通经络，调理脾胃。

具体穴位如下：天枢（双）、神阙、关元、足三里（双）、丰隆（双）、涌泉（双）。

②给予桂枝附子汤合四甲散口服，今日桂枝 720g。给予四逆汤加露蜂房 30g，5 剂，水煎外用。

2016-08-16

昨日桂枝加量至 960g。患儿精神、睡眠、食欲可，昨日大便 1 次，正常，小便正常。咽部无不适。下肢皮损变薄，色淡红，不痒，出汗较均匀。双侧扁桃体Ⅱ度肿大，脓点消退，色淡红，咽后壁滤泡逐渐缩小。舌苔薄，舌下淡。

【红外热成像检查】背部、面部能量较高；臀部、双膝区能量值较低。皮肤能量分布均匀系数：29.63；皮肤能量分布平均值为：31.95。建议背部、面部控汗，臀部、双膝区域加温。

【治疗方案】给予桂枝附子汤合四甲散，今日桂枝

1080g，患儿无其他不适，可继续加量。

2016-08-18

昨日桂枝加量至1200g。患儿精神、睡眠、食欲可，昨日大便3次，最后一次稀，小便正常，咽部无不适，下肢皮损变薄，色淡红，不痒，部分中空消退，出汗较均匀。

【红外热成像检查】背部、面部能量较高；臀部、双膝区能量值较低。皮肤能量分布均匀系数：28.60；皮肤能量分布平均值为：31.54。建议背部、面部控汗，臀部、双膝区域加温。

【治疗方案】继续给予桂枝附子汤合四甲散治疗，桂枝另开，今日桂枝1320g，继续加量。

2016-08-20

昨日桂枝加量至1440g。患儿精神、睡眠、食欲可，昨日大便2次，最后一次偏稀黏，小便正常，咽部无不适，下肢皮损变薄，色淡红，不痒，部分中空消退，出汗较均匀。双侧扁桃体Ⅱ度肿大，脓点消退，色红，咽后壁滤泡有增大趋势。舌苔薄腻，舌下淡红。

【血细胞分析】白细胞 $5.90×10^9$/L，中性粒细胞数目 $2.37×10^9$/L，淋巴细胞 $3.02×10^9$/L，单核细胞数目 $0.36×10^9$/L，红细胞 $4.68×10^{12}$/L，血红蛋白 129.00g/L，血小板 $357.00×10^9$/L。

【肝肾功能】血清丙氨酸氨基转移酶9.5U/L，血清总蛋白测定 64.2g/L，人血白蛋白测定 46.7g/L，血清球蛋白测定 17.50g/L，钾测定 4.09mmol/L，钠测定 140.7mmol/L，氯测定 103.7 mmol/L，尿素测定 1.89 mmol/L，肌酐测定 40.8μmol/L，尿酸测定 214.9μmol/L，β2 微球蛋白测定 1.47mg/L。

【便常规】黄色软便。隐血试验阴性，镜检未见异常。

【红外热成像检查】背部、面部能量较高；臀部、双膝区能量值较低。皮肤能量分布均匀系数：39.33；皮肤能量分布平均值为：32.54。建议背部、面部控汗，臀部、双膝区域加温。

【治疗方案】

①给予四甲散 3 剂，日 1 剂，水冲 100ml，早晚分服。

②给予理中汤用生白术以温中散寒，益气健脾燥湿。

生白术 30g　党参 30g　甘草 30g　干姜 30g

3 剂，根据大便情况调整用量。

继续关注患儿大便情况。

【按】患儿咽部由淡转红，咽后壁滤泡有增大趋势，中病即止，遂桂枝加量停止，若不停止，加热过度，恐生热邪。

2016-08-23

患儿精神、睡眠、食欲可，昨日大便 2 次，成形，略偏稀，小便正常，咽部无不适，下肢皮损变薄，色淡红，不痒，部分中空消退，出汗较均匀。双侧扁桃体Ⅱ度肿大，脓点消退，色淡红，咽后壁滤泡逐渐缩小。舌

中病即止，遂桂枝加量停止，若不停止，加热过度，恐生热邪。

苔薄腻，舌下淡红。

【红外热成像检查】背部、面部能较高；臀部、双膝区能量值较低。皮肤能量分布均匀系数：30.58；皮肤能量分布平均值为：32.22。建议背部、面部控汗，臀部、双膝区域加温。

【治疗方案】给予原方不变，四甲散，日 1 剂，早晚分服。并给予理中汤用生白术，日 1 剂，根据大便情况调整用量。

患者病情平稳，今日出院。

附图：

皮肤影像动态观测入院前后对比图

2016 年 8 月 3 日

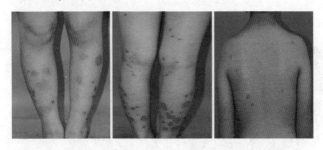

2016 年 8 月 11 日

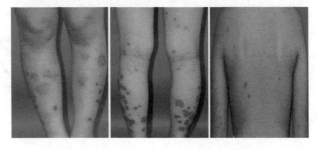

2016 年 8 月 16 日

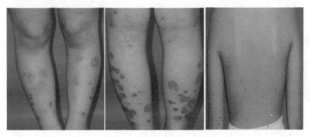

2016 年 8 月 20 日

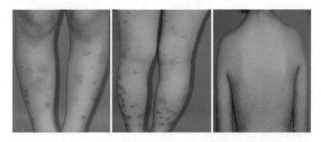

皮肤能量分布动态监测入院前后对比图

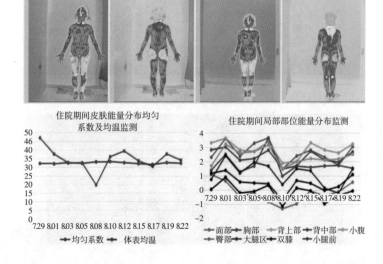

住院期间能量监测结果提示：7 月 29 日入院时红外结果提示：皮肤能量分布均匀性系数：46.93；皮肤能量分布均值：32.21。局部部位能量监测示双膝能量值过低，背上部、背中部能量值过高。建议局部汗出部位控汗，双膝及大腿区域加温。

7.29–8.8 能量监测结果提示：皮肤能量分布均匀性系数呈下降趋势，皮肤能量分布均值保持平稳。局部部位能量监测中背上部背中部能量值过高；臀部能量值过低且呈下降趋势。皮肤能量分布均匀性系数 8.8–8.12 上升后回落；皮肤能量分布均值保持平稳。

局部部位能量监测中胸部、小腹能量值升高，大腿区臀部能量值降低。出院时与入院时相比较，均匀系数相对稳定，体表均温上升；局部部位能量值背上部能量值下降，小腹能量值略有升高。

咽部影像、舌象动态观测入院前后对比图
2016 年 8 月 3 日

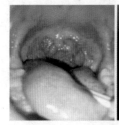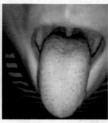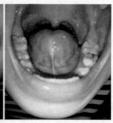

双侧扁桃体Ⅱ度肿大，左侧扁桃体散在脓点，色暗红，咽后壁滤泡连接成片，有大量白色分泌物。舌苔腻，舌下玫红。

2016 年 8 月 5 日

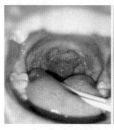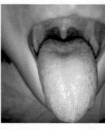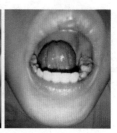

双侧扁桃体Ⅱ度肿大，左侧扁桃体散在脓点减少，咽部暗红逐渐减轻，色红，咽后壁滤泡连接成片，白色分泌物减少。舌苔薄腻，舌下淡。

2016 年 8 月 10 日

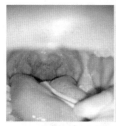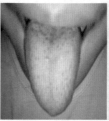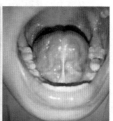

双侧扁桃体Ⅱ度肿大，左侧扁桃体散在脓点基本消退，咽部色淡，咽后壁滤泡逐渐缩小。舌苔薄腻，舌下淡。

2016 年 8 月 15 日

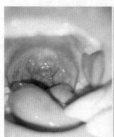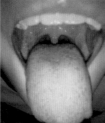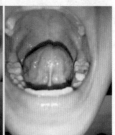

　　双侧扁桃体Ⅱ度肿大，脓点消退，色淡红，咽后壁滤泡逐渐缩小。舌苔薄，舌下淡。

2016 年 8 月 20 日

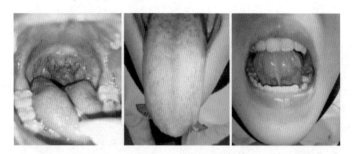

　　双侧扁桃体Ⅱ度肿大，脓点消退，色红，咽后壁滤泡有增大趋势。舌苔薄腻，舌下淡红。

第二部分

儿童银屑病纯中医病房 **工作实录**

"年年岁岁花相似,岁岁年年人不同。"

病房的工作繁杂琐碎,零零散散。日复一日,一批患者离开,又会迎来新的一批,如此循环往复,查房、诊病、交班、学习……每项工作都紧张而有序地进行着,奔波劳累,从未停歇。那年花开,我们相聚在银屑病纯中医病房,种下一颗希望健康的"广汗法"种子。此去经年,种子是否依然存在,是否生根发芽、苗壮成长,是否有一天大家会齐聚一堂,相约在"广汗法"的大树下畅谈乘凉?

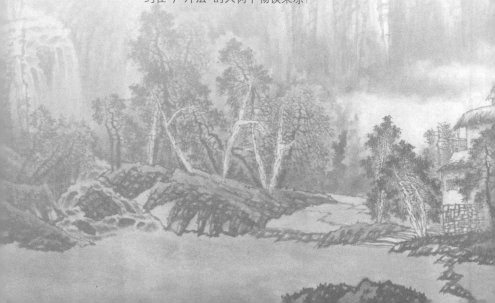

一、微信交班实录

　　病情在指尖滑动，微信传递信息，打开手机触手可及，即使不在病房，也可随时随地关注患者动态、病情变化、治疗方案……时时把握。

2016 年 7 月 11 日

lx：

五苓散治疗。大便不成形，有不消化食物，小便偏黄，量可，昨日腹痛 1 次，出汗同前，头部新起疹点，瘙痒加剧。

cg：

大青龙变通，四逆汤治疗。昨日未大便，瘙痒减轻明显，由夜间 12 点–3 点痒变为下午 6 点痒，全身皮损变薄，中空缩小，色淡。下肢皮损处有新皮肤出现，出汗同前。（郭冉冉）

ns：

1. 风险：低。

2. 主症：咽喉部情况。

3. 变化：臀部汗出较多，背部汗出减少，下肢凉。大便昨日未去。

4. 阴阳：阴证。

5. 治疗：①甘姜苓术汤。②余治疗同前。（张瑞）

tsn：

大青龙变通方合当归芍药散治疗。精神饮食正常，大便软成形，四肢皮损较多不出汗，其他部位出汗可控。（单增天）

2016 年 7 月 13 日

lx：

紫癜风险降低，昨日复查尿常规正常，无新起出血点，今日未诉腹痛，昨日腹痛 1 次，可自行缓解。未大便，小便正常，出汗及皮损情况较前变化不大。

cg：

风险降低，一般情况好，精神、饮食、睡眠可，痒较前减轻，白天痒不明显，昨日凌晨 4 点痒醒一次，右下肢抓挠明显。未大便，小便黄较前好转，无心慌，出汗同前。（郭冉冉）

ns：

1. 风险：低。

2. 主症：咽喉部情况。

3. 变化：臀部汗出减少，夜间小腹部皮损瘙痒，下肢有温热感，大便昨日未去。

4. 阴阳：阴证。

5. 治疗：薏苡附子败酱散合四甲散。（张瑞）

tsn：

风险较前降低，昨日大便干，今日未大便，小便少，色较前变淡，上肢皮损颜色变淡，后背出汗多，咽后壁滤泡多。（单增天）

2016 年 7 月 15 日

lx：

风险降低，精神、睡眠可，控制饮食，无新起出血点，未诉腹痛，今晨未大便，先服药观察。小便正常，出汗及皮损情况较前变化不大。给予藿香正气散合五苓散加黄连，黄连随时调整用量，直至大便正常为止。

cg：

风险降低，睡眠可，小便正常，大便 1 次，偏稀，不成形，无心慌，出汗同前，痒减轻，夜间未抓挠，上身皮损脱皮明显干燥，色偏红，下肢色淡。今给予过敏 2 号方 2 剂麻黄附子细辛汤 1 剂，生麻黄 60g 早午饭后服，并给予麻黄附子细辛汤葱白汁调，穴位贴敷用。（郭冉冉）

ns：

1. 风险：低。

2. 主症：咽喉部情况。

3. 变化：臀部汗出减轻，夜间小腹部皮损瘙痒，下肢有温热感，大便昨日稍稀，3 次，无腹痛，夜间睡眠背部汗多，臀部汗出减轻缓慢。

4. 阴阳：阴证。

5. 治疗：薏苡附子败酱散合四甲散合升降散。（张瑞）

tsn：

风险低，大小便正常，下肢皮损颜色变红，上肢皮损变淡、变散；四肢脱屑较前增多，全身出汗减少，咽充血，颜色由暗红转为淡红，血丝较前减少，咽后壁滤泡变淡，逐渐消散。今日开始服用桂枝去桂加茯苓白术汤。（单增天）

2016 年 07 月 17 日

ns：

1. 风险：低。

2. 主症：咽喉部情况。

3. 变化：昨日月经初潮，伴有小腹痛，臀部汗出减轻缓慢，背部汗出明显减轻，夜间小腹部皮损瘙痒，皮损偏干，大便昨日 3 次，偏稀，无腹痛。

4. 阴阳：阴证。

5. 治疗：①薏苡附子败酱散合四甲散加量服用，每次增服 1 盒，升降散 1 盒/日。②余治疗同前。 （张瑞）

2016 年 7 月 18 日

lx：

昨日腹痛 1 次，很快缓解，上午 11 点左右大便 1 次，不成形，含不消化食物，小便 3 次，色黄，出汗减少，头胸易出汗，全身皮损变薄，中空，无新起疹点。

cg：

睡眠好，时有心慌，心电图检查正常，心率 96 次/分，手心出汗明显减少，基本不痒，小便量偏少，色淡黄，大便 1 次，正常，近日脱发明显。 （郭冉冉）

ns：

1. 风险：低。

2. 主症：咽喉部情况。

3. 变化：臀部汗出减少，背部汗出明显减少，夜间小腹部皮损瘙痒，皮损偏干，大便昨日 3 次，前两次偏干，后一次偏稀，无腹痛。

4. 阴阳：阴证。

5. 治疗：薏苡附子败酱散合四甲散加量服用，每次增服 1 盒，升降散 1 盒/日。（张瑞）

tsn：

风险低，服用桂枝去桂加茯苓白术汤。小便 5 次，量较前无变化，大便正常，出汗较前减少，四肢皮损痒加重（有抓痕）。（单增天）

2016 年 7 月 20 日

lx：

1. 风险："紫癜"风险降低。

2. 主症：大便含不消化食物。

3. 变化：不消化食物明显减少，大便逐渐成形。今日未大便，昨日大便 2 次，基本成形，不消化食物明显减少，小便正常。精神、睡眠佳，食量减少，昨日下午跑跳后腹痛 1 次，可缓解。出汗较前明显减少。有少量新起皮疹。腹部、下身凉好转。

4. 阴阳：由阴转阳。

5. 治疗：①理中汤用生白术加黄连 2g。②TDP 照射以温下肢为主。③穴位贴敷主要针对腹部、下肢及大椎处凉选穴。

cg：

1. 风险："红皮"及药物副作用风险低。

2. 主症：心慌。

3. 变化：无心慌。手心出汗减少，背部略能汗出，胸部有新皮肤出现。精神、睡眠、饮食正常，晨起未大便。瘙痒明显减轻。手心出汗明显减少，脚心出汗较多，汗后脚凉明显。

4. 阴阳：暂时抑制转阳的发展速度。

5. 治疗：①益气逐瘀汤。②润燥止痒外洗方。③穴位贴敷主要以促进发汗，引热下行为主。（郭冉冉）

ns：

1. 风险：低。

2. 主症：咽喉部情况。

3. 变化：臀部及背部汗出减少，夜间瘙痒明显。大便偏稀，2次/天。

4. 阴阳：转阳。

5. 治疗：①薏苡附子败酱散合四甲散加量服用。②升降散1/2服用。

wy：

1. 风险：低。

2. 主症：大便偏干。

3. 变化：背部、胸部与手心汗出减轻。大便偏稀，3次/日。余无不适。

4. 阴阳：阴证。

5. 治疗：饭后服用桂枝去桂加茯苓白术汤合桃桂承气汤合四甲散。（张瑞）

lm：

1. 风险低。

2. 主症：舌质深红、咽部情况。

3. 变化：咽充血，咽部暗红，双侧扁桃体Ⅰ度肿大，咽后壁散在滤泡，手指及躯干部较前温热。

4. 阴阳：阴证。

5. 治疗：小柴胡合四逆汤。

tsn：

1. 风险低。

2. 主症：小便、咽部情况。

3. 变化：小便次数、量较前无变化，四肢皮损痒较前减轻（不抓挠），咽部较前转红，血丝及咽后壁滤泡较前增多。

4. 阴阳：转阳。（咽部转红）

5. 治疗：①桂枝去桂加茯苓白术汤合升降散去大黄。②浅表动态：润燥止痒外洗方。（单增天）

2016 年 7 月 22 日

dh：

1. 风险：下肢有发生"红皮"的风险。

2. 主症：大便偏稀，下肢皮损红。

3. 变化：平素大便偏稀，1~2 次。下肢皮损红、皮温高。出汗偏多，以上身为主，下肢基本不出汗。

4. 阴阳：体质偏阴，皮损偏阳。

5. 治疗：①穴位贴敷以温中焦为主。②普通电针治疗以调理脾胃，清解郁热为主。③深部能量均衡动态治疗。

lx：

1. 风险："紫癜"风险降低。

2. 主症：大便含不消化食物。

3. 变化：昨日大便 1 次，成形，无不消化食物。腹部及小腿凉好转，臀部及大腿凉明显，无腹痛，昨日出汗偏多，皮损变薄，色淡红。

4. 阴阳：由阴转阳。

5. 治疗：①理中汤用生白术加黄连 1g。②穴位贴敷治疗同前。③TDP 照射臀部及大腿部。

cg：

1. 风险："红皮"及药物副作用风险降低。

2. 主症：心慌。

3. 变化：无心慌。昨日下午大便 1 次，成形。昨日午睡后体温 37.3℃，后体温逐渐下降至正常，无其余不适主诉。手心出汗减少，脚心出汗偏多，汗多后脚凉，胸部有新皮肤出现。

4. 阴阳：暂时抑制转阳的发展速度。

5. 治疗：①益气逐瘀汤。②润燥止痒外洗方。③穴位贴敷治疗调整为控制脚心出汗。④TDP 照射大腿部。⑤深部能量均衡动态治疗。⑥艾条灸。　（郭冉冉）

ns：

1. 风险：低。

2. 主症：咽喉部情况。

3. 变化：目前监测服用附子后的肝肾功能与血常规变化。自觉昨晚天气较热，睡眠后上身汗出较多。昨日无大便，瘙痒减轻，余无不适。

4. 阴阳：转阳。

5. 治疗：①薏苡附子败酱散合四甲散早 10 袋，晚 11 袋；嘱家长升降散 1/3 量给予患儿服用，4h 观察一次大便情况，若有大便则停服该药，若无则继续服用。②穴位贴敷以控汗为主。③TDP 照射四肢。④深部能量均衡动态治疗。⑤艾条灸。

wy：

1. 风险：低。

2. 主症：大便平素干。

3. 变化：前胸、背部及手心汗出减轻。昨日大便一次，偏稀，不成形。余无不适。

4. 阴阳：阴证。

5. 治疗：①饭前四逆汤，饭后桂枝去桂加茯苓白术汤合桃桂承气汤合四甲散，嘱家长 1/2 量给予患儿服用，每 4h 观察大便情况，若有大便则停服该药，若无则继续 1/2 量服用。②穴位贴敷以控汗为主。③TDP 照射四肢。④深部能量均衡动态治疗。⑤艾条灸。　（张瑞）

lm：

1. 风险：半夏与附子合用的风险。

2. 主症：咽部情况、腋下汗多。

3. 变化：腋下汗出明显减少，舌质较前变淡（深红变为红），精神可，二便调，眠可。

4. 阴阳：阴证。

5. 治疗：①小柴胡合四逆汤。②TDP 照射以温通下肢。③艾灸、穴位贴敷针对腹部、腰部、双下肢处凉予以温胃暖肾。

tsn：

1. 风险：低。

2. 主症：小便、腹痛。

3. 变化：昨日下午患者诉腹痛一次，大便先干后稀，今晨无不适，小便正常，汗出较前减少。

4. 阴阳：转阳。

5. 治疗：①停服桂枝去桂加茯苓白术汤合升降散，观察腹痛及大便情况。②浅表动态：润燥止痒外洗方。③TDP 照射以温通下肢。④艾灸、穴位贴敷主要以温固中焦为目的。　（单增天）

2016 年 7 月 24 日

dh：

1. 风险：下肢有发生"红皮"的风险。

2. 主症：大便偏稀，下肢皮损红热。

3. 变化：昨日大便 1 次，偏稀好转，自觉大便不爽。下肢皮损红，皮温较前降低。出汗减少。上身皮损部分消退，下肢变化不明显。

4. 阴阳：体质偏阴，皮损偏阳。

5. 治疗：①理中汤加黄连 9g。②苦三联黄甘外洗方。③穴位贴敷及深部能量均衡动态治疗同前。

lx：

1. 风险："紫癜"风险降低。

2. 主症：大便含不消化食物。

3. 变化：昨日大便 1 次，正常，无不消化食物，量偏多，未诉腹痛。臀部及大腿凉好转，控汗可，偶有头、背部出汗。皮损变薄，色暗淡，新起皮损色淡。

4. 阴阳：由阴转阳。

5. 治疗：①理中汤用生白术。②穴位贴敷治疗主要针对臀部及下肢凉治疗。③TDP 照射臀部及大腿部。

cg：

1. 风险："红皮"及药物副作用风险降低。

2. 主症：脚凉。

3. 变化：无心慌。脚心出汗较前减少，汗多后脚凉，手心基本不出汗。精神、饮食、睡眠正常。昨日大便 2 次，偏稀。臀部凉。下周一复查血象。

4. 阴阳：暂时抑制转阳的发展速度。

5. 治疗：①益气逐瘀汤加附子 15g。②穴位贴敷、深部能量均衡动态治疗及艾条灸等治疗同前。③TDP 照射臀部。

lm：

1. 风险：半夏与附子合用的风险。

2. 主症：腋下出汗。

3. 变化：控汗后昨日腋下未出汗，颈部出汗偏多，昨日大便 1 次偏稀，例假将尽。腰部颜色变红，大腿皮损变薄，背部有新起皮损。

4. 阴阳：转阳。

5. 治疗：①小柴胡合四逆汤。②TDP、穴位贴敷等治疗同前。

tsn:

1. 风险：低。

2. 主症：下腹痛。

3. 变化：腹痛与大便密切相关，大便前腹痛明显，便后痛解，其余时间无腹痛，疼痛较前减轻，触之腹软，无压痛，大便 2 次，偏稀。出汗减少，背部出汗偏多，小便次数、量较前无变化，小腿内侧皮损痒明显。

4. 阴阳：转阳。

5. 治疗：①暖肝煎。②余治疗同前。

wy:

1. 风险：低。

2. 主症：大便情况。

3. 变化：昨日用药 2/3 量未大便，又服 1/3 量后大便 2 次，第一次偏干，第二次正常。全身出汗较前减少，头、背及手心易出汗。

4. 阴阳：阴证。

5. 治疗：①饭前四逆汤，饭后桂枝去桂加茯苓白术汤合桃桂承气汤合四甲散，嘱家长 2/3 量给予患儿服用，每 4h 观察大便情况，若有大便则停服该药，若无则继续 1/3 量服用。②余治疗同前。

ns:

1. 风险：加量服药风险。

2. 主症：咽喉部情况。

3. 变化：咽部变化不明显。昨日大便 2 次，偏稀。

TDP 治疗时臀部、大腿易出汗。皮损变化不明显。检验结果回报基本正常。

4. 阴阳：转阳。

5. 治疗：①薏苡附子败酱散合四甲散 5 剂，逐渐减量，升降散 1/3 量服用，4h 观察一次大便情况，若有大便则停服该药，若无则继续服用。②余治疗同前。（郭冉冉）

2016 年 7 月 25 日

dh：

1. 风险：下肢有发生"红皮"的风险。

2. 主症：大便偏稀，下肢皮损红热。

3. 变化：昨日大便 1 次，偏稀较前好转。浅表动态后下肢皮损红减轻，鳞屑减少，皮温较前降低，上身皮损部分消退，痒减轻。控汗后出汗减少。

4. 阴阳：体质偏阴，皮损偏阳。

5. 治疗：①理中汤加黄连 9g，加量服，2 剂。②苦三联黄甘外洗方。③穴位贴敷及深部能量均衡动态治疗同前。

lx：

1. 风险："紫癜"风险降低。

2. 主症：大便含不消化食物。

3. 变化：昨日大便 1 次，前部成形，后部偏稀，少量不消化食物，不黏滞，未诉腹痛。穴位贴敷后臀部及大腿凉好转，由于天气炎热，出汗偏多。皮损变化不明显。

4. 阴阳：由阴转阳。

5. 治疗：①理中汤用生白术。②穴位贴敷治疗主要针对臀部及下肢凉治疗。③TDP 照射臀部及大腿部。

cg：

1. 风险："红皮"及药物副作用风险降低。

2. 主症：脚凉。

3. 变化：无心慌。嘱其换成薄袜子及拖鞋后，脚心出汗较前减少，脚凉好转，手心、鼻唇沟处出汗减少，TDP 治疗时大腿臀部微汗。精神、饮食、睡眠正常。昨日至今未大便。臀部偏凉。皮损变化不明显，全身燥热时皮损微痒。

4. 阴阳：暂时抑制转阳的发展速度。

5. 治疗：①益气逐瘀汤加附子 15g。②穴位贴敷、深部能量均衡动态治疗及艾条灸等治疗同前。　（郭冉冉）

ns：

1. 风险：加量服药各指标情况。

2. 主症：咽喉部情况。

3. 变化：昨日 2pm.用 1/3 升降散，晚 8 点 1/6 升降散，大便一次，成形，偏干。各项指标无明显异常。背部与臀部汗出较多，自觉与天气相关。余无不适。

4. 阴阳：转阳。

5. 治疗：①薏苡附子败酱散合四甲散今日 5.5 剂，此后每日减 1 剂，密切观察用药后各指标检测变化。②余治疗同前。

wy：

1. 风险：低。

2. 主症：大便情况。

3. 变化：前胸、背部及手心汗出减轻。皮损较入院时变厚变红，皮损范围无扩大，新发皮损较少较小。早晨饭后服用药物 2/3，中午饭后服用药物 1/3，大便一次，成形，不干不稀。余无不适。

4. 阴阳：阴证。

5. 治疗：①饭前四逆汤，饭后桂枝去桂加茯苓白术汤合桃桂承气汤合四甲散，嘱家长继续调控使用饭后药物，保持大便每日 1~2 次，不干不稀，成形。②余治疗同前。（张瑞）

lm：

1. 风险：半夏与附子合用的风险。

2. 主症：腋下出汗。

3. 变化：腋下出汗减少，流少量鼻血，背部、颈部出汗较前减少，腰背部皮损颜色逐渐变红，昨日未大便，一般情况良好。

4. 阴阳：转阳。

5. 治疗：①小柴胡合四逆汤。②TDP 照射以温下肢为主。③穴位贴敷主要针对上焦郁热选穴，引热下行。

tsn：

1. 风险：低。（可能出现发热）

2. 主症：下腹痛。

3. 变化：下腹疼痛较前减轻，大便两次，稀，不成形，前胸、后背出汗较前增多，小便次数、量较前减少，痰黄，易咳出，咽部充血，小腿部、大腿外侧皮损痒较前减轻。

4. 阴阳：转阳。

5. 治疗：①暖肝煎。②TDP 照射以温下肢为主。③艾灸、穴位贴敷主要以温中、下焦为目的。（单增天）

2016 年 7 月 27 日

dh：

1. 风险：下肢发生"红皮"的风险降低。

2. 主症：大便偏稀，下肢皮损红热。

3. 变化：服药后，大便逐渐正常，昨日大便 1 次，成形。下肢皮损变薄，红热减轻，鳞屑减少，上身皮损颜色变淡，消退明显，痒减轻，下肢有抓痕。控汗后上身出汗减少，下肢基本不出汗。

4. 阴阳：体质偏阴，皮损偏阳。

5. 治疗：①理中汤加黄连 9g，今日嘱其早晚各 1剂，饭前服。②止痒合剂外洗方。③穴位贴敷以温中、针灸以止痒为主。④深部能量均衡动态治疗同前。

lx：

1. 风险："紫癜"风险降低。

2. 主症：大便含不消化食物。

3. 变化：昨日大便 1 次，偏稀，不成形，基本无不消化食物（原因分析：未能控制住饮食，前日羊汤喝多了），未诉腹痛。TDP 治疗时腰臀部及大腿微汗，穴位贴敷后臀部及大腿凉好转，但腹部较前偏凉，皮损变化不明显。

4. 阴阳：由阴转阳。

5. 治疗：①理中汤用生白术。②穴位贴敷治疗主要针对臀部及下肢凉治疗，辅以温腹。③TDP 照射臀部及大腿部。

cg：

1. 风险："红皮"及药物副作用风险降低。

2. 主症：脚凉。

3. 变化：无心慌。昨日治疗时未出现全身燥热瘙痒，臀部、背部、大腿及脚心微汗，脚心出汗较前减少，脚凉减轻，手心基本不出汗。精神、饮食、睡眠正常，昨日大便 1 次，成形，偏黏，自诉含不消化食物，小便正常。下肢皮损变化明显，正常皮肤逐渐增多。三阴交（左侧）灸疮有起泡迹象。

4. 阴阳：暂时抑制转阳的发展速度。

5. 治疗：①益气逐瘀汤合四逆汤。②穴位贴敷、深部能量均衡动态治疗及艾条灸等治疗同前。③TDP 照射臀部。（郭冉冉）

ns：

1. 风险：低。

2. 主症：臀部汗出情况。

3. 变化：背部汗出减少，臀部汗出位置有下移趋势，汗量减少。大便昨日 2 次，偏软，成形。余无不适。

4. 阴阳：转阳。

5. 治疗：①饭前真武汤合平胃散，嘱家长继续调控使用升降散，保持大便每日 1–2 次，不干不稀，成形。②余治疗同前。

wy：

1. 风险：低。

2. 主症：大便情况。

3. 变化：前胸、背部汗出减轻，手心汗出变化缓慢。未服药物大便一次，正常。家长反映近几日矢气较多。余无不适。

4. 阴阳：阴证。

5. 治疗：①饭前四逆汤合平胃散。②余治疗同前。

wbv

1. 风险：低。

2. 主症：咽喉情况与腋下汗出。

3. 变化：昨晚 7 点低烧，温度 37℃，晨起烧退。昨晚自觉天气较热，全身汗出较多。大便 2 日未行，嘱每 4h 观察大便情况，若无大便服用备用药。咽充血，色深红，双侧扁桃体Ⅱ°肿大，脓点尚在，咽后壁滤泡连接成片。血常规示：淋巴细胞稍高，中性粒细胞稍低。继续监测体温情况。余无不适。

4. 阴阳：阴证。

5. 治疗：①小柴胡汤合四逆汤；四甲散加量服用，每次增服 1 包。②TDP 四肢照射。③深部能量均衡动态治疗。④艾条灸。　（张瑞）

lc：

1. 风险：低。

2. 主症：晨起干呕、大便偏稀。

3. 症状：睡眠差，饮食正常，大便稀，不成形，小便正常，早晨干呕 1 次，腹胀较前减轻，矢气增多。背部大腿出汗较前增多，小腿不易出汗，全身皮损无明显变化。

4. 阴阳：阴证。

5. 治疗：①小柴胡汤合四甲散。②浅表动态：桂枝茯苓外洗方。③余治疗同前。

lm：

1. 风险：低。

2. 主症： 腋下出汗。

3. 变化：腋下、颈部出汗较前减少，咽部情况未变化，躯干、上肢皮损颜色变红，一般情况良好。

4. 阴阳：转阳。

5. 治疗：①桂枝茯苓丸、升降散。②浅表动态：四逆汤外洗。③余治疗同前。

tsn：

1. 风险：低。

2. 主症： 鼻塞流浊涕，咳嗽，咽部疼痛。

3. 变化：鼻塞流浊涕，咳嗽，咽部疼痛，前胸、后背出汗不可控，全身皮损较前变薄变淡，大便正常，小便次数、量较前减少。

4. 阴阳：转阳。

5. 治疗：①通宣理肺方。②余治疗同前。　（单增天）

2016 年 7 月 29 日

dh：

1. 风险：下肢发生"红皮"的风险降低。

2. 主症：大便偏稀，下肢皮损红热。

3. 变化：昨日服药早晚各 1.5 剂，大便 1 次，前部正常，后部偏稀不成形，小便偏黄，量可。下肢皮损逐渐变薄，红热减轻，鳞屑减少，上身皮损颜色变淡，消退明显，手部有少量新起疹点，昨日痒明显，抓挠。控汗后上身出汗较前增多，治疗时脚心、大腿出汗。

4. 阴阳：体质偏阴，皮损偏阳。

5. 治疗：①理中汤加黄连 9g，早晚各 1.5 剂，饭前服。②止痒合剂外洗方。③余治疗同前。

lx：

1. 风险："紫癜"风险降低。

2. 主症：大便含不消化食物。

3. 变化：昨日大便 1 次，偏稀，不成形，少量不消化食物，今日黄连加至 2g，观察大便变化，未诉腹痛。全身逐渐变热，昨日控汗可，基本未出汗。全身皮损变薄，色淡红，昨晚夜间痒明显。头部皮损变化明显，部分消退。

4. 阴阳：由阴转阳。

5. 治疗：①理中汤用生白术加黄连 2g。②穴位贴敷治疗主要针对臀部及下肢凉治疗，辅以温腹。③TDP 照

206

射臀部及大腿部。

cg：

1. 风险："红皮"及药物副作用风险降低。

2. 主症：脚凉。

3. 变化：无心慌。昨日脚心基本未出汗，脚凉减轻。精神、饮食、睡眠正常，昨日未大便，先观察，小便正常。全身正常皮肤逐渐增多。三阴交（左侧）灸疮处干燥结痂。

4. 阴阳：暂时抑制转阳的发展速度。

5. 治疗：①益气逐瘀汤合四逆汤加珍珠母 30g。②余治疗同前。（郭冉冉）

wy：

1. 风险：低。

2. 主症：大便情况。

3. 变化：昨夜背部无汗出，手心汗出变化缓慢，出汗后手心不凉。脚心汗出后偏凉。昨日大便两次，第一次较难下，第二次正常。均成形。余无不适。

4. 阴阳：阴证。

5. 治疗：①饭前四逆汤合平胃散，大便素干，给予桂枝去桂加茯苓白术汤合桃桂承气汤合四甲散，以晨起每 4h 观察大便情况，用法同前。保证大便 1～2 次/日，不干不稀。②余治疗同前。

wbv：

1. 风险：低。

2. 主症：咽喉情况与腋下汗出。

3. 变化：昨晚无低烧，昨日反映咽部疼痛，今晨减轻，咽充血，色深红较前略减轻，双侧扁桃体Ⅱ°肿大，右侧脓点增大，咽后壁滤泡连接成片。晨起大便1次，偏稀。汗出减轻。

4. 阴阳：阴证。

5. 治疗：①小柴胡汤合四逆汤，四甲散加量服用，每次增服1包。②TDP四肢照射。③深部能量均衡动态治疗。④艾条灸。

ns：

1. 风险：低。

2. 主症：臀部汗出情况。

3. 变化：昨晚汗出整体减少。大便昨日2次，偏软，成形。昨晚低烧，37.5℃。余无不适。

4. 阴阳：转阳。

5. 治疗：①饭前附子汤合平胃散，嘱家长继续观测体温。②余治疗同前。 （张瑞）

lc：

1. 风险：低。

2. 主症：晨起干呕、大便稀。

3. 变化：大便1次，软，黏，成形，晨起无干呕，腹胀、矢气较前减少，睡眠差，口腔溃疡已愈，前胸后背出汗较前增多。

4. 阴阳：阴证。

5. 治疗：①小柴胡汤合四甲散合封髓丹，桃桂承气汤。②浅表动态：桂枝茯苓外洗方。③余治疗同前。

lm：

1. 风险：低。

2. 主症： 腋下出汗。

3. 变化：腋下出汗较前减少，颈部出汗较前减少，小腿可微微出汗，大便 1 次，不成形。

4. 阴阳：转阳。

5. 治疗：①桂枝茯苓丸合白三联。浅表动态：四逆汤外洗。②TDP 照射以温下肢为主。③艾灸、穴位贴敷主要以温固下焦为目的。

tsn：

1. 风险：低。

2. 主症：鼻塞流浊涕，咳嗽，咽部疼痛。

3. 变化：鼻塞流浊涕、咽部疼痛较前减轻，痰较前易咳出，前胸、后背出汗较前减少，大便 1 次，软，成形，小便正常，四肢皮损出现瘙痒。

4. 阴阳：转阳。

5. 治疗：①藿香 9g，栀子 9g。②浅表动态：麻黄汤外洗方。③余治疗同前。

dz：

1. 风险：低。

2. 主症：咳痰。

3. 症状：痰较前易咳出，咽痒较前减轻，前胸、后背出汗较前增多，头面部及小腿部皮损变化不明显。

4. 阴阳：阴证。

5. 治疗：①小青龙加石膏。②TDP 照射以温下肢为

主。③艾灸主要以宣肺祛痰、温固下焦为目的。（单增天）

2016 年 07 月 31 日

wy：

1. 风险：低。

2. 主症：手脚汗出情况。

3. 变化：手心汗出较原来减轻，脚心汗出变化缓慢，汗出后脚趾偏凉。昨日大便 1 次，稍难下。

4. 阴阳：阴证。

5. 治疗：①饭前四逆汤合平胃散，大便素干，给予桂枝去桂加茯苓白术汤合桃桂承气汤合四甲散，以晨起每 4h 观察大便情况，用法同前。保证大便 1-2 次/日，不干不稀。②余治疗同前。

wbv：

1. 风险：低。

2. 主症：咽喉情况与腋下汗出。

3. 变化：昨晚低烧，37.4℃。今晨大便一次，量少，偏黏，不成形，去前有腹痛，去后痛减。给予备用药。腋下汗出减轻。余无不适。

4. 阴阳：阴证。

5. 治疗：①小柴胡汤合四逆汤，四甲散加量服用，每次增服 1 包。②余治疗同前。

ns：

1. 风险：低。

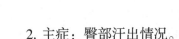

2. 主症：臀部汗出情况。

3. 变化：整体汗出情况好转，臀部汗出较昨日减轻。大便昨日 1 次，正常。下周二出院。

4. 阴阳：转阳。

5. 治疗：①饭前桂枝去桂加茯苓白术汤合平胃散，嘱家长继续观测体温。②余治疗同前。

lc：

1. 风险：低。

2. 主症：晨起干呕、大便稀。

3. 变化：大便 1 次，成形，今晨无干呕，自觉睡眠较好，时干呕减轻或无，腹胀较前减轻，矢气较前减少，睡眠差，前胸后背出汗较前增多，小腿可微微出汗。

4. 阴阳：阴证。

5. 治疗：①吴茱萸汤。②浅表动态：桂枝茯苓外洗方。③余治疗同前。

lm：

1. 风险：低。

2. 主症：腋下出汗。

3. 变化：颈部出汗较前增多，小腿可微微出汗。咽部情况无明显变化。大便 1 次成形，偏软。

4. 阴阳：转阳。

5. 治疗：①桂枝茯苓丸合白三联，四甲散。②浅表动态：四逆汤外洗。③余治疗同前。

tsn：

1. 风险：低。

2. 主症：鼻塞流浊涕，咳嗽，咽部疼痛。

3. 变化：鼻塞较前减轻，流清稀涕，咳嗽好转、无咽部不适，前胸、后背出汗较前减少，小便正常。

4. 阴阳：转阳。

5. 治疗：①藿香 9g，栀子 9g，白芷 5g。②浅表动态：麻黄汤外洗方。③余治疗同前。

dz：

1. 风险：低。

2. 主症：咳痰。

3. 症状：咳嗽好转，痰较前减少，咽痒较前减轻，前胸、后背出汗较前增多。昨日无大便。

4. 阴阳：阴证。

5. 治疗：①小青龙加石膏。②浅表动态：桂枝茯苓外洗方加露蜂房 15g。③余治疗同前。

dh：

1. 风险：下肢发生"红皮"的风险降低。

2. 主症：大便偏稀，下肢皮损红热。

3. 变化：昨日服药早晚各 1.5 剂，大便 1 次，偏稀，无腹痛。下肢皮损逐渐变薄，红热减轻，鳞屑减少，上身皮损颜色变淡，消退明显，痒明显但较前减轻，抓挠。大便 1 次，成形。上身出汗较多，治疗时脚心、大腿出汗。

4. 阴阳：体质偏阴，皮损偏阳。

5. 治疗：①四逆汤加黄连 12g。②止痒合剂外洗方。③余治疗同前。

lx：

1. 风险："紫癜"风险降低。

2. 主症：大便含不消化食物。

3. 变化：昨日大便 1 次，成形，少许不消化食物，无腹痛，继续观察大便变化，臀部、大腿部偏凉，全身皮损变薄，色淡红。

4. 阴阳：由阴转阳。

5. 治疗：①理中汤（生白术）加黄连 1g 加附子 2g。②余治疗同前。

cg：

1. 风险："红皮"及药物副作用风险降低。

2. 主症：脚凉。

3. 变化：昨晚 7 点流鼻血，量少，时间较短，自行停止。脚凉减轻，无心慌，精神、饮食、睡眠正常，全身正常皮肤逐渐增多。三阴交（左侧）灸疮处干燥结痂。

4. 阴阳：暂时抑制转阳的发展速度。

5. 治疗：①益气逐瘀汤合四逆汤加珍珠母 30g。②余治疗同前。

sj

1. 风险：低。

2. 主症：大便情况。

3. 变化：大便素干，平时 3~4 天 1 行。昨日未大便，服药后大便 1 次，正常。背部出汗偏多，小腿微汗，皮损变化不明显。

4. 阴阳：阴。

5. 治疗：①桃桂承气汤加四甲散（根据大便情况加减）②穴位贴敷、艾灸调理脾胃。③TDP 照射温通双下肢。④深部能量均衡动态治疗。（郭冉冉）

2016 年 08 月 01 日

wy：

1. 风险：低。

2. 主症：手脚汗出情况。

3. 变化：手心汗出变化不明显；脚心汗出变化缓慢，汗出后脚趾偏凉。昨日未服通便药，大便 1 次，正常。

4. 阴阳：阴证。

5. 治疗：①饭前四逆汤合平胃散，大便素干，给予桂枝去桂加茯苓白术汤合桃桂承气汤合四甲散，以晨起每 4h 观察大便情况，用法同前。②余治疗同前。

wbv：

1. 风险：低。

2. 主症：咽喉情况与腋下汗出。

3. 变化：昨晚低烧，37.4℃。昨日服用备用药后大便三次，偏稀，有排便不净感。腋下汗出明显减轻，手心汗出偏多。余无不适。

4. 阴阳：阴证。

5. 治疗：①小柴胡汤合四逆汤，四甲散加量服用，每次增服 1 包。②余治疗同前。

ns：

1. 风险：低。

2. 主症：臀部汗出情况。

3. 变化：整体汗出情况好转，臀部汗出较昨日减轻。大便昨日 1 次，正常。余无不适。明日院。

4. 阴阳：转阳。

5. 治疗：①饭前桂枝去桂加茯苓白术汤合平胃散。②余治疗同前。（张瑞）

2016 年 08 月 03 日

dh：

1. 风险：下肢发生"红皮"的风险降低。

2. 主症：大便偏稀，下肢皮损红热。

3. 变化：昨晚大便 1 次，偏干，费劲，嘱其黄连减半，观察大便变化。下肢皮损逐渐变薄，部分消退，皮温恢复正常，颜色变淡，有抓痕。上身皮损颜色变淡，大部分消退，痒减轻。控汗后上身出汗减少，脚心微汗，全身温热，痒减轻。

4. 阴阳：体质偏阴，皮损偏阳。

5. 治疗：①四逆汤加黄连 6g。②止痒合剂外洗方加露蜂房 30g。③余治疗同前。

cg：

1. 风险："红皮"及药物副作用风险降低。

2. 主症：脚凉。

3. 变化：脚心出汗减少，脚凉好转，无心慌，精神、饮食、睡眠正常，昨日大便 1 次偏干，量偏少，小便正常，全身正常皮肤逐渐增多，额头、小腿皮损基本消退。灸疮处干燥结痂。昨日复查血象回报：血常规、血流变、肝肾功能、CRP 大致正常。

4. 阴阳：暂时抑制转阳的发展速度。

5. 治疗：①益气逐瘀汤合四逆汤加牡蛎 24g。②余治疗同前。

sj：

1. 风险：低，病情平稳。

2. 主症：大便干。

3. 变化：昨日大便 1 次，偏稀，精神、睡眠、饮食可。全身出汗尚均匀，颈部、背部出汗偏多，全身温热。全身基本不痒，下肢皮损较密集，色淡红。

4. 阴阳：阴。

5. 治疗：①桂枝附子汤加四甲散。②余治疗同前。（郭冉冉）

wy：

1. 风险：低。

2. 主症：手脚汗出情况。

3. 变化：手心汗出减轻，自觉做 TDP 时脚心易出汗，汗出后脚趾偏凉。昨日大便 1 次，正常。余无不适。

4. 阴阳：阴证。

5. 治疗：①饭后小青龙汤。②余治疗同前。

wbv：

1. 风险：低。

2. 主症：咽喉情况与大便情况。

3. 变化：手心汗出偏多变化缓慢，手心温。大便昨日未行，给予备用药 1/2 量服用，每 4h 观察大便情况。咽部不适减轻，咽部颜色变淡，浓点消退。自觉面部皮损发干疼痛，面部皮损无较大变化。余无不适。

4. 阴阳：阴证。

5. 治疗：①理中汤用沙参、生白术 60g，四甲散加量服用，每次增服 1 包。②余治疗同前。（张瑞）

lc：

1. 风险：低。

2. 主症：晨起干呕、大便稀。

3. 变化：大便 1 次，偏稀，不成形，晨起干呕 3 次（昨日干呕 1 次），干呕后感觉舒服，腹胀较前无变化，矢气较前减少，睡眠差，精神欠佳，前胸后背出汗可控，小腿可微微出汗，服药后感觉胃中辛辣。

4. 阴阳：阴证。

5. 治疗：①吴茱萸汤（吴茱萸 36g、生姜 60g、沙参 30g、打粉 40g，日一剂，早中晚饭前分服）。②浅表动态：桂枝茯苓外洗方。③余治疗同前。

lm：

1. 风险：低。

2. 主症：腋下出汗。

3. 变化：腋下出汗较前无变化，腰部出汗较前增多，颈部、小腿可微微出汗。昨日未大便。

4. 阴阳：转阳。

5. 治疗：①小青龙加石膏汤。②浅表动态：四逆汤外洗。③余治疗同前。

tsn：

1. 风险：低。

2. 主症：鼻塞流浊涕，咳嗽，咽部疼痛。

3. 变化：无鼻塞流涕，无咳嗽、咳痰，咽无充血，咽部颜色较前变淡，色淡红，咽后壁滤泡较前减少。前胸、后背出汗较前减少，昨日未大便，小便正常。

4. 阴阳：转阳。

5. 治疗：①四君子汤。②余治疗同前。

dz：

1. 风险：低。

2. 主症：咳痰。

3. 症状：咳嗽好转，无痰，无咽部不适，前胸、后背出汗较前增多，大便1次，不成形。

4. 阴阳：阴证。

5. 治疗：①小青龙汤。②浅表动态：桂枝茯苓外洗方加露蜂房15g。③余治疗同前。 （单增天）

2016 年 08 月 05 日

dh：

1. 风险：下肢发生"红皮"的风险降低。

2. 主症：大便偏稀，下肢皮损红热。

3. 变化：昨日服用四逆汤加黄连6g，大便1次，成形。全身皮损消退明显，留下白色印记，上身胁肋部，双肘关节处皮损消退较慢，下肢皮温恢复正常，色红减轻，触之温热，露出新皮肤，颜色变淡，基本不痒，入住空调房后基本未抓挠，昨日基本未出汗。

4. 阴阳：体质偏阴，皮损偏阳。

5. 治疗：①四逆汤加黄连 6g，鸡内金 12g。②止痒合剂外洗方加露蜂房 30g。③余治疗同前。（郭冉冉）

wy：

1. 风险：低。

2. 主症：手脚汗出情况。

3. 变化：夜间全身汗出减轻，手足心无汗出，脚趾不凉。昨日大便 1 次，较难下。余无不适。

4. 阴阳：阴证。

5. 治疗：①饭前四逆汤合平胃散，饭后小青龙汤。②余治疗同前。

wbv；

1. 风险：低。

2. 主症：咽喉情况与大便情况。

3. 变化：手心汗出偏多变化缓慢，手心温。昨日夜间体温 37℃左右。近几日头面部脱屑较多，无新发皮损。昨日穴位贴敷后局部皮肤感觉发热。

4. 阴阳：阴证。

5. 治疗：①理中汤用沙参、生白术 60g 随大便情况加减，四甲散加量服用，每次增服 1 包。②余治疗同前。（张瑞）

lc：

1. 风险：低。

2. 主症：晨起干呕、大便稀。

3. 变化：大便 1 次，软，成形，晨起干呕 2 次，晨起疲劳感较前减轻，腹胀无明显变化，矢气 13 次，较前增多，睡眠佳，精神较前好转，前胸、后背出汗较前减轻，小腿可微微出汗。

4. 阴阳：阴证。

5. 治疗：①饭前暖肝煎，饭后补中益气汤。②浅表动态：四逆汤外洗方。③余治疗同前。

lm：

1. 风险：麻黄加量服用的风险。

2. 主症：腋下出汗。

3. 变化：腋下基本不出汗，晨起感觉胸闷，持续半小时，无心悸，睡眠、小便、饮食正常，腰部出汗较前增多，颈部出汗较前减少、小腿可微微出汗。

4. 阴阳：转阳。

5. 治疗：①小青龙加石膏汤，麻黄逐渐降量（（今日麻黄用量为 15g））。②浅表动态：四逆汤外洗。③余治疗同前。

dz：

1. 风险：低。

2. 主症：咳痰。

3. 症状：无咽部不适，后背、颈部出汗较前增多，大便 1 次，不成形。

4. 阴阳：阴证。

5. 治疗：①小青龙汤加鸡内金 12g。②浅表动态：桂枝茯苓外洗方加露蜂房 45g。③余治疗同前。 （单增天）

二、医护实录

生命所托

健康所系

当哀叹的诉求化为我们的使命

精益求精成了我们的追求

永不止步成了我们的动力

医护携手

我们让

飘落的泪水有了心灵的慰藉

孤立的身影找到温暖的归宿

愁楚的面容转为欣喜的感谢

银屑病纯中医病房已不单单是一个病房

更是医护人员的第二个家

也是患者寻找健康的家

医患之间既是朋友

也是亲人

我们站在这里等你

恢复健康

绽放美丽

2016 年 7 月 6 日

装修还没有结束，凌乱而嘈杂。这段时间，本不计划收治住院患者。可是今天却破例收了一个 4 岁的小姑娘，来自沈阳的 lx。

小姑娘之前曾在我科住过，年龄太小，病属阴证，变化不会太快，所以住了不长时间就劝其回家，嘱有大的变化再来住院。

小姑娘昨天被中国××大学附属医院诊断"紫癜"，并且怀疑腹型，严重时会有生命危险。家长很焦急，既担心紫癜对身体的危害，又担心治疗中的用药以及方法会加重孩子的银屑病。家长怀揣着信任联系到我们，希望在我们这里用纯中医的方法住院治疗。

家长的担心同样也是我们的顾虑。

对于广汗法我们是很有信心的。广汗法旨在使人整体恢复健康从而促使疾病治愈，并不仅仅针对银屑病，它是一种绿色健康的治疗大法。我相信，广汗法是可以治疗紫癜的。可是，毕竟我们对于紫癜的临床经验不多，需要试探，摸索。

但是，这种疾病对身体的危险性是否允许我们从容地试探，家长和孩子是否对我们的治疗有足够的信心和耐心？

有好心人建议：应该让孩子在其他医院先治疗紫癜，最起码等到没有危险的时候再收治银屑病。

我又何尝愿意让我们刚刚建立的科室处于紧张、危险的氛围中呢？

假如我们不收她，她就只能接受常规的治疗、输液、激素、消炎、清热凉血……与我们的治疗大法背道而驰，等到紫癜控制了，银屑病也加重了，身体糟糕了。作为一个医生，为了自身的安全，而眼睁睁地看着患者在错误的治疗道路上远去，我们能心安理得吗？为了患者的长久健康，我们能让太多的因素干扰我们作为医生应有的担当吗？

患者给我们以信任，我们要还患者以安心。

家长把孩子交给我们，我们要和家长一起负起健康的责任。

从决定接收小患者，用纯中医的方法实施治疗的那一刻起，我们就开始全力以赴做各种准备工作，查阅大量的儿科资料，请教中医学院儿科教研室秦主任，紧急讨论，给患儿提供最权威、最高效、最安全的治疗方案……

人命至重有贵千金！

"战战兢兢，如临深渊，如履薄冰"，为医可不慎哉？（张英栋）

2016 年 7 月 7 日

2016 年 1 月 7 日是一个特殊的日子，是银屑病纯中医病房成立的日子。这也让我有幸能够学习治疗银屑病最绿色、最安全、最有效、对人体健康最有益的方法——广汗法。

今天是 7 月 7 日，是银屑病纯中医病房半岁的日子，

"战战兢兢，如临深渊，如履薄冰。"——《易经》

也是我们病房装修以来收治第一个小患者的日子。

为了给科室一个崭新的开始、一个阶梯性的进步，给患者提供最佳的治疗方案和医疗服务，同时也为了更多的银屑病患者和亚健康人群受益于广汗法，团队坚持每周二下午科室内部学习，每周二晚上学习《伤寒论》。

银屑病是一个世界难题，太多的患者备受这一疾病的折磨，但是更多的患者说：认识了广汗法，他们不怕了，因为他们坚信这个病会治愈。

在张主任的带领下，现在全科上下朝着一个共同的目标努力前行着——做精品中医、理性中医、科学中医！相信在大家的不懈努力下科室的明天会越来越好！（李媛）

2016年7月8日

今天科室新收治了三个武汉小患者，按制定的流程有条不紊地进行着，下午搬进了新的医护办公室，大家忙碌但心中欣喜，明亮的窗户仿佛照进了每个人的心里。（李媛）

今日接待湖北黄冈的患者和家属。ns，女，12岁。

这位患者在1周前由父母陪同进行入院考试，题是爸爸答的。答完后看了一下，所有主观题都有这样的意思体现："一切都听大夫的，大夫能为我们解决一切。"看完答案后，我问家长对"广汗法"了解多少，一听之下才知道是刚刚接触，因为担心女儿病情，直接就来考试了。患者的着急和他们对"广汗法"的认识不足让我

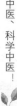

拒绝了他们的入院要求。

"广汗法"的核心思路和理念很明确，它不仅仅是对银屑病，对于其他疾病同样也适用，即尊重机体的自愈能力，又充分地自主地去调动这种能力来让身体健康。大夫的职责就是在保证安全的前提下，让患者知道自己有这样的能力，并且引导患者正确地使用它。

患者这一周一直在等待入院，期间一直学习，今天上午再次进行考试，虽然成绩仍然不尽人意，但是能看到进步，遂将她收住院，为此我们为她订立了三个目标：第一加深对"广汗法"的理解；第二改变生活习惯；第三让她能自主地带动一批人来更好地运用"广汗法"。（张瑞）

tsn，男，14岁，他活泼开朗的性格越发让我觉得对他有信心。第一次见到他是在2周前主任的门诊上，孩子在父母的陪同下，从老家武汉前来求治。当时我记得很清楚，患者双臂红斑明显，连接成片，主任当时就说此患者病情有危险，局部有可能向红皮转变，嘱患者家属在太原停留一段时间，坚持门诊治疗，患者欣然接受，母亲陪同他在太原住了两周，期间坚持学习广汗法，坚持中药治疗，今日监考时看到患者带有护袖的双臂，皮损较之前明显变淡、变薄，感觉病情好转许多。

和患者家长接触后，发现其对广汗法有一定了解，对治愈银屑病有急切的渴望和充足的信心。考试过程中发现患者可以自己完成部分试题，但总的来说不是非常了解，在今后的治疗中我要敦促患者及其家长继续更深入、更透彻地学习广汗法，充分发挥患者的"七分力"。通过观察，他还是比较听话的孩子，母亲比较慈祥、和善，这对今后的治疗会有很大的帮助。当然，我也会时刻提醒自己，患者病情相对较重，严密观察其临床表现，关注其生活的点点滴滴，充分配合主任和各位老师将医师的"三分力"做好。（单增天）

2016 年 7 月 9 日

银屑病科吸引我的因素有很多，其中之一是团队中的成员，对工作兢兢业业、无私奉献。对我们而言，这不仅仅是一个科室，更是我们共同的"家"。

……

今天在全科人员的共同努力下，新的医护联合办公室正式启用，又是一个新的开始。让我们共同记住这个日子，银屑病科从无到有，而今重新出发，向着目标又迈出了坚实的一步。

作为护士长的我，愿意和大家共同努力，逐步完善广汗法的治疗体系，愿广汗法让更多患者受益。（张芳）

两个患儿、两次入院、两种心情

7 月份实录开始以来，已收了两个患儿，这两个患儿都是第二次入院，但接收这两个患儿的心情完全不一样。

lx 是我来银屑病科工作正式接管的第一个患者，第一份独立完成的病历就是记载她的病情，第一次入院时患儿仅面部、上臂少量皮疹。说实话第二次接收她，是我不愿意见到的，无论是治疗她的紫癜还是银屑病。首先是因为同情，觉得上天太不公平了，让一个刚满四岁的孩子承受如此多的病痛与折磨，其次是因为见到患儿的皮损变多了，对于我们而言皮损变多是阳证，是病情由阴转阳的征兆，较之前好治，属病情减轻。但患儿家长不理解其中的道理，只看到表象，觉得皮损变多了是病情加重，于是十分着急，治疗信心不足。

考虑患儿年龄较小，很多事情不理解，利用广汗法治疗难度较大。加之又有"过敏性紫癜"的风险，用药需格外谨慎，这也给治疗增加了难度。

cg，主因"全身大面积斑块、鳞屑伴瘙痒5年，加重3月"入院。刚来时病情较重，全身大面积斑疹，连接成片，瘙痒明显，病程较长，家长抱着一丝希望来我科治疗。

患儿体质偏弱，平素很少发热，属于阴证。但此次加重，病情发展迅速，皮损大面积爆发，是由阴转阳之象，故给予大量温热药温经散寒，少量寒凉药兼清郁热。皮损逐渐变薄，中空缩小，颜色变淡，加速了患儿阴转阳的过程，且热象不明显，属于寒郁化热，表闭热郁证。虚中加实，病在气血。

虽然患儿病情较重，有发生红皮的可能，但通过精准的辨证，合理的治疗，疗效显著，患儿及家长十分开心，为进一步巩固治疗再次住院。看到如此好的效果，我受到很大的鼓舞和启发，让我明白了只要医患配合，广汗法不仅能治银屑病，而且能够调理全身的机能，取得整体健康。

面对这两个患儿，一个充满失落绝望，一个满怀喜悦希望，我就在思考为什么会出现这种情况？思索许久之后，我认为对于患者及家属而言最看重的是"疗效"。如何更好地引导患者"既求长效，又求速效"，是每一位医护人员应该思考的问题。说到这里，又回到了主任所说的"以患者为中心，做科研型临床，建学习型团队"。只有这样才能提高医疗技术与临床疗效，才能使患者少一分绝望，多一分希望。（郭冉冉）

今天随主任查房，查房前的汇报一直是主任强调要做好的。银屑病的纯中医治疗首先要判断病情的风险，在此基础上抓主症，辨阴阳。抓主症的时候要明确现阶段主要为患者解决什么问题。

从时间与空间上讲中医思维。时间上很好理解，可以从现阶段的症状、现阶段的病机、以往的体质以及未来可能发生的变化来思考。空间上则是多层次的。是以正为主，还是以邪为主；以气分为主，还是以血分为主；以上焦为主，还是中焦或者下焦为主……综合起来，细细辨别与分析，把握患者的每个细节。先从思维上成为一个合格的中医人。（张瑞）

……

7月6日，随着病房装修的步入尾声，科室收治了第一个患者，是个只有4岁的可爱的小女孩。

7月8日，又迎来了三位儿童银屑病患者。

员应该思考的问题。引导患者『既求长效，又求速效』，是每一位医护人

......

曾经的我，从来不知道得这个病的小孩子这么多，看着每位妈妈脸上那焦急痛苦的样子，自己的心里也同样不好受。但他们是幸运的，因为他们来到了这里，有希望就会有收获。

针对每个患者不同的情况，主任和主管医生以及护士，对每个患者开展了不同的治疗和护理。为了能使患者取得更好的效果，在主任的带领下，科室众人，夜以继日地研究、完善各种制度、工作流程，每日总结工作和学习。（王慧）

看到大家写的病房实录，由衷地感到高兴，为患者、为医者。实录本计划在 4 月份进行，之前虽做了充分的准备工作，但由于一些原因未能如期。这次进行实录，张主任着实费了一番苦心，本着理性、严谨、科学的态度，落实每一项工作。

随着实录的开始，病房迎来了几位小患者，这些患者的心情是我比较了解的，她们的家长很焦急，有两位患儿虽然在入院前已经开始治疗，但还是急切盼望能入院。其实银屑病是一个慢性病。一是急不得，二是急也无用。因为这个病一般不会危及生命，所以做好病患及家属的思想工作尤为重要。正如张老师经常说的"思则气结"，必须放下思想的包袱，放松心态，进入状态，治疗才能进入坦途。这也是张老师首先要强调"精神好"的重要性。（张远志）

本着理性、严谨、科学的态度，落实每一项工作。

2016 年 7 月 10 日

实录进行到第五天，整理总结实录的文字，看到大家都在积极努力，愿意为我们这个新兴的科室发展贡献自己的力量。有这样一群蓬勃向上的年轻人，让我对科室的未来充满信心！

并且从他们的字里行间，能感觉到大家对于病患的同情，作为医生，这是非常宝贵的。如果没有对患者的同情，那么工作就是一份冷冰冰的职业，而带着感情去工作，医生会把患者当作自己的亲人，会有一份想患者之所想、急患者之所急的责任心。医者父母心，的确，从他们的文字中，我看到了他们会为了患者的病情焦急，看到患者病情好转会欣喜。我很欣慰！

但同时问题也显现出来了，那就是医生由于急患者之所急，也会在不知不觉中被表面的疗效牵着走，而忘记了治疗的核心——整体的、长久的健康。

"知其要者一言以终。"

"谨熟阴阳无与众谋。"

上面这两句都是《黄帝内经》中的原话，可以得出阴阳是中医先贤心目中的"一言""要者"。

反之，"不知其要流散无穷"。

纯中医病房要培养会看病、会思考、会科研、会写作、会讲课的"五会"人才。写，能暴露出很多问题，特别是中医思维的问题。

大家都更看重表面的疗效，而基础的、核心的，古圣先贤反复强调的东西却没有掌握好。

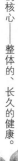

治疗的核心——整体的、长久的健康。

"察色按脉先别阴阳。"

"阴阳者，天地之道也，万物之纲纪，变化之父母，生杀之本始，神明之府也。治病必求于本。"

"生之本，本于阴阳。"

……

类似的描述太多太多了，是因为太平常不值得深思？还是因为太深奥没有时间去深思呢？

中医是什么？什么是中医诊疗的特质？

这些都是当代中医人必须回答的问题。

只有搞清楚了什么是真正的中医，才会在临床中始终保持清醒的头脑和把握正确的方向。　（张英栋）

今天值班，四位患者都没有什么特殊情况。我很喜欢与患者及其家属交流，因为这会发现许多问题，有时更会让人大吃一惊。还记得上回请山大二院精神科的田主任来参观，她对我们患者的观察之细致令我汗颜。同样的事情在不同人眼里会出现不同的结果，一来是术业有专攻；二来是我们对患者给出的信息掌握不够，或者说我们对于患者病情的挖掘不足。信息掌握的全面与否直接决定了对疾病的干预方向和治疗思路，这方面我吃了很大的亏。比如云南 zl 的事例，需要深深地引以为戒。以后的工作要尽可能每天抽出一定的时间来与患者及家属交流，尽量掌握更多更有用的信息，这样才能有备无患，不打无把握之仗。

下午和 ns 妈妈聊了一会，家长的思路还是很糊涂。来住院的目的其实是为了要学好"广汗法"，不仅是调节

『察色按脉先别阴阳。』

《素问》

身体疾病，也要学会调节心理与生活习惯。疾病来自于心身与环境的不协调，最终还要靠自身调节到有序和谐的状态。这个过程始终是要让患者自己做身体的主宰。突然之间思路打开了，我们聊得很顺利。最后又延伸了一下，对于患者一定要自省是什么原因造成现在不得不住院的状况，明白这个才能打破患者知见障的迷茫，如果能及时发现并给予正确引导，以后的治疗将会事半功倍，否则仍然是稀里糊涂的进来，再稀里糊涂的出去。（张瑞）

2016 年 7 月 11 日

全面客观理性地剖析问题

辨证需要全层次的辨证。

治疗需要全方位的治疗。

观察疗效，不能将有效则归结于一方一药的成功，而失败则归咎于患者的不配合。

客观地认识古人。

客观地认识前人。

客观地认识自身。

所有的"客观"认识，都需要我们不先入为主，不主观地认为，什么是铁定正确的。虚虚地搭建学术框架，让所有的知识点均衡地加力，慢慢地让观点立起来，随时有推翻自己的勇气……

会写作，的确不是会写作那么简单。

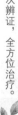
全层次辨证，全方位治疗。

需要逻辑推理能力，需要严谨表述的习惯，需要对于观点适度地质疑……

理性，谈何容易！

表达首先要求的是准确，不求文字修饰，但求道理贯通。（张英栋）

今日查房，ns妈妈反映说喝了药之后下肢有温热感，但臀部的汗反而更多了，一晚上就换了2条内裤（点穴时用手背一摸，臀部汗出确实很多）。听后很诧异，因为，甘姜苓术汤应该对臀部汗多的症状有改善作用，而且患儿舌质胖，舌边齿痕，舌下淡的迹象变化不大；两手脉弦紧，没有了数的体现。询问家长才知道，没按照医嘱饭前服药，也许是饭后服药的问题。

服药为什么没有达到预期的疗效？

甘姜苓术汤又称为肾着汤，姜、苓同量，为术、草的一倍，在《金匮要略·五脏风寒积聚病脉证并治第十一》讲道："肾着之病，其人身体重，腰中冷，如坐水中，形如水状，反不渴，小便自利，饮食如故，病属下焦，身劳汗出，衣里冷湿，久久得之，腰以下冷痛，腹重如带五千钱，甘草干姜茯苓白术汤主之。"在《三因极一病证方论》讲道其用法"食前服"。

"肾着"，从条文里看，病邪为寒饮水邪，病位在里、在下焦，"腰为肾之府""肾着"就是腰部及其以下出现沉重、冷痛等一系列寒湿的表现，病史是"久久得之"。病机为寒饮停聚于下焦，气化不利，使环腰一周及腰以下的部位出现了一系列的症状。而患者入院后的症

〔肾着之病，其人身体重，腰中冷，如坐水中，形如水状，反不渴，小便自利，饮食如故，病属下焦，身劳汗出，衣里冷湿，久久得之，腰以下冷痛，腹重如带五千钱，甘草干姜茯苓白术汤主之。〕

状从病机上与条文吻合，属于明显的阴证。

然而服药后的反应却不尽人意。饭后服药则药力浮上中二焦，可能使患者服药后汗出更多。大剂量的温阳化饮药饭后喝进去，就好比暴雨之后太阳曝晒积水较深的路面，使得周边的环境闷热潮湿。饮邪一般是以温药和之，但下焦的饮除了温化（甘姜苓术汤），也可以温散（真武汤），也可以因势利导，从小便排出（五苓散），最终目的是让寒饮去除，气化加强，上下通透。（张瑞）

随着太阳的西落，我们可爱的小患者们也结束了他们一天的治疗。

lx身上有新起的红点，主要部位在头上、胳膊，旧的皮损都在变薄。孩子皮肤对穴位贴敷的胶带有点过敏，红、痒，想挠，家长对这个过敏的现象比较担心，但我们从另外一种角度分析这又何尝不是一种好现象呢？

在治疗过程中，身体由不出汗或出汗不正常向正常出汗转变的过程中，可能会出现"红痒新小烦"，广汗法把它叫作"将汗五佳兆"。而孩子出现的"过敏"不正是"红痒新小烦"中的红、痒吗？这些都是疾病由阴转阳的表现，我们说"阳证易治阴证难"。出现了这些由阴转阳的情况，患者或家属应该理性地判断，而不应该盲目地紧张、怀疑和恐惧。（王慧）

痒吗？这些都是疾病由阴转阳的表现。孩子出现的『过敏』不正是『红痒新小烦』中的红、

2016 年 7 月 12 日

儿童银屑病纯中医病房穴位贴敷治疗规范

一、穴位贴敷作用机理

穴位贴敷属于药物外治法，以药物为基础，贴于肌表穴位，通过经络腧穴的传导，可使药力由表入里直达病所，作用于全身。

二、治疗要点

1. 用药精准：穴位贴敷药物需根据患者病情进行调配。

2. 辨证取穴：需根据患者病情及病症确定贴敷穴位。

3. 顺时贴敷：中医认为人与自然是统一的整体，人体的变化与自然界息息相关，讲究天人相应，顺应自然，因此穴位贴敷时间的选择也很有讲究。一般温热类药物，升发阳气，温经通络的方子选在上午和中午一天中最热的时候贴，这个时间点是阳气升发和比较旺盛的时候，可借助天地阳气补充人体的阳气；止汗的药物一般晚上贴，可起到敛阴收涩止汗的作用。

4. 药物调配：患者病证不同，选用的调配介质也不同，临床上多采用姜汁、蒜汁、醋等。

三、贴敷时间

4 岁以下儿童贴敷时间一般为 2-4 小时；6-12 岁儿童贴敷时间一般为 4-6 小时；12 岁以上儿童贴敷时间可持续 6-8 小时。一般情况下穴位贴敷时间及承受力存在个体差异，应根据局部变化和全身反应及病情变化随时

穴位贴敷药物需根据患者病情进行调配。

调整贴敷时间，局部反应明显者，缩短贴敷时间；不明显者需适当增加贴敷时间。

四、贴敷后的反应及注意事项

贴药后皮肤可能会有发热、灼痛感、痒感、起泡等，此属正常反应。贴敷之后，如果穴位上的皮肤起泡，应注意保护好创面，避免抓破引起感染。可涂抹碘附以消毒创面，若瘙痒明显者，应禁止抓挠。若小儿难以配合，或皮肤易于过敏、破溃，建议减少贴敷时间。

五、有问题请随时与主管医生联系，以其疗效最大化，而风险最小化（郭冉冉）

银屑病从皮损辨阴阳要点

银屑病如何从皮损辨阴阳，对治疗有很大的意义，主要抓住以下要素，其中病势和范围是判断皮损阴阳的关键。

皮损阴阳鉴别要点见下表：

	阳	阴
病势	发病迅速,来势迅猛,短时间内长满全身	发展缓慢,来势较弱,短时间内变化不明显
范围	泛发、波及全身,范围广,数量多	散发,部位局限,范围小,数量少
病程	较短	较长
质地	较薄、质地软	较厚、质地硬
颜色	鲜红、深红	紫暗、青紫、紫红、灰白

病势和范围是判断皮损阴阳的关键。

（郭冉冉）

这几天，经过对几位患者及家长的观察交谈，发现很多患儿在家里基本是说一不二，不怎么听父母的话，很多自己可以动手完成的事情却让父母去做。

住院期间，普遍存在家长特别积极，对于不懂的或者存在疑惑的地方，积极地询问医护人员。对于每一项治疗如何做，该注意什么，也是家长在意。原本孩子自己可以做的治疗，或者是对自己每日情况的观察，大部分也都是家长在做，小孩自己用心的很少。特别小的孩子就不说了，对于大一点儿的孩子每天对自己的事情不管不问，对家长过度的依赖，意识不到"患者是主体"这几个字的意义，确实令人担忧，对治疗十分不利。

很多家长认为孩子得这个病，已经很痛苦了，所以平时更加包容他们。但是并不代表家长可以把孩子自己动手做的事情都做了。病在孩子身上，只有让孩子意识到"患者是主体"的重要性，自己用心，自己动手，自己观察，自己感受，才会懂得越来越多，做得越来越好，疾病才有可能治愈且不再复发。

希望家长能正确地认识这一点，这不仅对治愈疾病有极大的好处，而且对孩子未来的发展也是有帮助的。（王慧）

早上主任查房时，一再强调大家风扇、空调不要对着吹，不吹对流风。所以就想到在治疗银屑病时"环境与汗"这一主题。

首先说环境。春、夏、秋、冬四季，二十四节气，对身体出汗有很重要的影响。夏季天气炎热，极易大汗

病在孩子身上，只有让孩子意识到「患者是主体」的重要性，疾病才有可能治愈且不再复发。

淋漓，广汗法是不允许这样出汗的，怎么办？人为地改变环境。空调、电扇就显得很必需了。空调能用，但是怎么用是个问题。出汗时能用吗？出汗时毛孔是开放的，邪气会通过开放的毛孔进入人体。身体中的邪气增加，需要寻找出口，就会通过皮损宣泄。冬季寒冷，不利于微汗，需要取暖，辅助温和的运动。春秋温差大，应适当增减衣物，冷加衣，热适减。

其次，患者普遍存在"汗出障碍"。"广汗法"强调的不是要多多出汗，而是要学会控汗，让不出汗的地方出汗，出汗多的地方控制，不可大汗淋漓，从而达到全身微汗、持续，通俗地说就是让全身长久地处于温润状态。

再说说纯中医病房的护理，应根据患者出汗情况、出汗时间、出汗部位等加以指导，借助适当方式达到微汗。如出现汗出过多，大汗不止，应及时报告医师，采取措施。汗出时可用干毛巾或热毛巾擦汗液，及时更换衣服，同时注意避风寒，防外邪进入体内。（李霞）

抽丝剥茧识理中

今天跟张老师出门诊，有个河北的女患者说：每到经期前就会大便难下，需用开塞露，但是大便不干，月经量比较少，色暗红，无血块，白带稍多，色黄。

老师问我们经期前人体是个什么状态。大家有的说经期前肝血下行，肝气偏旺；有的说经期前气血下行，血海空虚。经过探讨，大家发现总体来说经期前身体是

空调能用，但是怎么用是个问题。

虚的，就是本虚。那为什么白带色黄？后者应该是实证的表现。结论应该是本虚标实。那又为什么大便难下？大家一致认为是精血下行，气随血走，气虚推动无力，导致大便难下。

张老师在纸上画了中焦脾胃，中焦可以升清降浊。如果中焦不调，则升清降浊功能不好，不能升清，则下容易有"阴火"；不能降浊，则上容易有"郁热"。

白带色黄，乃是中焦虚，升清无力，导致的阴火，其实是中焦运化失调所致。

大便不干而难行，也是中焦虚，无力推动导致的。

此患者病的根本在于中焦运化失司。老师接着又问：既然是中焦的问题，应该建中还是理中？建中和理中的区别是什么？当时我只考虑到方子的药物，竟不得解，大家也都无言以对。

正在讨论，患者插话说：理中是不是就是梳理，建中好像有补的意思。张老师评价：你看，都还没有患者明白。这句话令人豁然开朗。原来古人制方时方名必有其意。说到方子，多从药物组成考虑，实在看不出区别到底在哪儿。原来方名已经点出了方子的意义。

这个患者最终用了理中汤原方，参用沙参，术用生白术，草用生甘草。从这次讨论中，我们不光知道了怎样一层一层看到疾病的实质问题，而且明白了每个方子都有其核心机理。对于理中汤和建中汤的意义和区别，跟诊的大夫都有了较为深刻的认识。　（张远志）

患者插话说：理中是不是就是梳理，建中好像有补的意思。

"门"开与吹风

今日张老师查房看到患者打开电风扇对着吹，强调不可正对着吹风…

夏日天气炎热，人体汗毛孔容易打开（也就是广汗法中讲的"门"）。此时很多人喜欢打开风扇吹凉，这样做虽然很爽但却对身体有害。俗话说"风为百病之长"，当汗孔打开时一方面能散热，同时也给了病邪入侵的机会，当被风直吹时，风邪易入。

患者本身就有汗出障碍（即汗出的门及调控机制是坏的），或者说身体不足以将外来的邪气化掉。外来之邪不能被化掉，又有新进来的邪气。银屑病"病走熟路"，只能通过新的皮损表现出来！简言之，吹进去的风邪会通过皮损的增加来表现出来。

正常人在汗出或洗完澡之后，也都应该注意保暖。

广汗法讲求热而无汗，无汗很重要，热也很重要。热不但是一种感觉，其本质是使身体内的阳气蒸腾。患者要通过生活行为、习惯的改善，来达到热。但这并不是一朝一夕能达到的，而是需要医者与患者密切、默契的配合，不断地努力才能达到这一理想状态。

从治疗疾病，身体健康来说更应该珍惜"热而无汗"的状态。

在生活中，除了吹电风扇以外，我们还应该注意，不能被空调直吹，不要被穿堂风直吹等等。在泡完澡出浴后，在做完隔姜督灸后，在做完运动有汗出时……更应该注意不要被风吹，不要受寒。（赵鹏）

广汗法讲求热而无汗，无汗很重要，热也很重要。热不但是一种感觉，其本质是使身体内的阳气蒸腾。

2016 年 7 月 13 日

孩子吃得越多越好吗?

lx 一直食欲强,但大便总是偏黏,不成形,经常有不消化食物残渣,所以一直提醒患儿家属控制孩子的食量。对于控汗大家容易理解,但对于控制饮食许多家长不理解,觉得孩子食欲越强越好,吃得越多越好。其实不然,这样很容易损害患儿的脾胃功能,小儿脏腑娇嫩,形气未充,脾常不足,"胃小且脆,容物不多"。因此过度的饮食容易加重患儿的脾胃运化负担,导致脾胃虚弱,运化失司,容易形成乳食积滞,进一步损伤脾胃。结合这个患儿,食欲虽强,但大便长期不成形,含有大量不消化食物,说明患儿虽然吃得较多,但脾胃运化无力,因此要控制饮食,减少脾胃负担,恢复脾胃功能。

早在明代万全在《育婴家秘》中就提出"若要小儿安,常受三分饥与寒",也是强调要控制食欲,因此孩子的饮食一定要适度,并不是吃得越多越好。(郭冉冉)

ns 今日查房时反映臀部汗出开始变少,夜间下腹部皮损瘙痒程度较轻,下肢凉逐渐减轻。这些变化说明我们的思路和用药方向是正确的。

下午和王翠薇老师讨论这个病例,ns 的皮肤能量分布的均衡性是目前患者中较好的,但是"上热下寒"的症状表现得十分突出。身体该热的地方不热,不该热的地方乱热。

具体是哪些经络不通,还需要进一步的思考,如此

过度的饮食容易加重患儿的脾胃运化负担,导致脾胃虚弱。

才能更严谨地指导我们的治疗。明天给 ns 艾灸，重点在肚脐以下的部位，预期达到下肢温热，臀部汗出减少的目的。效果到底如何现在还很难说，但先把思路理顺了，相信会有好的改变。从现象来推导规律，从结果来反证理论，继续思考。（张瑞）

情绪对疾病的影响

前几天 lx 心情很好，皮损较之前变薄，颜色变淡，变化明显。最近两天心情不好，脾气大，皮损变厚，胳膊上较为明显。我分析 lx 皮损前后变化与她的情绪变化有关，故嘱家长多关注她的情绪变化，让孩子控制情绪，观察皮损变化，我在治疗时也会随时关注。

大家在住院期间都学到了很多，知道情绪对银屑病有很大影响，因此控制情绪非常重要。但是对还处于懵懂时期的小孩子来说，控制情绪很难。这个时候，家长的引导就显得特别重要了。

小孩子脾气大的原因有很多，家长首先要找对原因，其次面对发脾气的小孩子时，家长也要学会控制自己的情绪，要有足够的耐心。针对具体原因，选用适合的方法引导安慰孩子。医生只是提出建议，具体的实施主要还是要靠家长。（王慧）

对广汗法治疗体系的再认识

广汗法的目的不是出汗，而是恢复正常地出汗；不是强发其汗，而是身体恢复健康后的自然汗出；不是单

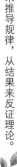

从现象来推导规律，从结果来反证理论。

纯地治疗皮损、疾病，而是恢复健康的同时，治愈皮损和疾病。

接触广汗法有五年多了，从最初认为广汗法就是解表法、发汗法，到后来听到"一滴汗出遍全身"时持怀疑态度，到再认识"一滴汗出遍全身"乃是广汗法追求的最佳状态。经历了从肯定到怀疑再到肯定的过程。认识事物都有一个由浅入深的过程，所谓怀疑与学问，只有不断地怀疑，不断地发现问题，提出问题，才能解决问题，从而提高自己的理论水平。

到张英栋主任身边学习已经有几个月了，逐渐认识到正汗对银屑患者的重要性。张主任常说，只要保持正常汗出，就算皮损当时有所加重，后面也会逐渐减轻；如果不能保持正汗，就算皮损当时减轻了，以后还会加重。就是说，要想银屑病好了不复发，就得正汗。要保持正汗状态，首先要身心健康。所以真正的治愈银屑病，不只局限于银屑病，最终达到的是身体的长治久安。所以说广汗法不光是治疗银屑病的方法，还是使人体走向健康的方法。

昨天在门诊见到一个曾住过院的患者，半月不见，他的皮损减轻了好多，由衷地为他感到高兴，因为他的治疗也曾一度不前。但是他一直保持好的心情，好的饮食、好的作息习惯。只要能够继续保持下去，那么好的不只是皮损，他的身心都会向着健康的方向前进。这也是广汗法最大的魅力所在。

一个新事物要被大众所接受，推广开来，其过程是

广汗法不光是治疗银屑病的方法，还是使人体走向健康的方法。

漫长的，道路是曲折的，但只要它是正确的，就会像星星之火，势必燎原。我突然感觉广汗法就像一棵小树，虽然现在还很稚嫩，但是正在阳光雨露中茁壮成长。

（张远志）

2016年7月14日

今天是本期沙龙的第一天。

沙龙已经举办了很多年，很多期了，每一次都在反思，总结，改进，完善。到现在，虽然模式已近成熟，但是每次通过和不同的患者近距离的接触了解，仍然会有很多新的感悟，这些感悟会体现到后面的沙龙课程中，甚至体现到今后的临床中。所以每次沙龙，不仅是学员收获满满，我也在不断地提高。

相信这次持续4天的沙龙，也同样会让患友们和我自己收获很多。

沙龙的模式和门诊以及住院病房的模式，各有侧重，作用和意义有所不同。

我们可以打个比方，沙龙相当于"广汗法"这本书的总论，而病房治疗是讲这本书的各个章节。

现在几乎不会给没有看过书的患者治疗了——感觉是在指挥没有武装、没有训练的士兵去打一场大仗。

（张英栋）

昨天分析 lx 皮损变化与情绪有关。今晨大查房，lx 精神好，心情好，家长反映皮损比以前薄很多，颜色变淡。近两天方药应用以及治疗都没改变，皮损却变化明

显，即使与情绪有关，变化就这么快？需要继续观察分析。（王慧）

2016 年 7 月 15 日

开展"医患交班会"是为了及时了解患者病情，促进医患交流，这个独特的小会是科室的一大亮点，在每日下午 05：30 按时进行，为什么说它独特呢？

首先："医患交班会"由患者轮流主持，交班会上每位患者都会围绕 15 字进行交班——"精神好不好，出汗匀不匀，皮损薄不薄"，概括一天的病情变化。

其次：患者提出问题，由主管医师进行答疑解惑。

再次：医生会围绕广汗法，对患者的衣食住行等方面进行一个知识的普及。

科室新型的医患交班模式，能让患者更深刻、更正确地学习和理解广汗法。患者是治疗疾病的主体，医生只是患者的拐棍，帮助患者走一程，后面的路需要患者扔掉拐棍自己走……"授人以鱼"，终究不能达到疗效的长远，因此作为医生我们要做的是"授人以渔"，要求患者独立掌握这些方法及技能。更要"授人以渔场"，所谓的"渔场"就是我们给患者提供一个环境来学习改变，亲自参与实践感受，能让患者更直观，准确地感受广汗法精髓，这也是住院治疗的意义所在。（李媛）

今日两个患儿病情平稳，治疗进展比较顺利。lx 全身皮损逐渐变薄，上身皮损变化明显，鳞屑减少，色偏红；下肢皮损较上肢厚、鳞屑偏多，色偏暗。患儿上身

"授人以渔场"，所谓的"渔场"就是我们给患者提供一个环境来学习改变，亲自参与实践感受。

穿着短袖，下肢长裤并套有护腿，但触摸患儿皮肤上身温热，下肢凉明显。嘱其下肢继续添加衣物保暖。据患儿病情及皮损变化，结合皮肤能量分布动态监测分析，上身热，下身凉，患儿皮损变化与体表温度密切相关。这也证实了主任治疗银屑病的理论，要保持"阳气内蒸而不骤泄"，同时要储存热量，积攒能量。皮损好比"寒冰"，热可以使"寒冰"融化，皮损才能变薄消退。（郭冉冉）

事不经过不知难。道理也是如此，对事物发展规律的深刻理解不仅要能指导自己的实践，还要能向别人来宣讲和辨析。许多道理是属于"百姓日用而不知"的，懂的人向懵懂的人讲解，对谁都是一个提高。

今天我第一次参加汗友会举办的健康沙龙，讲的是艾灸的注意事项，从直面汗友到最后超时讲完，仍意犹未尽。"广汗法"理论深邃而实用，"阳气内蒸而不骤泄"（清·尤在泾《金匮要略心典》），我用"不出汗、热、持续"来阐明其中的道理，也就是要让正常的热能收敛住，沉降住。针对汗，选穴不同，艾灸可发汗，也可止汗。针对热，艾灸本身就是一种热刺激。热势持续，对我们机体大有裨益。目前科室开展了艾条灸和隔姜灸，下一步的目标就是继续深挖这方面与科室相匹配的项目，将艾灸做成科室的特色和品牌。（张瑞）

看到银屑病科"纯中医病房，不打针，不吃药"的标识，正好解释了这几天我对工作的疑惑，为什么干的不是输液、打针、插管等治疗。做纯中医病房的护士，

"阳气内蒸而不骤泄"（清·尤在泾《金匮要略心典》），我用"不出汗、热、持续"来阐明其中的道理。

我是第一次，也同样是一头雾水，但是很有幸跟着大家一起创造先河。（李霞）

学习中医十几年，竟不会辨证，就这样浑浑噩噩的混了十几年，来到太原，跟随张英栋老师学习，才感觉到思路逐渐清晰起来。

《内经》有云：察色按脉，先别阴阳。诚为指导临床辨证的金玉之言。这八个字学中医的似乎都知道，但是临床中时时刻刻在用的又有多少。如《伤寒论》序中所说："观今之医，不念思求经旨，以演其所知；各承家技，终始顺旧。"

今日始知，阴阳之辨，当贯穿于中医学始终，是中医思维的灵魂。

其实阴阳之辨无时无刻不在。曾治疗一女患者，慢性盆腔炎两三年，体瘦，面色㿠白，纳少，时常腹胀，有时腹痛，白带色黄，质清稀。初时为医只知道有炎症必须加上清热药，结果患者服药后大便一直溏泄，后来虽将清热药减小了剂量，患者仍有便溏。然后我感觉用药方向不对，及时改为温补为主，患者服后感觉舒适，病渐向愈。

这个病例就是不辨阴阳，用药只注意到病，而看不到人的典型教训，说白了这就不是中医思维。中医看病用药须时刻运用中医思维：首先就是阴阳之辨，其次要辨到三阴三阳，最终到具体方药。如此才不致背道而驰，越走越远。

最后让我们再温习一遍《内经》中对阴阳的定义：

"阴阳者，天地之道也，万物之纲纪，变化之父母，生杀之本始，神明之府也，治病必求于本。"（张远志）

2016 年 7 月 16 日

俗话说"细节决定成败"，对疾病的治疗也是如此。在银屑病的治疗过程中不能一味地关注好的变化，而忽略一些比较细微的坏的变化，如大小便、睡眠、饮食等细节。好比 cg 用药过程中皮损减轻、瘙痒好转，能量分布逐渐均匀，能量值逐渐增高，整体变化明显。如果只追求疗效，而忽略了偶有心慌、小便量少等症状，在生麻黄逐渐加量的过程中也许会出现生命危险。因此一些特殊的细微的症状改变往往是疾病发生转归的"征兆"，所以在疾病的诊疗过程中一定不能忽略细节。只有观察细微，才能准确地把握治疗的大方向；才能决定用药及加量过程中是踩"刹车"还是踩"油门"；才能更好地规避风险，收获长远的疗效。（郭冉冉）

2016 年 7 月 18 日

下午 6 点 40 了，我结束了手头护理部的工作，来到了银屑病科的医护联合办公室，看到了一副让人感动的画面：全科的医护人员都没有下班，在张主任的带领下全部专注地伏案工作。

随着科室人员逐步进入状态，科室的病房、治疗室的改建完工，一个全新的银屑病科诞生了。（张芳）

近日对 cg 进行风险评估发现患儿发生"红皮"的风

险降低，但服药后副反应的风险增多。

患儿偶有心慌症状，可自行缓解，心率 96 次/分。小便量较前减少，色淡黄。瘙痒明显减轻，夜间未抓挠。全身皮损变薄，背部脱皮明显。

在药物加量过程中虽然患儿病情不断好转，全身能量值不断上升，但同时也出现了一些服药风险。这就需要我们权衡利弊，主任始终强调在治疗过程中一定要时刻把控风险，服用麻黄剂要谨遵"麻黄五看"，对患儿进行严密监测。心电图检查正常。

病情回顾：

1. 血细胞分析变化：

时间	白细胞 （109/L）	中性粒 （109/L）	淋巴 （109/L）	红细胞 （1012/L）	血红蛋白 （g/L）	血小板 （109/L）
2016–6–16	7.36	3.52	2.86	4.25	124	297
2016–7–05	6.65	2.65	3.19	4.26	123	281
2016–7–16	4.43	1.73	2.10	4.11	125	231

分析：对比患儿住院期间血细胞分析检测发现患儿白细胞逐渐减少，以中性粒细胞减少为主。

6–16(入院)	6–17	6–18	6–19
麻黄附子细辛汤 1 剂	麻黄附子细辛汤 2 剂	未服药	麻黄附子细辛汤 3 剂 四甲散 1 剂

血细胞分析检测发现患儿白细胞逐渐减少，以中性粒细胞减少为主。

6-20	6-21	6-22	6-23
麻黄附子细辛汤4剂 四甲散2剂	麻黄附子细辛汤5剂 四甲散3剂	麻黄附子细辛汤6剂 四甲散4剂 当归芍药散1剂	麻黄附子细辛汤6剂 四甲散5剂 当归芍药散1剂

6-24	6-25	6-26	6-27
麻黄附子细辛汤6剂 四甲散5剂 当归芍药散1剂 四逆汤1剂	麻黄附子细辛汤6剂 四甲散6剂 当归芍药散1剂 四逆汤1剂	麻黄附子细辛汤6剂 四甲散6剂 当归芍药散1剂 四逆汤1剂	麻黄附子细辛汤7剂 四甲散7剂 当归芍药散1剂 四逆汤1剂

6-28	6-29	6-30	7-1
麻黄附子细辛汤7剂 四甲散7剂 当归芍药散1剂 四逆汤1剂	麻黄附子细辛汤7剂 当归饮子1剂	麻黄附子细辛汤8剂 当归饮子1剂	麻黄附子细辛汤9剂 当归饮子1剂

7-2	7-3	7-4	7-5（出院）
增液汤1剂	增液汤1剂	增液汤1剂	大青龙汤变通 生麻黄18g 四逆汤

7-6	7-7	7-8（入院）	7-9
大青龙汤变通 生麻黄18g 四逆汤	大青龙汤变通 生麻黄18g 四逆汤	大青龙汤变通 生麻黄30g 四逆汤（门诊药）	大青龙汤变通 生麻黄30g 四逆汤（门诊药）

7–10	7–11	7–12	7–13
大青龙汤变通1.5剂 生麻黄45g 四逆汤1剂	大青龙汤变通2剂 生麻黄45g 四逆汤	大青龙汤变通2剂 生麻黄45g 四逆汤	过敏2方1剂 生麻黄30g

7–14	7–15	7–16	7–17
过敏2号方1.5剂 生麻黄45g	过敏2号方2剂 生麻黄60g 麻黄附子细辛汤1剂	过敏2号方2剂 生麻黄60g 麻黄附子细辛汤1剂	过敏2号方2剂 生麻黄60g 麻黄附子细辛汤1剂

7–18	7–19	7–20	7–21
过敏2号方2剂 麻黄附子细辛汤2剂			

2. 用药过程：

经分析：患儿服药后偶有心慌、小便量少，副作用风险增加，遂停用生麻黄，暂不加量。我们在治疗过程中应当在保证安全的情况下，再谈疗效。（郭冉冉）

今天是星期一，又是一个新的开始。一切都在有条不紊地进行中，"银屑病科"醒目闪亮的科室标识一目了然。今天下午迎来了科室彻底改革后的新入院患者，也给了我重新学习的机会。

准备入院的患者及家属来到科室后，根据科室自定的规章、制度、流程开始了他们的入院准备。首先对大家进行了入院前的考试，以此判断他们对广汗法的理解程度，这也是一种新型的健康宣教方式吧！

治疗过程中应当在保证安全的情况下，再谈疗效。

主管大夫在对患者考试试卷进行点评的同时也再次对患者的接受程度有了一个重新的认识。接着主管大夫与患者及家属会有一个小型的座谈，让患者及家属明白入院后的要求，如何配合治疗，如何看待我们的治疗，以及是否相信我们的治疗方案，只有彼此坦诚相见，才能取得好的治疗效果。

　　经过严格而有序的一系列入院前准备，也相当于给自己一个准备接受严格治疗的考核，大家就可以办理入院手续了。入院考试不是为难患者，主要目的是看看患者对广汗法的了解程度，有了一定的基础，治疗才会变得简单，才能取得更好的疗效。　（李霞）

2016 年 7 月 19 日

　　最近一直在讲中医思维的问题。

　　以人为本，肯定是对的，它是中医思维所特有的吗？

　　长治久安，也肯定是对的，但这是中医思维所特有的吗？

　　曾经把这两个词连起来，称为"以人为本，长治久安"，并且告诉大家说这是医学正确的目标。在临床上一直在强调，但是在治法的选择上还是落实得不那么清晰、明确。

　　……

　　身体有问题，我们是希望表现出来，还是希望不表现呢？

　　身体有问题，我们是希望表现在外层，还是希望表

现呢？　身体有问题，我们是希望表现出来，还是希望不表

现在里层呢？

身体有问题，我们是希望外面的屏障防御，还是希望里面的屏障防御呢？

如果得了肿瘤，出现发热、咽喉部的活跃，或者皮肤的问题，是减轻还是加重呢？

如果以皮肤的问题就诊，治疗期间出现了发热、咽喉部的活跃，是减轻还是加重呢？

如果治疗咽喉疾病，出现了发热，是减轻还是加重呢？

如果平素无病，出现发热，提示有外邪侵袭第一道屏障。

如果平素里病，出现发热，提示里面出表涉及第一道屏障。

病从无到有，从外往里，是加重。

病从里向外，由深变浅，是减轻。

同样一个症状，不放到人体的整体背景下，不放到变化的过程中，岂能看得清？

……

从临床来看，如果我们治疗银屑病，过程中出现了适度的发热，可控的咽喉部的活跃，皮损的确有明显的减轻。

把治疗疾病的对"症"治疗，转变为修复人体的外层屏障，从而减轻内层屏障的压力，不就是"以人为本、长治久安"的健康疗法吗？

理通了，广汗法体系慢慢变得规范、成熟，在治疗

治疗银屑病，过程中出现了适度的发热，可控的咽喉部的活跃，皮损的确有明显的减轻。

银屑病的战役中取得胜利之后。我们一定会去帮助那些第四道屏障压力很大的人们。（张英栋）

今晨查房 cg 小朋友昨天晚上吃猕猴桃后出现腹痛腹泻，大便 2 次，稀溏，整体状况很受影响。妈妈说："平时都挺注意的，就是昨天晚上孩子看见猕猴桃嘴馋的不行，就让她吃了一点。"在治疗过程中，患儿病情日趋好转，遂放松警惕，食生冷水果，但患儿整体是偏阴偏寒的体质，一旦饮食生冷，身体就会发出排斥警戒，出现腹痛腹泻。因此这也提示大家，平素饮食不要逆身体而为之，不能掉以轻心，一定要注意调护。（郭冉冉）

先描述一下今天太原的天气，雨不是下，是在往下倒，就像网络上描述的太原已经变成"海的港湾"，"滴滴打车"变成了"滴滴打船"。今天跟主任出门诊学习。早上查完房就不早了，想着门诊还有 50 多个患者等候，一刻也不敢耽误。从住院部到门诊原本 15 分钟的路程走得却是如此艰难……

来到门诊大家都成了"落汤鸡"，顶着湿漉漉的头发，穿着能拧出水的白衣，套着被水淹没的鞋子，在这种潮湿冰冷的状态下开始了我们的门诊。瓢泼的大雨阻挡不了我们，同样也阻碍不了天南地北渴望健康，寻找良医的患者。一上午主任不停地给患者看病……大多数患者如约而至，只有少部分患者因为暴雨迟到了，但主任耐心地等他们到来，给予诊治。这个状态从早上 9 点一直持续到中午 1 点半，雨水淋湿的衣服已被身体暖干，脚被泡成了白色，皱巴巴的……但想想我们一上午为这么多患者解决身体难题，心里还是美美的。

在这些患者当中，有很多熟悉的面孔，其中有两位印象最深。ly是个小孩，经过两次系统的住院治疗。第一次入院时，我还在负责留资料的工作，所以对他的皮损情况有跟进记录，给我的印象是全身满布鳞屑。今天在门诊看到他，完全看不到任何皮损，完全就是正常人的皮肤，只是头皮里留有少许，就像主任说的"这个小尾巴是在监督你"。还有一个成年叔叔zz，他也经过两次系统的住院治疗。清楚地记得他第一次住院时的沉默寡言，偶有暴躁情绪。而第二次住院，情绪和病情都有了变化，开始和我们开玩笑了。今天在门诊看到他，皮损基本都消退了，自诉一切稳定正常。我看到的是前后的变化，瞬间感觉像变魔术。当大家一点点感受自己的变化，那就是见证奇迹的过程。这个门诊也改变了我的固有看法，原来门诊不止看病，更多的是在做维护健康的宣教。

第一次跟门诊，只能看到表浅的"象"。广汗法的"理"需要日积月累，慢慢学习。好吧，给自己加油吧！（李霞）

麻黄

《本经》：味苦温。主中风伤寒，头痛温疟，发表，出汗，去邪热气，治咳逆上气，除寒热，破症坚积聚。一名龙沙。

《别录》：微温，无毒。主治五脏邪气，缓急，风胁

头皮里留有少许，就像主任说的『这个小尾巴是在监督你』。

痛，字乳余疾，止好唾，通腠理，疏伤寒头痛，解肌，泄邪恶气，消赤黑斑毒，不可久服，令人虚。

《本经》和《别录》把麻黄均列为下品，说明麻黄为攻邪救急之品，《别录》特别提出"不可久服，令人虚"。

张英栋主任提出对于患者服药，可采取用药后不效"踩油门"，得效后"踩刹车"的原则。也就是开始用药后可适当逐渐加量的原则，中医历来有"以知为度"的服法，待到患者"知"时，则应迅速减量或停药。

关于麻黄剂的应用，张老师在《银屑病经方治疗心法：我对"给邪出路"的临证探索》一书中有详细论述。

其中引用李心机教授之语"用麻黄者以麻黄发其阳故也，不用麻黄者，亦因麻黄发其阳故也"。刘渡舟教授亦在其《伤寒论临证指要》中提到："下虚之人误用小青龙汤，才出现了拔肾根，动冲气的种种后果。"《金匮要略·饮咳嗽病脉证并治》中也有表述："麻黄发其阳故也。"

张老师在临床上运用麻黄时提出观察的五个方面：1. 睡眠的好坏；2. 小便的多少；3. 心慌的有无；4. 饮食的表现；5. 出汗的变化。运用麻黄时如果有以上五种情况的变化，就要引起注意，适当减量或停药观察。

昨日有一患者在服用麻黄增量时，查血常规，白细胞呈下降趋势，其中主要是中性粒细胞减少，这是不是"发其阳，拔其肾根"的结果呢？中医有肾主骨生髓，又有精血同源之说，这样是不是能把中医的治疗和生化检查结合起来呢？

在应用麻黄剂或增量时，除了观察五个方面的变化，还要加上生化方面的变化，这也体现了张老师做银屑病纯中医病房的意义。（张远志）

2016 年 7 月 20 日

对桂枝去桂加茯苓白术汤的思考

加茯苓、白术之意为利小便，方后注"小便利则愈"可为佐证。

茯苓、白术的作用为利小便，反过来说，利小便就加茯苓白术。对否？

去桂加茯苓白术作用为利小便，反过来说，利小便就不能用桂。对否？

叶天士在《温热论》中说："通阳不在温，而在利小便"，提示利（水气）小便的方法，可以畅达三焦，宣通阳气。

如果逆向思考，把叶天士的这句话改为"小便不在利，关键在通阳"，对否？临床意义在哪里？

实质上是核心病机的问题。

核心病机在水气不利，则"通阳不在温，而在利小便"是正确的。

核心病机在阳气不用，则"小便不在利，关键在通阳"是正确的。

后者在《伤寒论》中有对应的描述吗？有的。174

条的桂枝附子汤，桂枝附子去桂加白术汤使用有一方二法，"此本一方二法：以大便硬，小便自利，去桂也；以大便不硬，小便不利，当加桂"。明确写道"小便不利，当加桂"。

同样是小便不利，一者为桂枝去桂加茯苓白术，一者为桂枝附子汤用桂不用术，前者是水气不利为主要矛盾；后者是"风湿相抟"阻遏阳气。前者可以体现"通阳不在温，而在利小便"，后者可以体现"小便不在利，关键在通阳"。

两句话虽然不同，貌似针锋相对，但都是对的。

用的地方不对，才会出错。

错的不是句子，而是理解句子的人。

句子是死的，中医的思维是活的。

"活泼泼地"似乎是叶天士的原话。

中医是"活泼泼地"，千万不可死于句下。

那有没有这种情况——既利小便，又需要同时通阳呢（茯苓、白术、桂枝同时使用）？也有的，我们继续思考——以《伤寒论》为框架，在临床中找线索、求落实。（张英栋）

cg 前几日在服用麻黄剂逐渐加量期间，出现心慌，遂抓住当前主症，调整治疗方案，由原来的关注汗出，促其发汗，加速转阳速度，转变为关注心慌。改变治疗方案后，服药后副反应风险逐渐减少。这也提示大家在治病时要抓主症，不能急于求成，有时候要停下脚步，驻足思考一下当前最主要的是什么？治疗重点是什么？

再确定如何走下面的路。

银屑病病情复杂，在把控大局的同时，需要分阶段治疗，确定每个阶段要解决的问题，也就是我们要抓的主症，分析矛盾的主要方面，一一击破，才能取得最终的胜利。治病如此，人生亦如此，只有在走走停停，兜兜转转之后，才会于柳暗花明处，找到前行的方向。（郭冉冉）

"广汗法"的思路是汗，而治疗的时候经常要求不出汗。

许多汗友在看了主任的书后来住院治疗，一说到汗只知道应该正常出汗，不知道夏季治疗时的要求是不出汗；只知应该控汗，却不知道如何使用生活处方来调节出汗。结果许多人是稀里糊涂地看书，稀里糊涂地入院。

古代的丹道学派讲到"天地大宇宙，人生小宇宙""人身之中自有大药"。现在的医疗中往往忽视环境中的人体，患者被长期的固有医疗思维和社会风气引导，导致最后医患之间经常是"只见疾病，不见人体；只见人体，不见环境"。"广汗法"的角度恰恰与其相反，要求患者在各种环境中调节自身状态。主任经常强调，患者汗出的改变，除了需要考虑药与治疗的作用，天地之间的大环境也起着很重要的作用。每次向患者讲到银屑病治疗，患者出七分力，大夫出三分力。这七分力使到什么地方，现在想想，除了心念的转变、对银屑病与健康之间关系的认识，还有重要的一点就是要学会看到在大环境下的人体，让个体自觉地随着大环境的变化做自我调整，做到"如人饮水，冷暖自知"。这就是我们环境处方的思路。

时来天地皆同力。最近太原一直在下雨，气温也不高，于这三伏天里已经是颇为清凉的享受了。住院部的患者们汗出状态也在这个环境下变得较好。这个阶段正是我们容易"借力发力"的时候，期望在我们的共同努力下每个患者都有好的变化。（张瑞）

最近很多患者都反映治疗时上半身出汗多，不好控制。

对于如何"控汗"，我想了很久，在主任的解惑下，茅塞顿开。一直以来我关注的重点都在"控"这个字上，思考的也是出汗之后如何能控制汗少，做到微汗，从没有想过换个角度去思考。老师一直强调要想微汗，首先要做到"热而无汗"，即全身热且不出汗（大汗）。

对于容易出汗的情况：先不出汗，再控制少出汗，最后达到遍身微汗的效果。

对于不易出汗的情况，出汗的程序是：先能出，再少出，终均匀。也就是说先让他能出汗，再控制少出汗，最后达到遍身微汗的目的。反过来想一下，那我们"控汗"的程序是不是先不出，再少出，终均匀呢（身体热的基础上）？如何让容易出汗的患者做到不出汗，少出汗呢？这就需要对每种治疗观察记录并分析，提供精准的数据，才能做到有效的"控汗"，才能离微汗更近一步。（王慧）

今天，张老师提到有一个银屑患者经过一个多月的治疗，不仅银屑病减轻了，而且体重也减了，由原来的95kg减到现在的86kg。且感觉精神很好，吃的饭少了，脑袋反而比原来更清晰了。

在临床治疗中，张老师经常让患者少吃饭，原则是不饿则不吃，能吃则减半。开始我们还不理解，私下里直嘀咕。张老师给我们的解释是，现代社会物质生活丰富，是不会饿出人命的，大都是吃得太多、太好。想想也是，物欲横流的社会，高血压、糖尿病、冠心病、痛风等各种慢性病，还不都是吃出来的。在解放初期，这些病并不多见，现在物质生活丰富了，但是健康理念却没有跟上。吃得太多、太好，活动得太少，所以肥胖人口不断增加。

《内经》有云："清气在下……浊气在上……"人的身体消化吸收机能靠的是脾胃升降功能，脾能升清，胃能降浊，则人体正常。现代社会生活不规律，贪凉饮冷，暴饮暴食，致使脾胃功能受损。加之人们又不注意节食，日出而作，日落而息的规律很容易被打破，脾胃随之受伤，再加饮食又无度，自然会使中焦壅堵，令清阳不升，浊阴不降，继而出现头脑不清、头昏、头晕、泄泻、便秘等症状。

壅堵是核心病机，就像我们的首都，因不合理规划车辆使用，结果变成了"首堵"；没有建成完备的排水系统，一下大雨、暴雨，就会出现全民看海的现象。看来疏通和恢复秩序是治疗的大思路。（张远志）

2016 年 7 月 21 日

雨后初霁,工作紧张而有序地进行,今天下午来自深圳的一对父子经过考试、沟通、谈话等一系列流程后顺利办理入院,迎来了实录以来我的第三个"小"患者,一个 16 岁的男孩,透着少许的叛逆与深沉。患病 7 年,病情时轻时重,接触交谈中可以看出家长急迫的心情,"可怜天下父母心",每位父母都希望自己的儿女能够健康幸福。交代了一些住院期间应该遵守的规章制度和注意事项后,家长说了一句"有你们我就放心了",寓意深长,希望在住院期间能够通过医患合作,取得满意的疗效。(郭冉冉)

进入科室立马就要有 4 个月了,算起来一年中三分之一的时间已经过去了,不过我在这段时间的收获却是满满的。

还记得刚到科室的时候,王慧每天为患者答疑,郭冉冉每天加班写病历,我那时则是带着一身的艾烟味儿上下班。每周二、四的大查房都是听主任深入浅出讲解"广汗法"的好机会,而周二下午的科室学习让我对纯中医治疗理念和系统了解得更深入了。从银屑病科成立到现在半年过去了,从我入科到现在四个月过去了,短短的时间里我们人员就配备齐全了,办公环境改善了,治疗处置更加规范并人性化了……这一系列的改变预示着我们的"广汗法"事业在步入正轨后已经开始要高速地前进了。

还记得第一次接触银屑病患者时他们身上的皮损让

我感觉到触目惊心，面对这些我心中一直在疑惑：纯中医病房和"广汗法"能治这个病？后来事实证明，"广汗法"治疗银屑病是经得起临床验证的！从中我对应用中医思维来治疗疾病有了更明确的认知；对"疾病-人体-环境"的整体思维有了初步的轮廓，并且在大家共同努力下不断完善；对患者本身的自愈能力有了深刻理解，对每一位患者的治疗也有了充足的信心；在经方理论和治疗思路上，在主任的不断启发和教导下已经初步有了自己的思路……收获很多，让我每天不断地处于充电的状态，而我们的科室也一步步在壮大，在成熟。（张瑞）

今天跟随老师出门诊，我学到了很多东西，尤其是老师那句"中医，是保留人体的正常功能，尊重人体的整体性。中医，治的是人，不是病"。老祖宗的东西，从来都是"以人为本"。

回想当初，带着对未来的憧憬，我来到了银屑病纯中医病房，在这里我接触到了最安全、最绿色、最有效，对人体健康最有益的方法——广汗法。

从刚来的手足无措，对中医知识，中医治疗什么都不懂，到现在每天安排指导患者治疗，短短的四个月，我见证了科室的发展，从当初的不完善到现在的设备齐全，科室的每个人都付出了艰辛的努力。在这期间，我学到了很多，也成长了很多，自己的生活也变得充实了起来。

我相信，在各位老师的带领下，在团队每个成员的

『中医，是保留人体的正常功能，尊重人体的整体性。中医，治的是人，不是病』。

努力下，我们的科室将会发展得越来越好。（王慧）

在银屑病纯中医病房学习的过程中，张老师经常提到要还医学本来的面目。

今天在门诊上，有一个小患者，因为扁桃体肿大，辗转三家医院，结果医生都说需要摘除扁桃体。医学发展到今天，竟然是哪儿病就去除哪儿，殊不知扁桃体在人体起着重要的作用。就像阑尾，现代医学也认为它对人体是有作用的，不应轻易切除。可是现在切除阑尾，切除扁桃体，切除胆囊，切除子宫者比比皆是，人们在说这些时，还颇有种住过院、动过刀的自豪感。这些器官一旦切除，它们的作用将无可替代，自然会影响到人的生长发育以及生活。

治病首先要以尽量不伤害为底线，再就是治疗中尽量少地干预人体正常机能，其中最重要一点就是顺势而为。只有顺应自然，顺应人体的机能，适当地给病邪以出路，才能做到不伤害。

广汗法的治疗正是以不伤害为原则，注重人体自愈，注重人与自然的和谐。张老师经常对患者说，我可能给你治不好，但肯定给你治不坏。这正是以人为本的思想，也应该是每个医生的底线。观当今之医疗，有多少人是被治坏了，病越治越多，甚至最后钱也花了，人也没了。

前几日接一患者，患风湿性关节炎两年，凭借化验检查和临床症状已经能够确诊，关节既肿且痛，影响活动。因腕关节有一腱鞘囊肿，外科医生看后建议患者切除。患风湿性关节炎已经很痛苦了，医生无视患者的痛苦，说关节痛可能是囊肿引起，结果切除囊肿后，在腕关节处留下长长的疤痕，关节肿痛却并未减轻。像这种伤害性的过度医疗，在基层普遍存在。长此以往，医学恐怕要偏离正常的轨道。

所以在当今医疗环境体制下，我们要振臂高呼，还医学本来面目！（张远志）

2016 年 7 月 22 日

锦旗·警旗

走进科室，首先映入眼帘的是一面面鲜红的锦旗，有现在的，也有过去的……虽然每面旗子上只有简短的几句话语，但这是对疗效的见证，是对广汗法的肯定，是对主任精湛医术的赞同，是对科室所有成员的信任，锦旗在告诉我们广汗法治疗银屑病是正确的。

锦旗安静地挂在墙上，就像等待阅读的一本书，看到上面的署名就会想起主任当时给他们治病时的情形，每一面锦旗都诉说着一段耐人寻味的故事。每天看着它们心中就充满了信心和力量，一方面是对主任的敬佩，另一方面是对自己的激励。机缘巧合之下，我接触到了银屑病，接触到了广汗法，认识了张英栋老师，成为广汗法研究工作室的一员，很荣幸能跟着各位老师学习进步。

锦旗也是"警旗"，面对感激与赞同，我们没有理由骄傲，因为我们还存在着许多不足；没有理由沾沾自喜，

往，医学恐怕要偏离正常的轨道。这种伤害性的过度医疗，在基层普遍存在。长此以

因为我们的队伍还不够强大。它们不仅是荣誉的象征，更承载一种责任与压力。在我们困惑时，给我们指引着方向；在我们困倦时，给我们奋起的力量；在我们想放弃时，坚定我们奋起的信念，激励着我们只许前进不许后退。因为我们始终秉承着以患者为中心，以健康为目标，做精品中医，理性中医，科学中医。

我们披星戴月，只为当初的那一点点坚守；我们矢志不渝，只求广汗法能够广施天下人。就像主任说的："广汗法是绿色的健康疗法，不输液不打针，通过运动达到正汗以愈病，我们做的是一件伟大的事，是造福人类的事。"让广汗法走出太原，走出山西，走出中国，走向世界，每位患者都是我们的引领者，我们有信心，因为有你们的信任和支持。

闻其道，术专攻，存仁心，正医魂……谨记使命，不忘初心，发扬中医，无愧锦旗，服务患者。　（郭冉冉）

来到银屑病科学习将近四个月了，见证了科室一步一个脚印的发展过程，从开始的一部电脑、两三个人，到现在宽敞明亮的大办公室，十几个人的团队，确实不可同日而语。这个科室正在逐步走向规范。

在患者中有很多儿童，曾有患儿在治疗初期身体汗多，难控制，夜间睡觉特别不安稳，甚至惊叫。在对患儿治疗的讨论过程中，我们都考虑是缺钙的问题，建议应该给孩子补钙。张老师说这是中医治疗吗？在中医治疗中哪有什么缺钙、缺铁，补钙、补铁，那都是人体功能失调的结果。

中医治疗中哪有什么缺钙、缺铁，补钙、补铁，那都是人体功能失调的结果。

这个患儿，因为一年前患病毒性疾病，伤了心阳，从此出汗过多，睡眠中惊悸等。于是给她用了温心阳，镇心神的桂枝甘草龙骨牡蛎汤，服药后这些症状逐渐恢复正常。

在基层医疗工作十几年，我也曾怀疑中医能否治疗缺钙的问题，现在社会上风行补钙、补铁，小到每个药店、诊所的宣传，大到各大电视台的广告，补钙宣传铺天盖地。因为缺什么补什么，这是人们非常容易、也乐于接受的。

还有，我在亲人住院陪床的时候，有个老年患者，胃有毛病，住院一段时间，出现了严重贫血的状况，精神一日不如一日，然后医院给他输了一袋血，马上患者就精神起来了。可是过了没多少时日，人又开始萎靡，就又输血。我当时就想，这样的治疗根本解决不了问题，他贫血肯定是因为自己的造血机能出现了问题，我记得当时他的骨髓象检查并没有问题，那可能就是他的胃病导致了消化吸收障碍。医院不去从病因治疗，只是一味地见症治症，输了血，人马上精神，可是输入的血细胞很快就老化，凋亡了。这样下去劳民伤财，那些献血者贡献的宝贵血液是用来抢救危在旦夕的生命的，大量用在这些慢性病患者身上，显得过于浪费。

说来说去，其实都是思维的问题，我们无法改变西医的治疗模式和方法，但是作为中医，在治疗疾病时，不能头痛医头，脚痛医脚。要时刻以中医思维为指导，才能不断提高临床疗效。（张远志）

作为中医，在治疗疾病时，不能头痛医头，脚痛医脚。要时刻以中医思维为指导，才能不断提高临床疗效。

2016 年 7 月 23 日

又是凌晨就醒了，2 点多。压力是实实在在的。

对于广汗法的疗效，我现在是很有信心的；对于住院患者应该采取的方案，虽因人而异，虽也有挑战，但我很有信心；对于中医的学习和研究，那是我的事业和追求，也是我的兴趣和爱好，也许穷尽一生也只能望其一二，但，我乐此好此而不疲。

现在让我焦虑的是科室的管理和发展。

对于管理，我是个门外汉。如果可以，我宁愿只专心于中医的学习、研究、运用，致力于为深受病痛折磨的患者带来希望和光明，为他们解除痛苦。但是，个人的力量太渺小了，我能帮助的患者极其有限，而需要帮助的患者又无计其数。我希望有更多的医生了解广汗法，使用广汗法。我希望有更多的患者能更方便的接触到广汗法，受益于广汗法。这就必须使广汗法的治疗体系具有可复制性。

现在的纯中医病房是治疗可复制的起点和试点……

困难有很多……早上到病房，一个大夫腹泻肚子疼后遗症，一个腹泻肚子痛进行时。看着大家这个样子，我不忍心太严厉了。

可是，科室管理不严，会造成恶性循环，如何做"精品中医"？

中医是"奉亲养老"之学，作为大夫，身体不好，首先对不起自己所学的中医。中医医生应该做健康的榜样、领路人。这也是我一直努力建造一个可靠的中医治疗体系的动力。做一件自己真正深信的事，才会有持久的动力。

中午，微信"汗友会"群聊的几条消息让我感动了。实际上真正打动自己的是自己的付出被认可。

先看到两副点缀成小动物的两个住院孩子的合影。孩子本该更愉快地度过童年，可是由于自己没有理性地"养育"自己，得了病，是不幸的；但是经过很多错误的治疗后，找到了我们纯中医病房，又是幸运的。我们有责任让她们的童年更健康、快乐，以至于一生……

下面是群里患者家属以及患者的留言摘录：

"有些伤感、更是幸运，快乐宝贝们，祝你们永远这么快乐，更要记住这份来之不易的健康路和难得的友谊。"

"有那么一天，我们能大声地说出，我们只是那个时候《汗出障碍》啦！"

"能代表大家的心声来感谢那么多默默奉献的医护人员和志愿者吗？"

"祝愿广汗法带给孩子们一辈子的健康。"

"一个孩子代表一个家庭的未来，决定着一个家的幸福指数，祖国的未来！主任有多伟大！团队要多么坚强哦！"

"是，孩子是一个家庭的希望，为了健康，我们一起加油！"

"在这里，我也要发自内心的感谢咱们亲爱的、敬爱的、最最可爱的人张主任，是他的废寝忘食辛勤付出，

『一个孩子代表一个家庭的未来，决定着一个家的幸福指数。』

刻苦钻研努力进取，开拓出了我们的广汗之路，让我们在这条道路上获得了健康！我代表所有患友们谢谢张主任：张老师！谢谢您！"

……

感谢大家，给了我动力、信心和勇气。人是需要不断地被打气的。为了这些可爱的患者，无论前面有什么困难，我还是会坚定地走下去。

广汗法由于有了这些孩子和家长的信任、期待，而更持久地前进！——（张英栋）

需要监测化验检查的情况有：

1. 用药过程中有超量的。

2. 用药过程中渐加量的。

3. 用药过程中有配伍禁忌的。

4. 服药后有特殊反应的。

5. 患者病情有特殊变化的。

6. 离上次化验检查超过十天的患者。

以上六种情况需要我们予以关注，本着对患者负责，对自己负责，对科研负责的态度，尽最大的努力做好每一件事情！（李媛）

主症

今日对"主症"有了新的认识，主症简单来说就是"紧急、重要、突破口"。"紧急"不难理解，就是患者现在急需解决或患者存在的风险等症状；"重要"就是当前阶段患者所表现出来的重要的临床症状，关系到患

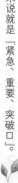

主症简单来说就是『紧急、重要、突破口』。

者当前阶段的整个治疗方案；"突破口"就是在所有临床症状都不明显的情况下，结合患者病机，为治疗找到一个突破口，从这一点着手，以点带线，以线带面，将患者复杂的病情理出条理。

抓住主症，可以从复杂的矛盾中找出主要矛盾，即使患者病情复杂也可从容不迫地解决其主要矛盾，解决完一个主要矛盾，下一个次要矛盾又会变为主要矛盾，难啃的骨头会逐一被解决，患者的病情自然也会好转，最终达到"根治不复发"的目的。

结合患者的情况，不难发现，在复杂的病情下，只要抓住主症，问题会迎刃而解。tsn下腹疼痛，大便稀，前胸后背出汗较前无变化，小便次数、量较前无变化，小腿部、大腿外侧皮损痒较前加重，一般情况良好。在所有的临床症状中，"下腹痛"最为紧急、重要，解决了腹痛的问题后我们才能进行下一阶段的治疗，才能为治疗银屑病打下坚实的基础。lm也是如此，临床症状较多但不明显，以"腋下出汗多"为突破口，抽丝剥茧，有层次地去治疗。（单增天）

2016 年 7 月 25 日

今天参加入院考试的有三个人。辽宁的 wbv，重庆的 lc，还有内蒙古的 djv。

前两个终于通过了。第三个是来自内蒙古满洲里的 djv，还是没有通过。她妈妈在那里伤心地哭。

很多患者都是考了几次才入院的。

抓住主症，可以从复杂的矛盾中找出主要矛盾，即使患者病情复杂也可从容不迫地解决其主要矛盾，为了患友有更好的疗效，我们制订了"宁缺毋滥"的收治策略。只有合格的患者，才会严格地执行医嘱。有人提议培养合格的患者，但这需要在合格的患者住院疗效已经铁板钉钉后才能试行。

　　也许有更好的方式解决让住院患者疗效最好的问题。但是目前除了考试，还没有想出更好的方案。

　　也许有更好的方式解决"立足长效求速效"的问题，但是目前除了住院综合治疗，还没想出更好的方案。

　　最终以物理方法代替化学方法，是我们的目标。

　　以更轻松愉悦的方式接受广汗法的教育，"寓教于乐"也是我们的目标。

　　化被动为主动。

　　督导为辅，在快乐、享受中治疗。学习为主。

　　需要思考的还有很多，慢慢来，慢慢来，等着那些美妙的方案浮出水面。也希望有更多的人主动出主意想办法。（张英栋）

扁桃体与银屑病的关系

　　临床上在采集病史和询问发病过程的时候，会发现许多患者在发病前均有发热和"扁桃体炎"的症状和经历，有的甚至是扁桃体反复发病导致的。经过临床长期反复观察，发现许多患者都有过这样的经历，于是这就引起了我们的关注和思考："扁桃体炎"和"银屑病"之间到底存在着什么样的关系？两者有没有必然联系？作为一名中医儿科专业的医生，由于专业倾向，对小儿

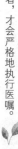

只有合格的患者，才会严格地执行医嘱。

扁桃体及咽喉部的情况变化还是比较关注，因为小儿多患肺系疾病，咽喉的变化对判断病情和诊断疾病起着关键作用，于是我们就用手机拍照，搜集资料，对比发现以下几点规律：

1. 银屑病患儿的发病多继发于"扁桃体炎"之后，"扁桃体炎"发作可加重皮损变化。

2. 基本所有银屑病患儿都伴有不同程度的扁桃体肿大和咽后壁滤泡。

3. 咽部情况和皮损阴阳有关联。

4. 治疗过程中针对咽部症状治疗，银屑病可得到缓解。

5. 在银屑病的治疗过程中，咽部症状也会跟随变化。

以上几点仅是临床上的一些发现和设想。是否正确，还需要更多资料的支持，完善理论依据。根据以上几点推论，在临床工作中要完成以下工作：

1. 住院患者的病史采集及影像资料需要留存。

2. 统计扁桃体炎与银屑病相关性数据。

3. 总结监测住院期间患儿用药治疗及咽部变化情况，自身前后做对比。

4. 结合咽部、红外热像及皮损变化，寻找三者之间的联系及规律。

5. 为临床治疗提供理论依据。

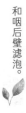

基本所有银屑病患儿都伴有不同程度的扁桃体肿大和咽后壁滤泡。

附：

病史采集表

姓名	性别	年龄		病史		住院号	
首次发病因素							
爆发及加重因素							
发病前有无发热或扁桃体炎	无			有			
爆发及加重前有无发热或扁桃体炎病史	无			有			
是否经常患扁桃体炎	无	偶尔			经常		
咽部现状	颜色	淡红	鲜红		暗红		
	充血	无		有			
	扁桃体肿大	无	Ⅰ度	Ⅱ度		Ⅲ度	
	脓点及脓性分泌物	无	少量		大量		
	咽后壁滤泡	无	少量		大量		

（郭冉冉）

广汗法的治疗体系分为两大块，一块是方药应用，另一块是生活方式调整。就是说医生治疗用药是一方面，而患者改变自己之前错误的生活方式和习惯是另一方面。有的患者可能认为医生是起主导作用的，生病了，找医生看病，医生开了药，我吃了，病就该好。但在广汗法治疗体系中，这种认识是错误的。

广汗法治疗体系强调：

1. 患者懂得越多，医生治得越好。

2. 患者到最后能成为自己的医生，才能最终根治。

3. 医生不是开药的，是教会患者健康生活的教练。

（王慧）

对于小青龙汤一直抱有偏见：一是对麻黄剂有所畏惧，二是认为需要找到感冒、恶寒、流清涕、咳吐稀白痰的老年人才能用。跟张老师学习后才知道小青龙汤适应范围极广。我考虑这跟社会大环境有关系，现代人喜欢贪凉饮冷，有很多人由于工作关系，见阳光很少，体质上偏阴寒者众，偏阳热者寡。小青龙汤是总体偏温的方剂，水饮得温则行，得寒则凝。《金匮要略》中有云："病痰饮者，当以温药和之。"有痰饮者，本就当用温药来治，何况对于阴寒体质者，更应如此。

近来治一四十多岁女患者，数月前经闭，服温经汤数十剂，月经恢复正常，月前由于咳嗽三十余天，医院诊断为过敏性咳嗽，前来求诊，观患者身体情况良好，除干咳、少痰、夜里较重外，无其他不适。舌淡红，苔白，脉弦缓处以五剂小青龙汤加桔梗、陈皮，服完后症状减轻；二诊麻黄减量又服五剂；三诊本打算以苓桂五味姜辛夏杏汤收功，不料却未痊愈，服后竟不效，于是又按二诊方开五剂，遂痊愈。

患者从前无过敏史，咳嗽三十余天，西医治疗未愈，诊为过敏性咳嗽，是否过于草率？过敏性咳嗽就是变异性哮喘，不应轻易给人扣上这顶帽子。但是从治疗看，小青龙汤的治疗效果还是很满意的。

张老师在治疗银屑病时也经常用到小青龙汤，这说明不管什么病，只要符合病机，就可应用小青龙汤。

（张远志）

《金匮要略》中有云："病痰饮者，当以温药和之。"

2016 年 7 月 26 日

一大早就在科室微信群里提出"全层次辨证，全方位治疗，抓主症突破，求长远疗效"。

上午在门诊一时兴起给大家剖析了我对小柴胡汤核心功效的认识——"下"。

上午门诊有来自美国加利福尼亚的华人，有来自香港的华人……

下午一上班有外省的 9 岁患者及陪侍人考试没有通过。

下午 9 个头的汗出状态动态监测仪的工程机从北京到我科，明天开始投入试用。

下午医患交班会情况很多，小单讲了"如何理性对待发热"。

晚上科室全体成员为了迎接实录最后的冲刺同饮温酒 3 斤，之后唱歌。大家释放了工作中的压力，准备更好地投入新的工作。

实录就是做个有心人，不让每一天成为空白。（张英栋）

「全层次辨证，全方位治疗，抓主症突破，求长远疗效」。

寄患者

一个个疹点长在皮肤上，

不敢将美丽绽放，

身上的皮损，

像丢不掉的朋友，

赶不走的亲人，
黏着我们，伴随着我们，只能无奈地接受。

虽然它不传染，
但总令人恐惧，
嫌弃歧视的眼神，
躲避远离的身影，
深深地刺痛着我们的心，
不知与何人诉说……

亲爱的，
你有多少时日，
一直在痛苦中挣扎，
走在黑暗的求医路上，
不曾抬头，
看看明媚的阳光……

有多少惆怅苦楚，
剪不断，理还乱，
在脑海中盘旋盘旋……

有多少闲言碎语，
假装听不见，不在乎，
却一直在耳边萦绕萦绕……

实录就是做个有心人，不让每一天成为空白。

278

有多少期待渴望，

一次次，被深深打击，

在心底埋藏埋藏……

挣扎过、相信过，

失败过、放弃过……

满怀期望，又充满失望，

疾病把我们折磨得遍体鳞伤，筋疲力尽。

但我们仍要坚强，

永不言弃，

调整心情，

顺时起居，

合理饮食，

接受基因，

改变素因，

切断诱因，

局部汗出障碍终会恢复，

整体健康终会到来。（郭冉冉）

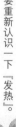

　　早上交班时大夫提到患者发热，未用药干预，后自行降温，且咽后壁情况好转，皮损颜色变浅。看来需要重新认识一下"发热"。

　　在我没接触"广汗法"之前，也一直认为只要发热，就需要适量用药，而广汗法却鼓励适度发热，或者说诱导适度发热。

《银屑病广汗法治疗心路》上讲："发热从本质上来说是人体正邪交争的外在表现。如果正气不足的话，是很难发热的，或者说是很难发高热的。而没有邪气，人体也是不会发动正气抗邪而表现为发热的。如果人体在发动正气发热抗邪，希望把邪气清除……"这里所说的发热，是机体内的正气积攒到一定程度，可以与邪争，自然而然地发热。主任查房时一再强调"发热"不是病，而是一个症状。"发热"只是在提醒大家身体健康出了问题，它是机体免疫功能正常的一种表现。这里所说的"发热"有一个范围——安全、自身能耐受。发热后要适当饮温水，注意休息。在适当的范围内发热不建议使用任何降温手段，物理降温也不用。 （李霞）

今天第一次随主任出门诊，在那里我见到了来自全国各地的患者，如四川，湖南、香港等地。令我最惊讶的就是还有来自美国的，可想而知，"广汗法"已经得到了很多人的关注与认可。

最初听到这名词，都不知道这是做什么的，和我们治的这个病又有什么关系，经过这段时间的学习了解，知道广汗法是以正常出汗为目的的所有方法的统称。广汗法更多强调目标，以正常出汗为标准，来验证身体健康的变化。

今天有一位患者的妈妈怀着特别激动的心情来找主任，说她孩子身上的皮损已经好了70%，是通过广汗法自愈的。这让我对广汗法更加坚信不疑，瞬间我感觉好

神奇呀！随后，我们将孩子的资料进行了留存。（赵娜）

2016 年 7 月 27 日

今日新收入院一位内蒙古的 00 后患者 dz，前两日与患者有过一些接触，当时感觉她比较叛逆，说话大大咧咧，给我的感觉很不舒服。总觉得她在住院期间沟通会比较困难，更不要说配合治疗了。但今日得知其中的一些细节：dz 的母亲谎称来太原只是看张英栋主任门诊，并未透露在此住院治疗。得知此消息，联想到患者当时的言行举止，我对其看法有了转变。于是，我决定先与其沟通，之后再考虑其是否住院治疗。但与 dz 沟通之前先与其母亲单独聊了一会，从其母亲口中得知，dz 性格外向，说话直截了当，有时候可能叫人无法接受。了解 dz 的情况之后再与其聊天沟通，发现之前对她的印象是错误的。dz 性格开朗，对疾病保持乐观的心态，之前的行为都是基于对其母亲欺骗后的反应，后来自己冷静想想母亲也是迫不得已，自己也认识到应该在暑假期间住院接受"广汗法"治疗的必要性。

这件事对我触动很大，与患者沟通时我们往往只凭第一印象，推断患者入院后是否配合治疗是片面的，因为有些患者另有隐情，这需要我们进一步深入了解患者情况，还患者"本来面目"。（单增天）

电脑故障可以分为两部分，硬件故障和软件故障。软件故障远比硬件故障出现的概率大。

其实人也一样，西医的检查（主要是仪器检查）多

软件故障远比硬件故障出现的概率大。
电脑故障可以分为两部分，硬件故障和软件故障。

针对的是人的硬件系统，硬件系统没问题不等于没病。我们在临床中经常见到患者很难受，但是医院却没有检查出病来。这时西医就无能为力了，有的患者还会辗转多处，寻找更好的仪器，做更好的检查。这种情况就相当于电脑的软件故障。

遇到这种情况，很多患者最后会无奈地找到中医，不管是软件还是硬件的故障都是人身体平衡失调的结果。患病必有患病的原因，西医是针对结果治疗，比如身上长了肿块，西医用手术切除；而中医是针对病因治疗，试想，只切除了肿块，那么为什么会长这个肿块？没有改变肿块的生长环境，它依然会再长。这是整个身体的失调，导致了局部气血运行的壅滞，才会发生肿块。

首先需要告诫大家，让更多的人明白，机器（仪器）检查疾病不是万能的，它只能发现器质性病变，对于功能性病变基本上检查不出来。所以不要过分相信和依赖仪器检查。不管中医还是西医，对疾病的诊断首先是医生的判断，最终也是由医生判断疾病的名称、轻重程度和预后情况。中医更是以人为本，重视人的整体情况，这才是愈病的根本。像那些只见病不见人，只注重仪器看到的，不理会患者自身感受的做法，多是错误的。

再就是要让大家知道，中医对于西医能治的疾病效果也很好，而且对于西医束手无策的功能性疾病，更是中医的优势所在。中医不只是治病的医学，更是绿色的、健康的医学。（张远志）

为什么会长这个肿块？没有改变肿块的生长环境，它依然会再长。

2016 年 7 月 28 日

在病房中我们经常遇见发热患儿，也知道适度发热对患儿身体的健康、银屑病的治疗及预后有积极意义。我们提倡患儿发热在安全可控的条件下，不需要过度干预，要让患儿发挥自愈的能力。但何为安全可控？大夫应心中有数。

2013 年 5 月版英国的《NICE 儿童发热指南（5 岁以下）》提出了以下观点。

1. 六月龄以上儿童请勿单独使用体温高低这一标准来鉴别危害。

2. 发现 3–6 个月龄儿童体温 39℃或以上时则可判断中危。

3. 发现 3 月龄 以下的儿童体温为 38℃或以上时则可判断高危。

4. 发热患儿存在心动过速则可判断至少中危。

鉴别心动过速的标准：

年龄	心率
<12 月龄	>160 次 / 分
1–2 岁	>150 次 / 分
2–5 岁	>140 次 / 分

以上标准虽仅供参考，但我们必须要做到心中有数，这样我们才有可能牢牢掌控风险。

学习过广汗法的人们都知道正汗四要素，即范围、量、时间、速率。如何让正汗四要素有客观指标呢？

——汗出状态动态监测仪。

前天我们迎来了北京某公司制造的九个头的汗出状态动态监测仪，这台机子已经是第二代，昨天给两个小患者进行了测试，目前机子还存在一些不足，比如：不易固定、监测时时间间隔的问题等等，期待第三代测汗仪的早日到来。

银屑病科纯中医病房治疗的特点是：多监测、少干预。希望汗出状态动态监测仪，能早日运用于临床，使广大的患者受益，也使广汗法在稳步前进中更加理性，更加科学，更加客观。（李媛）

今天王老师因牙疼，头晕，晚上睡眠不好，醒了好几次等症状，请张瑞医生给她针灸治疗。

根据症状，张瑞首先给王老师颈椎进行了针刀刺络放血（C2 关节突关节、C3 关节突关节）、少商、商阳、关冲等穴位。我在旁边帮忙一起放血，直至暗红色的血液变成了鲜红色。随后又选取了合谷、三阳络、阳陵泉、太冲、三阴交、内庭、颊车、印堂等穴进行了针刺。

从小自己对针灸就特别感兴趣，曾经有段时间也想学习，之后因为种种原因放弃了。现在面对现成的老师，问了好多关于针灸的问题，并将老师的切实感受做了一下记录。

刺络放血之后，王老师告诉我，头疼的症状好了很多，但是牙疼还是无变化。针灸之后，感觉全身基本以胀为主，下半身有点酸，有气往下引的感觉，很舒服，比之前轻松了很多。下午全身感觉燥热，出虚汗，第二

希望汗出状态动态监测仪，能早日运用于临床，使广大的患者受益，也使广汗法在稳步前进中更加理性，更加科学，更加客观。

天症状明显消失，牙疼也减轻。

王老师上述症状，考虑可能与天气热有关，因此选择了具有泄热作用的刺络放血疗法，而针灸是为了调节机体的整体性，且有止疼的作用。

"牙疼不是病，疼起来要了命"，回想当初我老妈牙疼的时候，吃了好多药都没用，然而针灸只需要一天的时间就可以症状减轻，中医文化真的是博大精深，真希望有一天我们国人能重新认识中医，学习中医，把中医文化发扬光大。（王慧）

"三分治疗，七分护理"，说的是护理工作的重要性。然而，目前医院临床护理工作状况如何？倘若说三项护理中技术护理基本到位的话，生活护理相比就有差距了，心理护理则正处于起步阶段。护理工作不完全是护士的事情，尤其心理护理，很多方面体现在整个医务人员与患者的交流。

一般来说，一个健康的人进入患者角色后，往往由于疾病的折磨、医院诊疗环境的陌生、新的人际关系的出现等，会产生一系列特有的心理活动。心理护理的任务就是针对患者的心理活动规律和反应特点，采用一系列良好的心理护理措施，去影响患者的感受和认识，改变患者的心理状态和行为，帮助患者适应新的人际关系以及医疗环境，尽可能为患者创造有益于治疗和康复的最佳心理状态。

心理护理的主要目的在于：1.解除患者对疾病的紧张、焦虑、悲观、抑郁等情绪，增强战胜疾病的信心。

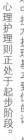

理相比就有差距了，心理护理则正处于起步阶段。

倘若说三项护理中技术护理基本到位的话，生活护

2.正确及时的健康教育，使患者尽早适应新的角色及住院环境。3 帮助患者建立新的人际关系，以适应新的环境。

心理护理不但有利于患者康复，还能贯穿于对患者实施的整体护理中，提高护理效果，也有利于提高临床治疗效果，使患者早日康复。（赵娜）

2016 年 7 月 29 日

科室在一天天进步。进步的核心在一步步责任到人。

我自己的工作呢？主要的工作在哪里？

一是吸引合格的患者。

并不是没有住院患者，事实上，想要住院的患者很多，经常有因为考试没过不能住院而哭泣的患者。经常有患者住进来，该出院了也要"互相攀比"，你看看我我看看你，都不想出，让人哭笑不得。

但是从总体上看，合格的患者还是不足，特别是除了两个假期外的时间。

二是科室如何发展。

摆在眼前的是，如何把我们科室最新的思考、用尽量科学的语言展示给同行和患者。9 月和 10 月分别有广东和福建的两个会议邀请去讲座，我暂时准备的题目是"科学中医广汗法"和"'不药而愈'——健康广汗法治疗银屑病一得"，把正确的理念、临床思维传播得更远。（张英栋）

今日中午值班的时候，有位患儿家长在办公室表达

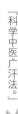

『科学中医广汗法』

了对科室众人的感激之情。这位家长跟我说："你们都辛苦了，每天上班那么累，下班之后还要学习到那么晚，你们真的辛苦了。请帮我转告大家，谢谢大家为我们的孩子这么辛苦，请帮我转告主任，保重身体，不要那么累，他是我们的希望，他不可以倒下。"

是啊！主任他不只是患者们的希望，同样也是我们科室的希望。每天晚睡早起，带着大家学习，带着大家探讨，所有的努力都是为了让患者早日康复。我们累了，可以跟老师发发牢骚，但是主任累了，他能跟谁发牢骚，跟谁说呢？我想主任要的不是大家的感激赞美之词，而是大家的配合，大家的努力，对自己身体的用心。只有你们对自己身体负责，医生才能更好地为大家治疗，如果自己都不在意，医生再辛苦再努力，最后都是白费。所以请大家在住院期间好好治疗、学习，争取早日痊愈，你们脸上开心的笑容，是对主任最好的报答。

最后借这个机会，我想说："科室的所有人员，请你们都保重自己的身体。"（王慧）

2016 年 7 月 30 日

吴茱萸汤

《伤寒论》有三条提到吴茱萸汤。

《神农本草经》吴茱萸：主温中下气，止痛，咳逆，寒热，除湿血痹，逐风邪，开腠理，根杀三虫。

从《伤寒论》中可以看出吴茱萸汤治疗胃虚呕吐，

只有你们对自己身体负责，医生才能更好地为大家治疗，如果自己都不在意，医生再辛苦再努力，最后都是白费。

虚寒性的吐利、手足逆冷、干呕、吐涎沫、头痛等症。从《神农本草经》中吴茱萸的作用来说主要以温中、下气、止痛、咳逆为主。药性是温的，治疗虚寒性疾病为宜。

张老师曾有一篇关于吴茱萸汤治疗银屑病的文章，其对于头部银屑病属寒者，验之临床，收效满意。篇中讲述，虽然头为诸阳之会，考"阳"为阳经之阳，而非阳气之意。"诸阳之会"为道路交通发达，都路过了头部，而究竟阳气足不足，会不会顺着路到达巅顶是另一个问题。吴茱萸汤兼顾了通达道路和温充阳气两方面的作用。

今日查房，有一患者 lc，皮损以头部为主，纳食二便一般，唯晨起干呕数次，且患者冬季手足冰凉。正符合吴茱萸汤证的指征，和张老师提出是否能用吴茱萸汤，张老师欣然同意。　（张远志）

2016 年 7 月 31 日

科室的成立使我有幸接触到根治银屑病最绿色、最安全、最有效的方法——健康广汗法，也勾起了我对中医浓厚的兴趣。

七月，对于科室里的每个人来说，应该都是充实而难忘的，因为这一个月科室从医疗、护理、治疗的工作流程和规章制度方面都逐步走向正规化，并且我们在做一件对个人、对科室，乃至整个中医界都有意义的事情——病房实录。

从《神农本草经》中吴茱萸的作用来说主要以温中、下气、止痛、咳逆为主。药性是温的，治疗虚寒性疾病为宜。

成功背后需要付出多少个日日夜夜的不懈努力，多少辛酸血泪……

孤鹰不褪羽，哪能得高飞？蛟龙不脱皮，何以上青天？生活，不会亏待努力奋斗的人。（李媛）

2016 年 8 月 01 日

昨天早上在科室工作微信群里有如下的发言，录此备忘：

"发现问题，正视问题，明确责任，解决问题。"

"掩盖，回避，都是错误的。"

"无论治病，还是解决工作中的大病小病，道理都是一样的。"（张英栋）

医患交班是科室的一大特色，每一个住院患者汇报自己当天病情变化，并且由当天的值班大夫进行"广汗法"的相关讲解。

宣讲很重要，许多时候患者在考试之后觉得能通过说明自己已经学得不错了，但是他们平时的做法和答题的内容却完全是两码事。考试里写的是转变观念，不关注皮损，但每天却只会关注皮损；写的是需要忌口，需要少食，但每天却是就怕饿着，就怕吃少了，甚至会偷偷地吃零食。（张瑞）

在用广汗法治疗银屑病的过程中，发现广汗法和其他治法有明显的区别。西医和传统的治法认为皮损少比皮损多更好，静止期比活动期更好，广汗法和他们的认识正相反。中医治病首辨阴阳，再分三阴三阳，《医学入门·痈疽总论》有"三阳易治三阴难"一语。

因为阳证表示疾病表浅，表明机体反应能力较强，对疾病的反应较大，这样就能够在药物的帮助下较轻易地祛除病邪。反之，阴证则说明疾病深痼，机体机能是沉衰的，没有能力抗邪于外，身体对疾病的反应不强烈。

这就能够理解：有了病，发热是对人体有利的；生了病，身体反应较剧烈，说明此人身体较好，银屑病亦是如此。发病越迅速，病势越急，范围越广，颜色越红，质地越薄，时间越短，越说明病越容易治疗。反之，则属于阴证，治起来越难、越慢。

对于银屑病，西医和中医的其他疗法，更喜欢静止期，认为病由活动期转到静止期是病情好转的表现。广汗法不是以皮损的多少为治疗标准，而是以身体的好坏为基础，以身体对疾病的反应能力，汗出的正常与否为标准来衡量疾病的难易程度。

银屑病的皮损由静止期向活动期转变，是疾病由阴转阳的过程，是机体欲奋起而抗邪外出，这时恰是治愈此病的好时机。广汗法正是顺应人体反应能力，祛邪外出，修复身体，治愈疾病的。

推而广之，这种思维，这种方法，适用于所有疾病，也是可以理解的。《素问·阴阳应象大论》中"善治者治皮毛，其次治肌肉，其次治经脉，其次治六腑，其次治五脏，治五脏者，半生半死。"这句话的意义，才是医学的本来面目。（张远志）

《素问·阴阳应象大论》中『善治者治皮毛，其次治肌肉，其次治经脉，其次治六腑，其次治五脏，治五脏者，半生半死。』

2016 年 8 月 02 日

今天因工作需要去门诊请张主任签字，在候诊室外看到了之前在科室住院治疗的患者 tb，记得当时住院时 tb 是个性开朗爱说爱笑的小伙子，由于体重达 95 公斤，胖胖的，看着一脸的憨厚。当时主任给他开具的治疗银屑病的生活处方之一就是要求他减肥、运动与饮食控制（每天要求五分饱）。两个月过后，当我再次见到 tb 时已经不敢认了，远处站着那个英俊潇洒、精神抖擞的小伙子是 tb 吗？询问同主任出诊的医生，是瘦了十几公斤的 tb，tb 银屑病治疗的效果也很好，真为他高兴。

看到 tb，我又想到了我们四月初收治的患者 sw，sw 是个腼腆、羞涩的女孩，有抑郁症。但由于本人积极配合治疗，治疗期间又遇到了千载难逢的发热，发热后全身皮损全部消退，皮损消退的同时，抑郁症也治好了。再次复诊时她激动地为主任送上了锦旗。锦旗上书"治一病祛多恙，治标重在治本"。

我们这种"立足长效、求速效"，着眼于人体健康的治疗方法，确实可以做到治一病祛多恙。（张芳）

一般认为，大青龙汤是治疗表寒里热的方剂，小青龙汤是治疗表寒里饮的方剂。大青龙之里热，其根源在于寒邪闭表，寒闭愈重，里热愈甚。表寒若随汗而散，里热则无生成之源。小青龙之里饮，虽素有里饮内停之因，也有寒邪闭表，阳气不宣，饮邪内生之理。不论饮邪因何而生，辛温发汗，饮邪必将随汗而散。

大、小青龙汤同治一病，见于《金匮要略·痰饮咳嗽

『治一病祛多恙，治标重在治本』。

病脉证并治第十二》篇第1条："饮水流行，归于四肢，当汗出而不汗出，身体疼重，谓之溢饮。"第23条："病溢饮者，当发其汗，大青龙汤主之；小青龙汤亦主之。"病溢饮者，为水饮溢于肌表，《内经》云"其在皮者，汗而发之"，溢饮当以汗解。

大、小青龙汤俱为表里双解之剂，都可治疗溢饮，其发表之药虽同，但热者以辛凉发其汗，宜用大青龙汤；寒者以辛温发其汗，宜用小青龙汤。（李媛）

今天主任问"你们心目中的好医生是什么样子的？"大家一致认为医术和医德兼备的医生才能叫好医生，我觉得对于好医生的最低标准先是不害人，对于自己治不了的病，超出自己能力范围的事情，要直截了当地说自己能力有限，给患者合理的建议，另请高明。一定不能假装会治，失治误治，耽误病情，对于刚步入临床的初学者来说就是这个样子。医乃仁术，因此我认为好医生的最高标准还是要医德医术兼备，自己要勤奋努力，掌握治病救人的本领，以身作则，想患者所想，急患者所急。

主任接着又问"你们的目标和理想是什么？"仔细地回忆了一下自己的理想，还挺多的。每个时期都有不同的目标和理想，以前数学学得好，就天真地想当个数学家或者科学家。后来又想当个记者，但这些都没有去践行，最终却报考了医学院。想想当初为什么要学中医？要当医生，主要是看到家里人饱受疾病的痛苦却无能为力，当时思想比较狭隘，就是想着给身边的亲人朋友看

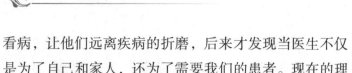

看病，让他们远离疾病的折磨，后来才发现当医生不仅是为了自己和家人，还为了需要我们的患者。现在的理想是当一个好医生，治病救人，经营好生活。

医生是一个活到老学到老的职业，所以选择医学就要有不怕苦，不怕累的精神，亲爱的自己，加油吧！（郭冉冉）

今日随主任出门诊，对已出院患者进行了随访记录。

zr，男，12岁，近一周来，精神可以，睡眠、饮食正常。小便正常，大便吃药后能保证一日一次。由于天气原因，出汗控制不好，尤其鼻尖、额头出汗多，小腿近日能出汗。皮损颜色变淡、变薄，基本消退。

ly，女，9岁，精神、心情好，睡眠、饮食正常。大小便正常，大便黄色，成形。前胸后背出汗多，下半身不容易出汗，尤其是小腿。全身皮损基本消退。医生嘱其小腿多穿，关注小腿出汗。

ht，男，6岁，精神、心情均可，睡眠不错，大便一天一次或两次，形状正常，小便正常，背上容易出汗，其他部位还好。屁股、腰部热，小腿热而无汗。全身皮损基本消退。

tbn，男，26岁，精神心情好，睡眠好，吃得挺少，无不适。小便正常，大便吃药后一日三次，稀，不吃药时一日一次，干。全身热，可持续5-6小时，出汗整体有点多。全身皮损颜色变淡、变薄、变小，有的正在消退。整体状况不错。

sc，男，10岁，精神、心情均可。睡眠不错，大便一天或两天一次，不干不稀，小便正常。头上容易出汗，下半身热不出汗。有新起的疹子，整体来说，变薄，颜色变淡，缩小。

hp，男，15岁，精神、心情均可。大小便正常，手脚心、头部出汗多，全身皮损基本消退。

cy，男，22岁，精神尚可。小便正常，大便一天两次，偏黏。脖子出汗多，皮损颜色变淡，变薄。

hy，女，41岁，精神可。睡眠好，饮食不太好，大便正常，小便量多，偏黄。全身出汗，头面部、前胸偏多。皮损颜色变淡、变薄，其他无明显变化。

……

从上面的随访记录，我们可以看出大部分患者出院之后，比入院之前要好很多，希望大家可以再接再厉。（王慧）

今天有两位小患者出院了。其中最小的小姑娘和姥姥用她纯正的东北音说"要不咱们别走了！"。

谁能想到她第一次住院的时候，小小年纪唉声叹气，主任还说："这么点的小孩儿，就这么情绪低落。"这次是二次入院，她由刚开始的不配合、哭闹，变成现在我们病区的"元宝"，甚至跟我们嬉戏、开玩笑。她病情的风险也逐渐消失，所有的身体状况都在变好，她的妈妈也跟着露出了笑脸。

毋庸置疑，疗效好，离不开治疗手段的高明和有效，离不开患者与家长的思维改变。银屑病的发生与发展和患者的个性、情绪（比如紧张、焦虑、烦躁等）有密切的关系，甚至是银屑病发病和加重的重要原因。就像刚开始孩子妈妈入院的时候是哭着叙述，对孩子的病情相当担忧、焦虑。在治疗中，医生根据患者病情及家属情绪，把患者列为重点对象，但在整个过程中，医生没让危险发生，患儿的病情逐渐稳定，并趋于好转，同时也开导患儿母亲不要过于关注皮损。母亲的情绪跟随着治疗的变化在平复，孩子也活泼开朗了，这样也辅助了治疗效果。相反如果越着急越注重皮损，效果会越慢。为什么交班时，医生问得最多的是"精神好不好，出汗匀不匀"，而不是皮损，这样在不直面问题，迂回前进的情况下，调节大家情绪的同时也治疗了疾病。

所以，心态，或者说情绪对健康有很大的影响。积极的态度，开朗的性格对维持健康、促进健康有较大意义。而消极，悲观等情绪在很大程度上会让人持续处于亚健康状态，甚至致病。那么为了健康，良好的情绪是必要的。（李霞）

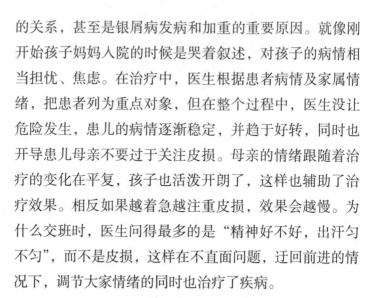

今天在科室，一个准备住院的患者考完试在那里独自流泪，听患者的妈妈说，她是因为无法接受自己得了这个病而情绪低落，每天以泪洗面，精神一直处于消极状态。其实许多患者得了这个病之后大都是这样，甚至有比这更严重的。怎么来缓解这样的情绪呢？我觉得家长在这时起着非常重要的作用。

首先，家长要帮助孩子缓解心理压力，可以先给他一个比较容易理解的解释，让孩子明白生病的原因，这也是我们为什么让家长和孩子在住院前先读书的原因。

医生问得最多的是「精神好不好，出汗匀不匀」，而不是皮损。

　　细心的家长会发现这样的一个现象：孩子在生病后，性格会有一些改变，不是变得更加任性，就是极度没有安全感。这时家长应该要求他达到同龄孩子的生活自理能力，这对于克服孩子的自卑心理，保持乐观情绪，缩小与健康孩子的心理差距非常必要。

　　根据专家介绍，生病后性格改变主要由于孩子在患病后，往往更受到家里人关爱，有时近于娇惯。大人百依百顺，事事由着孩子来，无形中助长了他们的任性。患病住院后，那里的设施、医护人员的着装，都和平时见到的不太一样。检查、治疗的过程，也大大改变了孩子的生活方式。他们往往因此感到迷茫，这时家长要充分地运用智慧，循循善诱，协助他们度过这个时期。（赵娜）

　　学中医，想要疗效好，必须学习《伤寒论》，学习经方。因为这才是经过千锤百炼，效如桴鼓的方子。但是在运用这些方剂的过程中，不光需要掌握方剂的组成、功效、主治等，还需要掌握药物的剂量。一代宗师岳美中曾感慨："中医不传之秘在于剂量。"在《伤寒论》中，一味药的变化，整个方子的作用即改变；一味药的剂量改变，则方剂作用亦不同。

　　比如同是大黄、厚朴、枳实三药组成之方，重用大黄为君者称之为小承气汤，重用厚朴为君者称之为厚朴三物汤。前者用以治疗阳明腑实证，后者用来治疗腹满便秘者。

　　曾治一白癜风患者，腹胀满多年，自述年轻时饮酒

家长应该要求他达到同龄孩子的生活自理能力，这对于克服孩子的自卑心理，保持乐观情绪，缩小与健康孩子的心理差距非常必要。

太过，现在晚上不敢吃饭，饭后不能下蹲，扣之腹胀如鼓。然生化检查基本正常，唯报胃炎而已。看到这个患者的情况，想到了《伤寒论》第66条："发汗后，腹胀满者，厚朴生姜半夏甘草人参汤主之。"

厚朴生姜半夏甘草人参汤方：

厚朴半斤（炙去皮）　生姜半斤（切）　半夏半升(洗)甘草二两（炙）人参一两

上五味，以水一斗，煮取三升，去滓，温服一升，日三服。

疏方：厚朴20g　生姜20g　半夏15　甘草10g　党参15g

5剂，水煎服，日一剂。

五天后复诊腹胀不减，细思之后，应该是剂量不正确，此方方歌中说：厚朴半斤姜半斤，一参二草也须分，半夏半升善除满，脾虚腹胀此方真。

于是改方为：厚朴40g　生姜40g　半夏15g　甘草10g　党参5g

5剂，水煎服，日一剂。

服完来诊，腹胀已减大半，感觉舒服多了，继以上方加减调理。

从此案可以看出经方剂量的重要性，所以有人说不按经方的剂量运用就不是经方。我想不是经方不能加减，在运用娴熟的基础上应该也是可以加减变化的。（张远志）

2016 年 8 月 3 日

无为而治，是一种境界。

目前在临床中，经常有一些病例，通过学习几本书的内容，达到"不药而愈"，可以算作无为而治吧。

科室的管理，一直梦想着无为而治。

但是现在只能做到"有为、阳谋、不争"。

有为，即有所作为。

阳谋，即公开找问题，找方法。

不争，即有所不争方能有所争。　（张英栋）

近日门诊的时候发现，有的患者在出院之后做得很不错，但有的患者出院之后就不再时刻关注自己的身体变化，平时该注意的东西在回家之后也不再去注意。住院期间好不容易改正的生活方式，在回家之后又变回去了。这些对于疾病治愈是极其不利的。

为了杜绝这种情况的发生，也为了能更好地监督和督促大家，让医生能随时了解出院患者身体变化的情况以及服药之后的变化情况，客观地了解患者出汗情况的变化，以及皮肤能量的分布状况，我们将施行以下几条，希望大家配合。

1. 患者出院之后，继续写出院心得，把自己每两周身体的变化以及服药之后的变化和自身感觉等情况以文档的形式发到银屑病科科室邮箱，由各自大夫整理。

2. 皮肤能量分布动态监测。我们可以根据能量分布的状态，有针对性地指导患者加温、控汗。这项监测也能客观地反映出患者出院之后是否按照广汗法的要求来做，做得是否到位，对医生用药、治疗等方面有踩油门的警示作用。

3. 皮肤影像动态观测。能及时将出院患者的资料留存下来，为医生用药提供客观的资料，以及皮损前后变化的动态观测。（王慧）

2016 年 8 月 4 日

岁月如梭，转眼参加工作已经快十年了，在医院这样的环境中，见过太多的患者经受疾病的折磨，见过太多的生离死别，也见过太多的家属放弃本该康复的患者，甚至有因为医生把患者救过来而家属不满意的……似乎人性的美丑在这里都会看得清楚清楚，而我能做的就是尽最大努力治愈每一位患者。

来到银屑病科这个新集体的时间不算长，对于我来说，患者出入院早已司空见惯。可是如今这几个可爱的孩子们出院，他们和家属对我们的恋恋不舍，还是不经意地将内心最深处那根柔软的神经触动。

我觉得我们这里给他们的感觉更像是一个大家庭，每一位患者我们都会尽最大的努力，提供最安全、最有效的治疗方案，不厌其烦地宣教。而他们也在认真学习广汗法，记录我们所讲的知识，积极配合各项治疗。总的感觉就是——相互信任、相互尊重。我觉得这才是正常的医患关系，在这种和谐的环境中，大夫会把更多的精力放到研究患者疾病和学习知识上，本来医患就应该团结在一起与疾病做斗争，每一位医生和每一位患者的心情都是一样的，都希望早日恢复健康。

看着这些可爱的小患者，我现在想做的就是好好跟张英栋主任学习，发扬广汗法，帮助更多的患者早日摆脱疾病的困扰，让他们储蓄健康，绽放美丽！（李媛）

实录以来，收住入院的患者陆陆续续出院了。cg一个特别聪明伶俐，乖巧懂事的女孩，今天也要出院了。时间过得真快，转眼间近一个月过去了，每天在一起，看着她一天天变好，皮损一天天消退，坚强乐观地与疾病做斗争。这一切都见证着她的成长和蜕变。马上就要离开了，有些伤感和不舍。今天收到的最好的礼物，就是cg小朋友亲自写的卡片和一盆小花，上面写着"郭医生：不忘初心，方得始终。"其实这句话是我在微信里分享的一篇文章里的一句话，觉得写得挺好的，被小朋友看到了，就把这句话写在卡片上送给了我。是呀，远方的路很远很长，前进的路上不忘初心，时不时地停下脚步，驻足思考，才不会偏离方向，到达终点。

走之前，cg的妈妈特别感谢，说："有你们在，我什么都不怕了，真的谢谢你们。"许多患者在出院前都会感激我们尽职尽责，把他们的顽疾治好了，使他们恢复了健康。其实作为医护人员，我们也要感激你们，是你们给予了我们温暖与支持，给予了我们前进的动力。每次加班都能收到你们的关心与问候："还没下班啊？为了我们你们辛苦了！""这么晚了还没吃饭吧？我这有煮的汤过来吃点吧！"还记得上次周日值班，科室里只有我和霞，看到我们两个人忙忙碌碌一上午，中午还没吃饭，

储蓄健康，绽放美丽！

lx 的妈妈端来了洗好的桃子，削好的甜瓜，tsn 的妈妈送来了煮好的花生和豆角，cg 的妈妈拿来了红枣和核桃，看到这些东西，真的特别感动，至少知道在累的时候，还有这么多患者及家属在背后默默地支持我们，关心我们。我们都一一看在眼里，记在心里，这些都是你们给予我们的温暖，虽然平凡简单，但都满载着关怀与温馨，再苦再累，再加班加点，再尽心尽职都是值得的。

还记得刚来科室的时候，科室建设刚刚起步，住院条件艰苦，设备不完善，医护人员缺乏，有好多地方做得不够到位和细致，但大家都能理解和包容。还记得要换新的病房和治疗室的时候，由于人手不够，搬桌子移床，都是患者和医护人员一起完成的。一步步走来，大家齐心协力，住院环境变得越来越好，科室变得越来越强大，干净整洁的单人间，舒心适宜的空调房，设备完善的治疗室，逐渐增多的医护人员，我们努力为患者提供最优质的服务，为每一位患者着想。承受着各种压力，银屑病科纯中医病房，在夹缝中求生存，在逆境中求发展，能成现在的样子，真的是很不容易，这不仅是我们的心血，也有每位患者的功劳，在此真的要谢谢你们的支持与谅解，相信我们会做得更好。　（郭冉冉）

在社会生活中大家往往会讲到"面子"。你给我面子，我也给你面子，办事做到你好我好大家好。但是银屑病这种顽固性皮肤疾病就是不给我们汗友面子，这个病让我们饱受困扰，不论时间、金钱还是精力等等，全被它搞得一塌糊涂。

干净整洁的单人间，舒心适宜的空调房，设备完善的治疗室，逐渐增多的医护人员。

在这里特别想问，银屑病没给大家面子，那大家之前有给自己的身体"面子"了吗？佛教里有句话讲"菩萨畏因，众生畏果"，这句话很适合我们的各位汗友。许多汗友接触"广汗法"后说被洗脑了，我要说我们就是要给大家洗脑。洗一洗大家以前对健康的错误观念，洗一洗大家以前不良的生活做法，洗一洗大家得病后的各种乱七八糟的想法和顾虑。我们只有在得病之后才会恍然发觉自己习以为常的习惯有许多是不给身体健康"面子"的，只有在漫漫求医路上才会讶异于原来自己的健康理念多么不合身体的规律，等等这些都是我们后知后觉的。所以现在给大家洗脑尚属亡羊补牢，时尤未晚。

《黄帝内经》讲到："夫病已成而后药之，乱已成而后治之，譬犹渴而穿井，斗而铸锥，不亦晚乎？"我们现在正是处于这种状态，时不我待，让大家住院或者治疗前看书的目的就是要让大家尽快转变自己的观念，通过看书来梳理自己以往没给身体的"面子"，明白自己需要改进的地方。（张瑞）

今天下午，科室业务学习，其中讲解到"不药而愈"的案例。也许大家都会像我一样，听到"不药而愈"都会有怀疑态度，可是鲜明的案例、图片就在那里。那这是怎么做到的呢？

案例的主人公是位门诊患者。家属提到，确诊疾病后，他们焦虑甚至惶恐，所以就"急病乱投医"。看的医生多，用的药杂，但是没有好转迹象。当他们无意间接触到"广汗法"后，便开始学习相关书籍。读第一本书

《黄帝内经》讲到："夫病已成而后药之，乱已成而后治之，譬犹渴而穿井，斗而铸锥，不亦晚乎？"

时，提到要停止一切用药，她们就照做了，接着根据书上写的，开始自行改善生活方式。自学了一段时间，她们才去看的门诊。具体治疗方法，我并不清楚，既然说"不药而愈"，那肯定是对它的被动干预很少，主动调整占重要部分吧？会自愈，首先得有自愈的条件，我认为这个条件包括心理方面、体质状态、生活习惯以及生活环境等，还需要结合病情因素，听从医生指导，强调的就是遵医嘱。读书学习固然重要，它是在指引方向，可是医生的干预也是不可或缺的，它是缰绳，牵绊你，督促你。（李霞）

中医思维的特质思考

既然做一名中医，诊病用药就要用中医思维。如高建忠老师说的一样，中医思维首先是阴阳。张英栋老师在门诊上也多次提到《内经》里的一句话："察色按脉，先别阴阳。"所以说阴阳之辨是中医辨证的灵魂。辨阴阳，首先就把病分成两种，阴证和阳证，根据阴阳的无限可分性，在分三阴三阳，继而有了程度的差别。不管什么病、什么人找你看病，当先分阴证阳证，继而细分三阴三阳或表里寒热虚实，再定治疗大法。

这事说起来很简单，但是在临床上能够正确运用却不那么容易。因为社会的发展，西医的介入，导致很多中医迷失了方向，有了西医先入为主的思想或干扰，有时候就忘记了中医的思维，忘记了中医是什么。以至于中医的阵地不断萎缩，从而导致了很多中医人士自己也

预也是不可或缺的，它是缰绳，牵绊你，督促你。

读书学习固然重要，它是在指引方向，可是医生的干

认为中医看不了什么病。

我来这里学习四个多月了，最大的收获就是理清了思绪，明白了中医思维的重要性，并且要时刻用到临床中去。例如对银屑病皮损的判断，病势急者属阳，病势缓者属阴，范围大者属阳，范围小者属阴，颜色红者属阳，颜色暗者属阴，质地薄软者属阳，质地厚硬者属阴，病程短者属阳，病程长者属阴。当然治疗银屑病不能只对皮损判断，还要对身体进行判断，要对主证进行判断。

张老师经常说要做理性中医，理性代表着客观，我觉得这是我的另一收获。在学习中医，学习《伤寒论》的过程中，怎样能够做到理性，客观，不盲从别人，是非常不易的。古往今来，释伤寒者汗牛充栋，但很多都带有主观性。所以否定那些主观，不理性的解读，还原《伤寒论》本来面目，显得尤为重要。只有跳出固化思维的窠臼，去理性分析，学习才能达到更高的境界。（张远志）

2016 年 8 月 05 日

昨天跟远志老师聊天，谈到张主任提倡的"还医学以本来面目"，觉得深有感触。

在医学技术越来越进步的今天，医生队伍越来越庞大，患者却也越来越多，这是医生的悲哀，也是医学的失败，值得认真反思。

现在的医学模式似乎更多的是压制病情，表面上看效果就是好，水平就是高，但有些治疗实际上让疾病无

做到理性，客观，不盲从别人，是非常不易的。

在学习中医，学习《伤寒论》的过程中，怎样能够

法或无力表达，间接削弱了人体的抗病能力。张老师有句话："身体本身就住着好医生。"当邪气侵袭人体时，人体正气会奋力抵御外邪，往往表现出发热、咳嗽等症状，这个时候有的医生会迅速给予降温、止咳等处理。实际上发热、咳嗽是人体对邪抗争的表现，是给邪以出路的方式。

张主任提倡的广汗法目标是身体整体的健康，不是去消除皮损，而是身体恢复健康后的皮损自然消失。

早在几千年前，古人就提到：上医治未病。意思是说，医术最高明的医生并不是擅长治病的人，而是擅长防病的人。

我想医学的本来面目应该是：治未病和人体整体健康。（李媛）

今天早上跟随主任查房，看到 dh 治疗效果特别明显。dh 刚来的时候属于急性爆发，全身皮损面积较大，特别是下肢，皮损连接成片，基本看不到正常皮肤。瘙痒抓挠明显，满布抓痕和血痂，颜色鲜红，皮温较高，有发生红皮的风险，经过近两周的治疗皮损消退明显。上身皮损 90%都已消退，仅留下白色印记，下肢皮损变薄，有大量新皮肤长出，颜色变淡，皮温也恢复正常。现在已经度过了危险期，病情比较平稳，可以考虑出院，回家调养。和孩子爸爸进行沟通，爸爸不想让孩子出院，还想再住一段时间，等彻底好了之后再出院，担忧出了院之后没有医护人员在身边，疾病恢复较慢或者再次加重。

广汗法目标是身体整体的健康，不是去消除皮损，而是身体恢复健康后的皮损自然消失。

其实谈到出院紧张的不仅是这一位爸爸，许多患者恢复良好，只要听到主任说可以准备出院了，就特别紧张。wy 的妈妈也是如此："我们还想再住一段时间，再巩固巩固，怎么就让我们出院了呢？主任再让我们住上一段时间吧。""恢复得差不多了，为什么不想出院？""感觉没住几天怎么就要出院了呢？住院挺充实的，每天都有许多事情要做，能学到很多东西，回了家不知道该怎么弄了。"

其实这种担忧是可以理解的，患病多年东奔西跑，四处求医，好不容易找到这里见到疗效，边住院边学习，还能及时与医务人员进行沟通交流，发现问题及时解决。但我们要说的是，银屑病的发生不是偶然，它是不良生活习惯日积月累的暴发。住院的首要目的是控制风险，追求速效，但整个治疗却是一个循序渐进的过程，住院期间不可能完完全全治好。

主任一直强调"生活中得的病还需要从生活中治疗，住院只是全面系统治疗的开始"，住院期间教会患者如何制定一个正确的作息时间，饮食习惯，改掉原有的不健康的生活方式，更深一步地理解"广汗法"，出了院之后知道怎么做，这才是最重要的。通过门诊随访，发现一个普遍规律，一些在住院期间变化不明显的患者，出了院之后按照住院期间学到的东西约束自己，改变自己的认识，按照"广汗法"的要求去做，变化都特别显著，有的甚至可以达到不药而愈。所以住院患者不用担心出院，只要学会方法，操作正确，听取医生的建议和指导，

『我们还想再住一段时间，再巩固巩固，怎么就让我们出院了呢？主任再让我们住上一段时间吧。』

恢复正常的生活习惯，疾病痊愈指日可待。 （郭冉冉）

这周的最后一天了，也是实录的最后一天。在这一个月的实录中，我学到了好多。学会抓主症，从主症下手，复杂的病也会觉得有头绪了；学会和患者沟通，进一步做好人文关怀，看懂患者心思，更好地服务患者；也能很好地融入科室，本职工作也能娴熟完成；再者就是能很好和同事相处，互帮互助。总的原则是：尊重每位同仁，互相协作。还有我学会了，有意见就要说出来，有提议就要讲出来，为科室发展添砖加瓦。 （单增天）

为期一个月的实录马上要结束了，在这一个月里记录了我们科室的点点滴滴，无论是学习，还是工作，生活上都有了很大的变化。我们用制度规范自己的日常行为，明确了岗位职责，完善了各项管理制度从而提高科室整体素质，我们整个工作环境都有了巨大的改变，学习氛围也日渐浓郁。

在这里，我才真正地体会到人在学习中前进，而学习是无止境的。就像我们科室周二、四、六主任大查房，每周四下午要进行学习交流，还有现在进行的实录都是学习的过程。从不了解到了解，从无知到掌握，再到灵活运用，在不断的学习中加深认识。世人常说，世上无难事，只怕有心人，这经典的论述，揭示出一个生活的道理，就是天下的知识都是通过长期的学习得来的，没有学不会的知识，只要肯下功夫，什么样的知识与技能都可以学会掌握，只是时间长短不同而已。有人学习掌握快一点，有人慢一点，只要没有特殊原因，不懒惰，

绪了。学会抓主症，从主症下手，复杂的病也会觉得有头

都是可以学会的。

所以我要和大家一起努力，一起进步，一起学习，尽快掌握广汗法的理论，去帮助更多需要帮助的人，不仅仅只是患者。（赵娜）

2016 年 8 月 06 日

今天是实录的最后一日。不知是该松一口气，还是应该提一口气。

一个月的实录，时光匆匆，恍如昨日。

上个月的今天，正在为让 lx "紫癜、腹疼"住院做着准备，说战战兢兢一点都不夸张。一个月过去了，lx 安全出院，不仅紫癜的惶恐已经远离这个可爱的小"哪吒"，面色也变得红扑扑的，大便用 lx 妈妈的话来讲是"从未有过的好"。

昨天下午安排小冯讲了一个小时《科室未来的样子》，实属无意，但是如果和今天的实录最后一天结合起来，便似乎有了意义。实录即将完成，但是工作才刚刚尝试着摸到轨道。在"中医疗效客观化、中医诊疗规范化"的道路上科室属于慢慢起步阶段。

漫漫前行路，幽幽灯影明，
所幸不独往，合抱觅初心。
众人开大船，孤树不成林，
央木迎风立，可欲凌绝顶？

今天新收了三个患者，分别来自甘肃、陕西和山东。两个阳证；两个家里有医学背景；两个孩子……

面色也变得红扑扑的，大便用 lx 妈妈的话来讲是『从未有过的好』。

未来有无限可能。

我们一起去远方——　　（张英栋）

三、医患交班实录

　　每位患者的住院时日都是有限的，怎样在这短暂有限的时间内，收获更多的知识，达到较好的疗效，这就需要医患共同努力。每天的医患交班，是医患沟通的桥梁，是所有人对一天的归纳总结。患者自己主持交班，自己纠正自己的错误，医护人员加以补充，一起探讨，一起学习，汲取知识。"温故而知新"，使得每天的光阴都没有虚度，每天一点一滴知识的普及，日积月累，耳濡目染，就会积少成多。

艾灸

今天在讲之前请各位小朋友的家长把笔记本拿过来，认真做记录，因为今天要讲的内容和大家每天的治疗息息相关。作为医生每次查房交班我们都把笔记本带上，把大家的病情和用药详细记录，希望从今天起大家要人手一本，认真做记录，对自己负责。

现在开始讲咱们今天要讲的内容——艾灸。艾灸作为中医治病预防保健深受人们的推崇和热爱，估计每个人都不陌生。《扁鹊心书》云："人于无病时常灸，虽未得长生，亦可保百余年寿矣。"艾灸的好处多多，可温通经络，温补元气，调和气血等。

住院期间医生每天都会根据大家的情况点穴，指导大家按照穴位或者某段经络做艾灸，今天给大家着重讲一下咱们病房艾灸的正确操作方法和注意事项。首先治疗时咱们选用的是艾条，采用的方法主要有两种，一种是雀啄灸，另一种是回旋灸。大家要好好做记录，讲完之后要提问的。先讲一下什么是雀啄灸，顾名思义，雀啄灸就是像麻雀啄米一样，上下运动将艾条点燃的一端与施灸部位的皮肤并不固定在一定距离，而是像麻雀啄食一样，一上一下活动地施灸。另外也可均匀地上、下或向左右方向移动或作反复地施灸。回旋灸的操作方法是：距皮肤 1.5-3 厘米左右，艾灸条在皮肤上做顺时针或逆时针转动。

怎样就是达到治疗目的了呢？我们以局部温热，皮肤微微潮红为度，达到这种效果才有治疗作用。时间太短，离得太远，局部没反应均达不到治疗效果。时间太长，离得太近，局部皮肤不耐受，则就会出现水泡灸疮。出现这些，不要恐慌，及时告知主管医师，因为咱们的瘢痕灸就要求发泡，出现灸疮。艾灸时如果局部出现小水泡咱们可以先观察，让其慢慢吸收，如果是大水泡吸收不了，就要用注射器把水泡中的水抽吸出来，消毒，保持灸疮处清洁干燥，待其自然恢复。　（郭冉冉）

皮肤能量分布动态监测意义及注意事项

对于皮肤能量分布动态监测大家已不再陌生，每位患者入院前都要做。但为什么要做？做之前有什么要求，估计大家不太明了。今天我要给大家讲的内容是皮肤能量分布动态监测的意义及注意事项。

首先广汗法要求出汗要达到均匀，所以皮肤能量的分布要保持一定的均匀性。每个人出汗情况不一样，有的部位出汗多，有的部位出汗少；有的部位温度高，有的部位温度低。但怎样才能客观地看出身体能量分布匀不匀呢？这就要借助我们的动态监测，它可以准确地告诉我们身体整体能量分布哪里不均匀，哪凉哪热，哪需要加温保暖，哪需要散热控汗。所以我们要定期进行监测，根据监测结果，对大家进行帮助指导，以及评估大家加温和控汗后全身均匀性的改善程度。

监测的注意事项

1. 监测时间为一周三次（无特殊情况）周一、周三、周五上午。

2. 检查前一天禁酒、咖啡、茶等刺激性饮料。

3. 检查前一个小时禁食过凉或过热的食物及处于强冷高热的环境中。

4. 如果出汗，要静止20分钟再做检查，保证身上无汗。

5. 如果做完其他治疗需要隔半小时以上才能做检查。

6. 女性月经期量大者可以避开检查。

7. 检查当天要保持受检部位皮肤保持清洁即不涂擦护肤脂霜，唇膏乳液及药膏。

8. 不可贴敷膏药或拔火罐，不刮胡子，不佩戴饰品。

9. 检查前30分钟禁烟。　（赵娜）

浅表能量均衡动态治疗注意事项

今天给大家讲一下浅表能量均衡动态治疗的一些注意事项：

1. 浅表能量均衡动态治疗的目的是为了让患者身体阳气内蒸而不骤泄，温通体内，进而慢慢达到正常出汗。目的不是皮损，所以不需要浸浴头部和面部。

2. 浅表能量均衡动态治疗期间出现任何不良反应立刻停止，以安全和精神为准。

无汗。如果出汗，要静止20分钟再做检查，保证身上

3. 月经期间停止浅表能量均衡动态治疗。

4. 身体有外伤情况下，停止浅表能量均衡动态治疗，伤口愈合才可继续。

5. 过度疲劳虚弱、饥饿、饭后不宜马上进行浅表能量均衡动态治疗。

6. 有高血压及心脏病的患者浅表能量均衡动态治疗时应该谨慎，泡澡水位切忌过高。

7. 浅表治疗时注意通风，但不能直接受风，以患者不感觉憋闷为度。

8. 治疗时环境温度湿度要适宜，要符合"温润"的要求，浅表能量均衡动态治疗前及结束后脱衣服和穿衣服不能着凉，浅表能量均衡动态治疗以后汗毛孔（"门"）是开着的，所以一定注意保暖，否则着凉以后又会造成新的气血阻塞，适得其反。

9. 治疗时不可过度搔抓皮损，也不可以用力搓擦。搓擦会造成很多微小的伤口，对皮损恢复不利。

10. 治疗后快速溻干体表可见的水分，马上涂抹橄榄油，这样可以"锁"住浅表能量均衡动态治疗后含在体表的水分。淋浴和浅表能量均衡动态治疗都有让皮肤变干的作用，所以浴后必须抹油（可食用的）或者外用药以实现润的目标。

11. 浅表能量均衡动态治疗时心情要愉悦放松，身心要静下来。如果能静下来，放松下来，对于打通身体的瘀滞效果是最好的。所以建议在泡澡时能冥想入静最好。（郭冉冉）

复归于婴儿。

三联服法

最近有个小朋友在喝三联，趁着这个时机，今天跟大家共同来学习三联服法。首先学习广汗法三联服法的定义——对于脾胃尚可以及不是纯实证的人，用一些攻坚散结的方药时，要达到一鼓作气、直达病灶、迅速扭转病势的目的，用一些非常的服药方法，常可事半功倍，将这种服法总结为"广汗法三联服法"。

问：广汗三联服法的要点是什么呢？

答：捂、酒、顿。

问："捂"是指什么？

答：哪里不通捂哪里。

解释："捂"就是在喝中药以后，哪里不通捂哪里。广汗法治疗体系认为：正常出汗是肌表通达的外在标志。肌肤会出汗就是通，不会出汗就是不通。如果是局限的地方不出汗，就"哪里不通捂哪里"。如果是很多地方不通，不出汗，就需要捂不通的根源——小腿。这里要特别强调的是，无论头面部是否通畅，都是不能捂的。捂的部位多是四肢，最多是小腿。

问："酒"是指什么？

答：喝温酒。

解释："酒"就是喝酒同时用温酒配合发散。（只能喝白酒，其他的黄酒、红酒、啤酒都不可以）。温酒之温，是不凉不热、喝起来舒服的意思。而喝温酒的量，也不多不少，希望达到身体舒适、温热的目的。

问："顿"是指什么？

是四肢，最多是小腿。无论头面部是否通畅，都是不能捂的。捂的部位多答：……

解释："顿"：在一两个小时之内喝完一剂或数剂药，喝喝、停停，连续不断。

特别注意——使用"广汗法之三联服法"的时候，药量多数情况下较多，我院的免煎颗粒是一剂药装 4 袋，故千万不可把四袋冲到一起——那样会太浓，不利于药物通散。正确做法是，先冲一袋，隔 10 分钟再冲服另一袋，一小时左右喝完即可。

问：服药过程中出现"吐"怎么理解？

答：……

解释：因为每个人体质的缘故，有的人喝了药会吐。"吐法"是中医八法中的第二法，只要吐后精神好，没有其他不适，则吐是对于人体有利的。

问：但药物都吐了，这个度如何把握呢？

答：……

解释：一般来讲，如果开了 3 剂，可以吐 1 剂。吐要在喝上药后，忍一会儿再吐，难受得很，想吐却又吐不出来，可以用食指探吐。吐法为药物助正气、导邪外出的攻邪之法，属于《内经》"其在上者因而越之"之法，但现在识者已经不多，总以不伤正气为度，患者有精神不适，应立即停止服用，而医者也须知"不可孟浪"之训。（李媛）

手机

今天要给大家讨论的问题是手机，在讨论之前想问

吐法为药物助正气、导邪外出的攻邪之法，属于《内经》『其在上者因而越之』之法。

问各位小朋友、大朋友们用手机都干什么？

"上网聊天""听音乐""看视屏，看小说""玩游戏""和姐姐视屏聊天"……

听了各位小朋友的回答，我还想问一个问题："大家觉得用手机做这些事情有利于疾病的恢复吗？"

回答"不利""不利""有利，可以使心情放松，消除紧张情绪""不利""有利，可以和朋友家人沟通"……

好下一个问题："大家每天玩手机大约多长时间？"

"4个小时左右""2、3个小时吧""一天到晚只要醒着手机就要在旁边，不然没有安全感""4到5个小时吧""一般不玩，晚上睡前玩玩手机"……

"那大家每天学习看书的时间有多少啊？"

几个小朋友相视一笑，"没看书""每天看一点，大约20分钟""没看""1个小时左右""没看""没看""没事的时候翻一翻"……

看样子大家玩手机的时间都比看书的时间长，而且许多小朋友入院之后就开始放松警惕，不学习不看书，其他时间我不管大家玩手机，但在做治疗的时候手机是一定不能玩的。进了治疗室必须好好做治疗，专心致志，不可三心二意。近日发现治疗室里声音嘈杂，音乐声、电影声、动画片的声音……各种声音，治疗时全身出汗也不知道，问一问出汗没，回答没有，一摸全身是汗，观看电影听音乐，对出汗全然不知。

作为家长，大朋友就不说了，要自己操心，小朋友的家长来了不是只照顾衣食住行，更重要的是督促孩子如何正确的治疗，引导孩子什么是正常的出汗。医生不可能时时刻刻跟在每个患者后面看看出汗了没？控汗怎么样？这就需要孩子和家长自己操心，有问题及时向医生反应。手机严重影响了治疗，从明天开始不许拿手机进入治疗室，发现之后扣分，严格执行管理制度。进了治疗室就要安心治疗，认真体会，好好思考。每天合理调配玩手机和看书的时间，和主管医师商议，制定一个适中的时间。进治疗室不带手机大家都能做到吗？

"能……"

既然能做到就要遵守、维持，要为自己的身体负责。（郭冉冉）

生活处方之水果篇

今天查房时，cg大便稀，家长说昨日孩子没忍住然后吃了点水果。分析可能是吃了水果引起的大便改变。

那么夏季，水果到底能不能吃呢？

清代医家何梦瑶说："盖万病非热则寒，寒者气不运而滞，热者气亦壅而不运，气不运则热郁痰生，血停食积，种种阻塞于中矣。"简单来说是：世界万病不是热就是寒，而寒热都可以导致"气不运"，"气不运"则"郁"，也就是说寒热都可以导致郁。学习广汗法之后，我们都知道银屑病的病机实质是郁。"郁"即为不通。而由寒导致的不通视为"冰"。

目前临床上所见的银屑病患者属"冰"者居多。因

管理制度。不许拿手机进入治疗室，发现之后扣分，严格执行

此不管我们的方药应用还是中医治疗多偏于温热，温经通络，宣发阳气，让身体变得温通。所以我们银屑病患者饮食的选择和药物的方向应该保持一致，选择性质温热有助于身体温通的食物，以促进药物作用更好发挥。禁忌寒凉、甜腻、黏等不利于身体温通的食物。

水果属于寒凉性食物，因此我们是拒绝的。那有的家长会说："水果凉，那我们用热水把它煮热不就是热的了吗？不就可以吃了吗？"答案是否定的，不能吃，而且在治疗期间和巩固期间，绝对不能吃任何水果，不管它是热的还是凉的。

小孩子控制能力低，尤其夏天炎热的时候，想要吃一些凉凉的东西，那么家长该怎样做呢？首先家长要做到不吃或者不在孩子面前吃，不要引起孩子的食欲。其次当孩子想吃的时候，家长可以用孩子比较感兴趣的其他事情或者东西来引开他们的注意力，也可以给孩子买其他能吃的东西，让他们忘记吃水果这件事情。

虽然我们强调"患者是主体"，但面对患者是小儿的时候，我们不仅要让患儿用心，让患儿学会、学懂，家长也要更费心，学的更多更好，只有这样才能引导自己的孩子慢慢地走向健康。（王慧）

运动

运动的原则是"低强度、长时间"，目标是"一滴汗出遍全身"。另外，心情放松，愉悦的运动还会提高心灵的温度。所以，一方面要把握运动的度，另一方面要注意运动的心情。

运动注意事项：

1. 天气不好，不建议户外运动。患者通过四肢多穿衣物，使全身温热起来。天气不好时如果出去锻炼，影响我们保持"热而无汗"的状态。

2. 注意运动的时间段要遵循"起居随太阳"，日出而作，日落而息，切忌晚上运动。

3. 要把握运动强度，锻炼以微微汗出，不可出汗过多，我们可以慢跑或散步。

4. 运动后不可立即进入冷的环境，运动后多少会出汗，这时候我们需要做好保暖的措施，不可给风寒乘虚而入的机会。　（单增天）

穿衣宜忌

"广汗法"简单来讲要求有三个状态：要温通的热，似有似无的遍身微汗，上述两个状态的长时间持续；简单来讲就是不出汗、热、持续。大家要做的就是控汗、保暖、持续。现在的衣装流行趋势往往是将健康抛开，这种以貌似外在的美让大家忽略了我们的内在美，结果内在的反应就是让大家外在变得不美。

讲了这么多，落实到具体操作上就一句话，哪里凉捂哪里，哪里没汗捂哪里。有没有规律呢，有。在总的原则下，上身容易汗出，所以上半身要穿薄的透气的，下肢温度低不容易出汗，这个一般要多穿。粗略划分一下，前胸、小臂、小腿前的保暖比例应该是 1：2：8 或

上身容易汗出，所以上半身要穿薄的透气的，下肢温度低不容易出汗，这个一般要多穿。

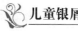

16，如果再细一点就要分点穿了。

佛经有云"如人饮水，冷暖自知"，身体的温度变化和健康息息相关，我们要有保温的意识，在穿衣的时候时刻关注自己的温度和汗出变化，这样才用好自己的生活处方。（张瑞）

针刺

近日针刺的患者越来越多，许多患者对针刺特别恐惧，今天给大家具体地介绍一下本科室的针刺特色。

1. 改善机体瘀阻状态，通经活络。这个是我们运用最多的，基本上每个人都存在这种情况。

2. 改善睡眠。这个估计有些患者深有体会，通过针刺调整睡眠，使睡眠越变越好。

3. 调理脾胃。住院的孩子许多比较挑食，我们通过挑四缝等传统方法改善食欲，调理脾胃。

4. 调节大便。许多患者存在大便不规律问题，或干或稀，我们都可以通过针刺治疗。

5. 疏风止痒。主要针对瘙痒特别严重的患者，比如dh 来的时候特别痒，抓挠明显，我们就给予针刺辅助治疗。

6. 调节汗出变化。主要针对患者局部汗出障碍给予调整，用针刺的方法帮助患者恢复汗出功能，达到全身均匀微汗。

【针刺感觉】

1. 针灸刺入人体后会产生酸、麻、胀、重的感觉，这些都是针刺得气的反应，是好的表现。

2. 疼痛感。进针时会有稍微地疼痛感。如果出现了持续的疼痛，可能是患者太过紧张或者是医生操作不当，但有的疼痛可以解除患者疾病的痛苦。

【针刺要求】

1. 身心放松，不可过于紧张，容易发生晕针。

2. 不宜过饥过饱。

3. 针刺时如有不适立即告知医师。　（郭冉冉）

治疗室考核制度

近日在治疗时发现许多小朋友表现懒散，不上心，玩手机、吃零食等现象屡见不鲜，妨碍大家治疗。经商议后，为了保证治疗室秩序，制订以下考核制度，在约束大家的同时，也让大家在住院期间得到更好的效果。

1. 每位入院患者有十分的基本分数，根据患者在住院期间的不同表现，会加分或者是扣分。扣够 5 分，提出警告，扣够七分，通知患者出院。

2. 患者需每日按时治疗，若无故拖延时间或停止治疗，扣 2 分。

3. 治疗时，不爱护治疗室环境卫生乱丢垃圾者扣 1 分。

4. 治疗期间大声喧哗吵闹者扣 1 分。

5. 治疗期间携带手机进治疗室，玩手机者扣 2 分。

6. 治疗期间携带零食进入治疗室扣 2 分。

7. 治疗期间不积极配合治疗师治疗者，医患交班会点名批评并扣 3 分。

8. 患者需每日记录自己的变化情况，包括体温、脉搏等，每周一交到治疗师手中，若发现不交或者不记录者扣 2 分。

9. 住院患者每周一交一篇住院心得，每周三交一份试卷。若发现未交者扣 1 分。

10. 住院期间表现良好，积极配合医护人员工作者加 1 分。

11. 有好的经验、方法给大家分享的加 2 分。

12. 提出宝贵意见的加 2 分。 （王慧）

住院期间日常注意事项

今天给大家讲的内容是住院期间要注意的一些事情，主要包括每日查房，住院期间，咽部监测和治疗时应该注意的主要问题。

一、基本要求

1. 积极配合医生治疗。

2. 出现特殊情况要及时向主管医生反应。

3. 出现问题及疑问要及时与主管医生沟通。

4. 定时提交住院心得。

5. 人手一本，随时记录病情变化。

二、查房

1. 每周二、四上午 8：00 主任查房，临时改变会及时通知，主管医师每日查房。

2. 查房前必须起床，收拾好房间，等待查房。

3. 查房前不可化妆、刷舌苔、吃容易染苔的东西、服药、剧烈运动等，以防影响面色、舌诊、脉诊的真实性。近日发现患者在查房前刷舌苔，这样做是不对的，影响舌苔的真实呈现，影响医生诊治。

4. 汇报病情要真实，不可隐瞒，误导医生诊治。查房时问诊及回报病情时若有遗漏，要及时向主管医生补充汇报。

三、咽部观测

咽部监测前禁饮食、服药。若刚吃完饭要及时漱口。

四、治疗

1. 按照治疗师规定的时间治疗。

2. 所有治疗过程要保持"热而无汗"。

3. 治疗时要心情放松，认真体会。

4. 治疗时感觉即将出汗，或出现不适症状要立刻通知治疗师进行调整。　（郭冉冉）

正确看待我们的皮损变化

近期不少患者皮损有脱屑较多的现象，有些人因为皮损集中在面部所以比较着急。在这里要和大家明确一下，脱屑不是坏事！比如 wbv 最近面部新起了一些疹点，考虑到快开学了，还要面对许多同学，心情特别焦躁。但她却忽略了自身的整体变化，比如剥苔消失，舌象恢复正常，舌下郁减轻，刚开始入院前扁桃体肿大、暗红，有脓点，瘀阻明显，现在扁桃体颜色转为淡红，脓点消退，变化明显，应该感到高兴。

剧烈运动等，以防影响面色、舌诊、脉诊的真实性。查房前不可化妆、刷舌苔、吃容易染苔的东西、服药、为什么我们一直强调出现新皮损是好现象？通俗地讲是经过治疗把体内原本淤积的垃圾，清理到表面，从表而除。我想问问大家咱们打扫屋子里的卫生，是要把垃圾都清扫出来呢，还是用东西把它掩盖住依然放在屋里呢？"清理出去"大家异口同声地回答。所以说"在治疗过程中要抓大放小"。皮损的变化是一个过程，这个过程有脱屑是正常的变现，下一个阶段的变化就是开始变薄、变淡。所以脱屑增多不要担心，做好控汗、保暖，为这个向好的过程做好充分准备。（张瑞）

咱们打扫屋子里的卫生，是要把垃圾都清扫出来呢，还是用东西把它掩盖住依然放在屋里呢？

四、患者住院心得实录

一份份心得

是每位患者掩埋在内心最深的东西

聆听他们的声音

消除他们的恐惧

排解他们的忧愁

用心读懂每位患者

2016 年 7 月 02 日

女儿膝盖下方出现了两处紫色血点，对称，到当地最权威的三甲西医院确诊为过敏性紫癜。当时真的吓坏了。手机上网查，这个病是个难缠的病，易复发，易累积肾脏，小儿腹型还容易发生肠套叠，越查越承受不了。本来自己开车来的医院，但得知确诊结果后，却无法开车回家了。心里乱，手脚没力气了。

看着西医给开的四种药，两种属于免疫调节剂，一种维 C，一种促进血管弹性的，觉得是治标的药。明知道紫癜是急病，却不敢立即让孩子服药，回家后联系了张主任，张主任亲切地说如果有需要可以直接过去。当时真的觉得很温暖，我很相信张主任，从没如此地相信过一位医生，虽然他话不多，很严肃，可仍能感觉他很踏实，不仅医术高明，还有医德高尚。于是我带女儿不远千里来到了太原，住进了医院，医生叮嘱严格卧床。第二天空腹化验，结果没有问题，在这期间医生不厌其烦地一次次看是否有新的出血点，一次次地问肚子还疼吗？有了医生，我的心已经放下了一半。住院的第四天，结果全部出来了，张主任说紫癜虽是急病，但看结果也没有想象中那么严重，重点在继续观察，按部就班地治，整体调节，严格观察，每周化验血尿便，孩子肚子疼的症状也一天比一天轻，我的心也彻底放下了。另外就是皮损一天天见薄，虽然长了新皮损，但我知道那是身体将汗五佳兆，我不怕，我有信心，孩子一定会好的。现在要做的，就是好好配合医生，好好照顾孩子，感谢张

医生不厌其烦地一次次看是否有新的出血点，一次次地问肚子还疼吗？有了医生，我的心已经放下了一半。

主任，感谢每一位医生护士。 （lx 妈妈原创/王慧整理）

2016 年 07 月 12 日

真诚地感谢张主任能够开启儿童银屑病纯中医病房，让我们找到正确的治疗方向，也让我变得勇敢。尤其是能跟着主任以及所有的医护人员学会真正的热而无汗，学会微汗，我跟 gg 感到无比的幸运。

在住院期间，我们慢慢地改掉了以前一些错误的生活方式和习惯。对于 gg 身上长出新疹子和一些用药后不确定的状态也不再害怕和恐惧，曾经谈"牛"色变的观念彻底不复存在。

在这住院的二十多天内，每天医患交班及医护查房，都凝聚了每位医生、护士的责任心和对患者的关爱。在这里我和 gg 的身心都得到了无比的放松和自在。

虽然 gg 还没有达到别人所说的临床"治愈"，但我们有信心能恢复健康！因为有你们这样一支充满爱和正能量的医疗团队。

特别感谢各位老师不厌其烦的解答和支持。感恩主任、王慧老师、张瑞医生、郭医生、李媛医生、单医生以及所有的医护人员。感谢志愿者熊出没和水晶，以及热心的患者 WQ 妈妈、紫杉奶奶。没有他们的热心传播和支持，我们 gg 不知还要忍受多少的疼痛以及身心折磨。

我相信有你们这样一群可爱的人的帮助，未来的我们和其他患者都一定能够迈向健康。

跟着主任以及所有的医护人员学会真正的热而无汗，学会微汗。

感恩，天使般的你们！　（cg 妈妈原创/王慧整理）

已经住院五天了，我认为自己有很大的收获。医生的话时刻记住心里：走路的时候要慢一点，说话的时候要慢一点，吃东西的时候要慢一点，细嚼慢咽，只有慢下来才能保持住热而无汗的状态。

那天张瑞医生看到我妈给我熏腿上的艾灸，跟我说你已经是个大孩子了，自己的事要自己做。之后很多事情，能自己动手的我都自己做。这些对我来说都是收获。

在这里医生对我非常好，会及时观察我的身体情况，对症下药。在来的这些天里，我的身体和皮损有了巨大的变化，以前几乎两天排一次大便，而且非常困难，在住院期间，经过饮食和中药的调理后，大便一日一次，且成形，也不费力了。在家的时候，皮损又厚又烫，晚上睡觉的时候身上又烦又躁，睡不着。住院之后，皮损变薄变淡，晚上睡觉很安稳，根本没醒过。每天心情很放松，感觉自己找到了希望。　（tsn 原创/王慧整理）

2016 年 07 月 18 日

到今天，我们已住院 34 天了，gg 的情况一天天地变好。这些都离不开主任和医生们的细心治疗，以及 gg 的配合。

由于进入三伏天，gg 开始了穴位贴敷治疗。刚开始贴的那两天，效果感觉不太明显。7 月 15 日，换成了葱汁调配的穴位贴。第一天，贴敷的部位明显感觉到热。

第二天，感觉无明显变化，可能是用了隔夜贴敷的原因。7月17日和今天，都是现配现用，贴上之后只有肚脐比较热。前胸、肚脐周围出现了正常的皮肤，前胸出现的更多一些。

这一周，大便都不太正常，有时隔天一次，偏稀，褐色。小便颜色正常，量少。鼻唇沟、手脚心出汗较多。皮损变薄，也没有新起的疹子。背部皮损有些干，头部皮损变薄、范围变大，后颈、发际间皮损有些增多，变厚。

服用麻黄类方后，偶尔出现心慌的感觉，7月18日上午心率96次/分，下午88次/分。体温36.5℃左右。故停服麻黄类方。皮肤能量分布动态监测，全身热的比较均匀，膝盖处微凉。

这周情况大概就是这些了。革命还在进行，gg还需要努力！（cg妈妈原创/王慧整理）

住院十多天以来，积极配合医生治疗，每天关注的事情不再是自己的皮损，而是"精神好不好、出汗匀不匀、皮损薄不薄"。努力调整好自己的生活处方，放松心情，注意饮食的禁忌等。多看书，多学习，我们自己懂得越多，医生治得越好，我们最后能成为自己的医生，病才能根治。在平时的生活中，适度多穿、多晒、多运动、多吃发物，还要努力学会控汗、艾灸。之前我们走了很多弯路，误治，乱治，把我的身体折腾得不像样子，自从住到医院，我们找到了正确的方向，在医生耐心的

每天关注的事情不再是自己的皮损，而是精神好不好、出汗匀不匀。

治疗下，我一天天地恢复起来。不再恐惧、迷茫，因为我知道银屑病是个好病，它是我身体的哨兵，时刻提醒我身体健康状况，我会努力学习的。 （tsn 原创/王慧整理）

2016 年 7 月 23 日

虽然住院只有短短的四天，但是在这四天之内我们学到了很多东西。尤其是科室特色的医患交班会，让医患之间的交流变得亲密无障碍，患者哪些方面做得好，哪些方面不足，如何加强，通过患者交流，医生点评，让大家找出不足，明确了方向。

正如张主任所说的，病是自己得的，治疗还得靠自己。医生只是我们健康路上的引导者，患者自己才是主体，因此我作为家长更要充分发挥自己的主动性，调整好自己的心态。把女儿的身体放在第一位， 一心一意陪女儿治疗，努力改变女儿的生活习惯，让她知道该做什么，该吃什么，不该做什么，不该吃什么。 （ns 妈妈原创/王慧修改整理）

在住院期间，我的身体有很大的变化，全身出汗慢慢地变得均匀，但屁股汗多。头部、前胸、后背的皮损变薄、散开， 痒的程度减轻。精神状态和心情都很好。

自己身体的变化，离不开平易近人、细心、有能力、爱学习的张主任以及我的主管医生----年轻帅气，亲切有能力的张瑞大夫。他总是微笑着对我们说，孩子自己

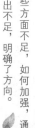

能做的事情，最好让孩子自己做。把它当成一次锻炼，让孩子学会用心。当时心里反对，但之后想想医生说的是对的，于是试着自己做，感觉还不错。

今天做了皮肤能量分布动态监测，上半身基本热得均匀，小腿、屁股是凉的。在这里我得检讨自己，前几天小腿没怎么保暖，是我粗心大意。从今天开始，小腿要多保暖，控制屁股出汗，努力让自己做到"热而无汗"。

最近看到你们学习到深夜，尤其是张主任，更是以身作则，值得我敬佩。你们的敬业精神值得我学习，出院之后，我要用这种精神对待学习，对待身体，让自己早日恢复健康！

谢谢张主任、张瑞医生以及全体医护人员，你们辛苦了！（ns 原创/王慧修改整理）

2016 年 7 月 25 日

住院第一个星期，感觉收获颇多，以前在家控汗效果很不明显，出汗还是很多。住院之后，经过医生们的指导和自己的学习，慢慢地学会有效控汗。刚开始做得不是很好，总是会出很多汗，之后用控汗粉和对衣物按比例进行调整，终于保证全身大部分时间是暖和的，而且无汗，只有脖子和背部还是有汗。

做深部能量均衡动态治疗之前背部就有些潮潮的，因此在治疗床上趴一小会儿背部就会出汗，所以要扑很多粉。之后经过治疗师的指导，每次治疗我都会随时关注背部出汗情况，减少背部出汗。

做 TDP 治疗时，躺时间太久背部就会出汗，经过对躺床姿势的调整，以及对背部、脖子出汗的注意，尽量减少背部及脖子的出汗量，争取做到一滴汗出遍全身，储存体内阳气，使阳气内蒸而不骤泄，让自己的身体达到健康状态。

在饮食上也进行了控制，使自己处于五分饱的状态。对作息时间进行了调整，晚上九点半之前睡，早上七点前起，中午进行午休，使自己一天都保持良好的精神。

今后我会更加注意自己身体的出汗情况，根据天气灵活调整衣物。坚持做下去，一步步让自己离健康越来越近，不辜负爸妈和医护人员对我的期望。 （lm 原创/王慧整理修改）

经过两次的入院考试，入院手续终于在 7 月 20 日办妥了，来了太原 10 多天忐忑的心终于放松了一点。想要进来真的不容易啊，不过这让我们更懂得了要珍惜这次机会。

入院后孩子的心情变好了，笑容也多了，并且住院的这几天，孩子接受各种各样的身体机能检查和治疗，心态与身体慢慢地朝好的方面转变，这对于疾病的治疗和痊愈非常有利。我相信在我们的积极配合下以及在医护人员的精心护理下，孩子的身体会越来越好。 （dh 爸爸原创/王慧修改整理）

骤泄。一滴汗出遍全身，储存体内阳气，使阳气内蒸而不

2016 年 7 月 28 日

今天是我住院的第一天，我做的治疗有 TDP，艾灸，深部动态治疗等。今天医患交班会讲的是饮食上的习惯，我反思了自己，觉得平时吃得有点多，所以从今天开始要好好控制自己的饭量，这是一个长久的有助于健康的生活习惯。（dz 原创/王慧整理）

2016 年 7 月 29 日

今天艾灸的时候觉得艾灸的部位好像有一个火炉一样跟着动，感觉身体暖暖的。中午睡觉醒来的时候前胸后背出汗了，以后再睡觉的时候也要注意控汗。今日医患交班会讲的是如何吃发物。我感觉这个应该是因人而异吧，我平时爱吃牛羊肉，皮损和出汗没什么变化，但还是控制一下吧！（dz 原创/王慧整理）

2016 年 7 月 30 日

今天没有大便，平时在家的时候大便情况挺好的，比较通畅也成形，今天医患交班会讲的是出院后应该注意到的问题，在住院期间我会好好学习，争取在出院后也能保持良好的生活习惯的。今天前胸汗控制得比较好，后背出汗有点多，出完汗后背有点凉，以后也要多观察后背的出汗情况。今天做深部动态的时候没有出汗，算是控制得非常完美了，艾灸时背部、前胸出汗了。今天吃了五分饱，但还是没有大便。（dz 原创/王慧整理）

平时吃得有点多，所以从今天开始要好好控制自己的饭量，这是一个长久的有助于健康的生活习惯。

2016 年 7 月 31 日

马上就要出院了，在住院期间，我学到了很多东西。如：要合理安排学习和玩手机的时间，猪肉，生冷的东西，腌制品，添加防腐剂的都不能吃，还有衣、食、住、行等。

穿衣：出汗的地方少穿，不出汗的地方多穿，尽量穿透气性好的衣服。

饮食：见汗吃发物，多吃温热的食物。

居住：家里不能太潮湿，如果开空调要开窗通风，温度不能太低，不能对着人吹。

运动：做一些和缓的运动，要和太阳一起上班，下班，太阳出来，你就活动，太阳下山，你就休息，晚上绝对不能运动。

虽然说不让关注皮损，但有时还是忍不住，现在我身上的皮损已经快好了，都是因为在住院期间改变了生活习惯以及治疗用药。

回家后我也会继续努力，不放任自己。（tsn 原创/王慧整理）

2016 年 8 月 01 日

这周的医患交班会让我深有感触，先说手机问题，上一周不觉得在治疗时使用手机有什么不合适，觉得手机是让我打发时间的助手，但经过了这周的一次交班会后，让我深刻认识到带手机进治疗室的行为有多愚蠢。

带手机会分散注意力，让自己在治疗时，不关注汗

了生活习惯以及治疗用药。身上的皮损已经快好了，都是因为在住院期间改变

出的情况。有时看手机的时候背上的汗出的很多也会忽略，这对疾病的治愈是百害而无一利的。

再说发热，一味地盲目追求发热是错误的，一味地追求高温度发热也是错误的。适度发热，什么都讲求适度，在温度过高时适当吃感冒药，但是等到温度正常的时候，一定不要再去吃感冒药，这是在压抑正气。然后还有忌口，在交班会上值班医生重点强调了忌口，什么东西不能吃，让每个人都说出答案。猪肉，冰水，甜品……书上有的说到了，书上没有的，也提到了。这些寒凉之物，对于银屑病的治疗简直就是大敌，吃一次就有可能要用一周的时间去调理，这样真的是得不偿失了。

关于发物的吃法，在第四本书上写到的"见汗吃发物"，等到身上的汗可以出得均匀了就能够吃发物，但是这种状态也许一生都达不到，那么这个时候就要进行变通，发物可以让汗路通畅。在汗不多，不均匀的情况下，保持没有汗出来的状态吃发物，也不失为一种好的选择。而且在吃的时候也要慢，不要出汗，要让自己保持热的状态，对那些较容易出汗的人吃发物就有些不合适了。

最后，这周最大的收获，就是在艾灸的时候小腿会变潮，比以前通了许多。希望自己继续努力，不要让住院的资源白费，让自己的时间白费。（lm 原创/王慧整理修改）

2016 年 8 月 07 日

求医心得

在我八岁那年刚得病的时候就是右腿上有一个硬币大小的疹子，当时是在当地的中医门诊，吃了有半年的中药治疗。皮损消退了有半年，然后头上和腿上都长出了皮损。这时有熟人介绍到了一个蒙医那里治疗，在那里吃黑颗粒药物治疗，吃了几个月，听人说可能有金属物质也就没有再去。又过了近一年的时间没怎么治疗。之后有认识的人得了皮肤病在哈尔滨一家中医门诊，说效果挺好的。那里的医生在哈尔滨某医院的中医科上班，周日在私人门诊出诊。我半个月看一次门诊，吃了大半年的药还抹药膏（都是中药成分，具体的成分没有被告知）。治疗后只剩下头部有一点，就停药了。大半年后皮损又重新长出，部位还是头部和左腿，当时我们还想在哈尔滨那继续治疗，但那个医生得了脑梗，后到北京某医院治疗。今年元旦的时候在好大夫在线看见了广汗法这种健康的理论，想深度了解一下就先读完书参加了沙龙后，过了半年住院治疗。 （dz 原创/王慧整理）

2016 年 8 月 08 日

这周有好几个患者出院了，我们有几分不舍，但更多的是对治疗的信心。

周一的交班会强调的是有关睡眠的注意事项，我平时睡觉时间不规律，睡得总是太多，这回我知道了中医理论的子午觉，在子时和午时是需要休息的，我每到周末就总是睡到自然醒，午觉却睡到三四点，这是我以后要改正的。

在周二，那天下雨了风也有些大，但有患者注意到了这一点，风不能对着人吹，这也算是长教训了。

周三张主任有关袜子的事也算是给我们敲响了警钟。我们应该时刻注意自己的衣食住行，也要根据自己的情况来做。

周四强调出院后衣食住行要像在医院一样严格要求自己，不要松懈。我们要养成良好的生活习惯，以健康为追求目标。

周五郭大夫给我们普及了艾灸的治疗方法有雀啄灸法就像小鸡啄米般上下移动手腕，回旋灸则是顺时针方向或逆时针方向都可以，距离 1.5-3 厘米左右主要以自身感受为主。艾灸时达到局部微微发红即可，如果无法发红就等于失效。（dz 原创/王慧整理）

有关袜子的事也算是给我们敲响了警钟。我们应该时刻注意自己的衣食住行，也要根据自己的情况来做。

五、沙龙实录

海北天南

齐聚太原

聊心路

谈健康

认清自己

正视皮损

在愉悦中收获知识……

2016 年 7 月 14 日

早晨 8 点半，参加沙龙的汗友们从全国 15 个省份赶来，齐聚山西省中西医结合医院名中医工作室第 11 诊室门口，大家谈笑风生，热闹非凡。今天是 2016 年第 3 期《"汗出障碍"健康沙龙》的第一天。

早上，沙龙专诊，大家按照专诊顺序就诊。有的需要服药，而有一些新的汗友，并没有拿到期望中的药物，并不是每个人都需要吃药的，每一期都有不药而愈的汗友。专诊使得主任对大家的身体情况有了详细的了解，在后面的课程中更有针对性。

下午两点，本期沙龙正式开始。

沙龙第一堂课，张主任开讲《吓死人的"病"》。举了两个例子，一个是正在纯中医病房住院的孩子，来自辽宁，4 岁，银屑病；另一个例子是一位志愿者，7 月 3 日时腹痛难忍，体温达 39℃多，已经不能走路。当地最好的医院怀疑"阑尾炎"，需要住院，做了一系列检查，从早上 9 点到晚上 8 点，期间，内科、外科、消化科、妇科……检查了整整一天，无法确诊，最后倾向"卵巢畸胎瘤"。查血象白细胞超出正常值范围很多。最后决定找主任给看看，主任的意见是：西医诊断，中医治疗；原因明确：暴饮暴食、生活不规律。原因明确后，喝了 3 天中药，肚痛全无。

通过这两个例子，我们学会了中医思维是要看人，而不是单纯的病。

第二堂课，是张远志老师的《银屑病治疗的复杂

主任的意见是：西医诊断，中医治疗；原因明确：暴饮暴食、生活不规律。原因明确后，喝了 3 天中药，肚痛全无。

性》，远志老师自己也是中医，老婆和孩子得了银屑病后束手无策，越治越重，最后找到了张英栋老师这里。老婆和孩子都是在一个月内皮损几无，遂跟随张英栋老师一直学习广汗法至今。从医生和患者两个角度来讲述银屑病治疗的复杂性。

第三堂课是心理课《心身疾病和情绪》，贾老师通过很多生动有趣的画面告诉大家，对于银屑病这个心身疾病，情绪对治疗有着极其重要的作用。心理课程以互动为主，在放松的课堂气氛下开始了银屑病与心身疾病的关系的分析，并对现场的所有学员进行了 SCL-90 症状自评量表的测试。结果发现银屑病患者的焦虑，抑郁，恐惧 3 项因子分显著高于一般人。

晚上瑜伽课，在音乐中瑜伽老师带着大家一同寻找适合微汗的一些动作，最后在放松的状态中结束了一天的课程。

2016 年 7 月 15 日

第一堂课，由冯文全老师讲述《广汗法发展简史》，通过对《银屑病经方治疗心法——我对"给邪出路"的临证探索》一书的细致剖析，让大家明白了广汗法来之不易，并对第一本书里面的看着吃力的文字做了详细的解释，帮助大家读懂张主任的书。

第二堂课，由来自北京的王翠薇老师给大家讲述《身体能量分布的意义》，皮肤能量平均值（表温均值）和皮肤能量分布均匀性的变化，对于判断人体健康意义重大。能量分布的均匀性是广汗法和红外影像结合观察的重要指标。实时的动态监测，除了客观保存了整个诊疗过程，也起到了医生治疗应该踩油门还是刹车的警示作用，为银屑病患者的康复提供了客观依据。

紧接着是现场3个学员的得病治病经历分享，张主任挨个进行点评，大家从其他人得病治病的经历及点评中，学到了很多。

下午第一堂课是"通胫太极"。赵晓光老师带着大家做息息归踵等动作，通过太极课程，使大家了解到太极与日常健康生活的关系，并了解如何通过练习太极拳来达到遍身微汗的目的。

第二堂课是《广汗法细节分析》，由纯中医病房单增天医生从广汗法概念，广汗法治疗核心，广汗法目的，正常出汗标准，小腿出汗和不易出汗部位的处理窍门，将汗五佳兆，饮食宜忌，运动原则及注意事项等几个方面分别阐述广汗法的细节注意事项，最后提醒大家要牢记银屑病入门守则第十条（《银屑病治疗入门守则》2014版）。

第三堂课是张主任讲《识"病"》，这节课中张主任给大家讲述了什么是中医？还有很多大家最关心的问题，比如：发烧到底好不好，什么是"适度发烧"？晚上发烧和白天发烧处理有何不同？健康可以通过测汗来量化，疾病，亚疾病，亚健康，健康状态各有分值范围。银屑病如何可以治愈？如何可以根治？在这节课中张主任都给出了答案。

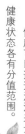

健康可以通过测汗来量化，疾病，亚疾病，亚健康，健康状态各有分值范围。

晚上还是微汗瑜伽。

2016 年 7 月 16 日

上午第一堂课由冯老师给大家继续深层次解读张老师书，并答疑。

第二堂课由纯中医病房张瑞医生讲《针灸不可轻试》，普及了针灸的基本知识，让大家明白了针灸乱用、误用带来的严重后果，并讲述了针灸对银屑病的治疗作用。

第三堂课是张主任讲《防"病"》，防病防的是身体的不健康，正汗对健康的意义，"热而无汗"让大家更容易、更准确地理解微汗。人体健康四道防线图，大家知道了人体的第一道防线正常则表现为发热，人体第二道防线正常，则表现为咽部的活跃，第三道防线正常则表现为……

下午第一堂课是患者互动分享，由资深"牛人"毛毛给大家分享她近 30 年的得病及治疗经历，8 岁得病，前两年才找到张主任，一边学习广汗法，一边进行治疗。生活处方配合得很到位，没用多长的时间，30 年顽固的皮损现在一个也找不到了，原来身体很多毛病在治疗银屑病的过程中也都完全好了。讲述完自己的经历后现场的学员们提出了很多问题，毛毛一一解答，张主任点评，指出了她中间做得不好的地方，并对大家的一些认识进行了纠正。

第二堂课是《扁桃体与银屑病的关系》。首先，纯中医病房郭冉冉医生问到现场有多少人得病是由扁桃体炎引起的？举手的接近三分之一。通过临床实践也发现扁桃体炎与银屑病之间存在着一些相关性。有一部分人为了能给银屑病去根，把扁桃体直接割掉，从而使身体抵御疾病的第二道防线受损。通过这节课的学习大家明白了什么是扁桃体炎？以后遇到扁桃炎发炎应该如何正确处理？当出现扁桃炎发炎时，一定要慎重治疗，不可乱治误治。

晚上还是微汗瑜伽。

2016 年 7 月 17 日

上午第一堂课由心理老师讲述《情绪管理和压力对银屑病治疗的重要性》。应对不良情绪的方法有：注意转移，意识控制，自我鼓励，语言调节，适当宣泄，幽默，改变环境，配合，社会支持，放松训练。一个良好患者的心理模式包括：对疾病正确的认识，乐观的心态，稳定的情绪，克服困难的经验，强大的自控力。压力会削弱人体免疫系统，过多的压力会损害身体健康。应对压力的办法有很多，简单用 3 句话来概括：算了，不要紧，会过去的。当自我调节效果不佳时，需要寻求专业心理医生的帮助，不要让自己一直处于不良的情绪环境中。

第二堂课是由纯中医病房的王慧治疗师给大家带来《谈牛不再色变》，她的身份比较特殊，既是医护者，自己又是"牛人"，给大家从药物，生活处方，心情等等方面，结合自己身体的实际情况，以及病房的治疗实践经

扁桃炎发炎时，一定要慎重治疗，不可乱治误治。

验，给大家指出了很多容易出错的地方。目前她很健康，皮损和身体的其他各个方面状态都特别好。

下午第一堂课纯中医病房李媛讲《汗的重要性》，首先问了大家三个问题：①汗。②汗出障碍。③以汗代疹。三个问题都离不开"汗"；汗的定义和汗的分类，汗的产生，出汗的程序，出汗的误区，什么是正汗四要素……一个"汗"字，概括了银屑病的病因、病机和治疗。最后用张老师书中的三句话做总结。

第二堂课由纯中医病房王慧讲《发热》，结合纯中医病房很多患者住院期间的发热实例，从观念上改变大家之前对发热的不正当处理方法，讲述了银屑病和发热之间的关系。某患者在住院期间经历了连续数天的安全高热后，不仅皮损消退了大半，更主要的是使人体抵抗疾病的反应能力增强……大家要重视发热，珍惜发热，正视发热，要尊重人体的自愈力，尊重身体内部的好医生。

最后是现场所有学员分享，互动，答疑时间，就每一位沙龙学员的问题，张主任都给出了详细明确的解答与指导，并给出了每位沙龙学员今后的个性化治疗方案。张主任最后发言，祝愿所有的沙龙学员身体一年比一年强……大家也祝愿沙龙越办越好，让更多的人受益。本期沙龙在大家的依依不舍中结束了，很多学员反映：收获很多，意犹未尽。

身体内部的好医生。珍惜发热，正视发热，要尊重人体的自愈力，尊重

六、皮肤能量动态分布监测实录

多监测

少干预

有据可依

疗效客观

2016 年 7 月 10 日

中医传承了几千年，是祖国传统文化的重要组成部分。中医"望闻问切""司外揣内"的传统诊断方式多基于医生的主观判断，由于缺乏"证实"或"证伪"的客观工具，医生很难摆脱凭借主观自圆其说的尴尬处境。中医的很多经验在疗效上得到公认，但由于没有经过理化方法评价，无法证实，而影响进一步的推广、传承和发扬。

中医需要开辟一条客观化的路子，这不应该是中医发展的全部，但应该是一种有益的尝试。我们所做的工作正是这种尝试。以下是对于未来工作的一些思考：

"有数"可依

中医发展需要不断地吸收外围学科的精华，当前时代是理化、生物等跟医学有关的学科快速发展的时代，中医应该兼收并蓄。红外影像技术作为一种物理的、安全无创的检测手段，能够实时反映人体空间能量的分布状态、观察人体能量变化规律，用在中医诊疗过程中能够为中医医生提供客观化的辅助诊治依据，可以丰富中医学的内涵和手段。应用红外"中医影像"手段把患者不同时间的能量状态实时记录下来，1 次 2 次 3 次……记录可以按小时记，可以按天、按年记，甚至可以是用药之前用药之后、针灸等治疗干预前后马上记录。长此以往，就形成了对某一种疾病或个体或患病群体客观可量化的连续记录。对疾病来讲，可以客观反映整个自然病程；对医生的干预治疗手段来讲，可以监测干预前后干预强度的变化；对病人来讲，可以反映不同时点的生理病理状态以及接受干预后疾病在机体反应的整个演进过程；对群体而言，可以根据数据统计分析找出其共性的规律。

"有理"可依

红外影像作为一种客观可量化的指标对于中医的不同疾病有不同的参考指导意义。银屑病作为一种被称之为"不死癌症"的世界性疑难杂症，张英栋老师提出的"广汗法"治疗取得了有目共睹的疗效。广汗法的核心是通过调汗控汗达到"阳气内蒸而不骤泄"的治病状态，"阳气内蒸而不骤泄"的目标和过程可以用能量变化来数据化、量化，红外影像反映的是人体的"热"能变化，广汗法与红外影像二者的观察靶点一致——人体的能量及其变化规律，于是联姻势在必行。

"求真相"

循证医学作为近来发展最快的指导医学发展的重要的方法学，中医也应该吸收其中有效的方法，去伪存真，把那些既往大家认可疗效的经验方法用循证医学手段加以评价，实际上也是完善和发展了中医药学。

非常有幸加入张英栋老师的团队，共同探索中医疗效客观化、数据化的规律，任重而道远，努力！（王翠薇）

中医疗效客观化、数据化。

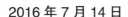

2016 年 7 月 14 日

"边拉边打的拉锯战"

在观察广汗法治疗银屑病过程中，经常会看到一个有意思的现象，就是"边拉边打的拉锯战"。阳气内蒸到一定程度，既要"蒸"又要"控"，既要"攻"也有"守"，既要增强体表的能量还得通过控汗守住能量，这是战争的焦点和能否打赢的关键。有的患者难在"蒸"，有的患者难在"控"。这需要医生和患者的共同努力，医生可以通过治疗方案的调整促进阳气内蒸，而控的主动权往往大部分责之于患者本身，需要患者通过行为方式生活方式积极配合达到控汗的要求。这时候，和谐的医患关系显得尤为重要，因为医生和患者是并肩作战，是站在同一条战线上的战友。所以，对广汗法理念的认同感奠定了医患双方合作的感情基础。好在纯中医病房收治的患者的依从性配合度均比较好，为医生全身心投入治疗创造了一个和谐环境。其实不只针对银屑病，对其他很多疑难杂症、顽症、怪病都需要医患双方的共同配合，因为中医解决的是"人"的问题，而不是只立足于解决某个"病"。

所谓"兵马未动粮草先行"，前方战斗需要后方的安定，体表攻邪的同时还要时时顾护脾胃的盛衰和其他脏腑能量的变化。作为"第三只眼"从能量的角度把这个过程记录下来是一件非常有意义的事情。（王翠薇）

医生和患者是并肩作战，是站在同一条战线上的战友。

2016 年 7 月 18 日

实录期间的监测工作正式开始已经一周。

现将本周的监测总结并结合病例分析记录如下：

姓名	7.18 皮肤能结果量分布动态监测										
	皮肤能量分布均匀系数	皮肤能量平均值	面部	胸部	背上部	背中部	小腹	臀部	大腿区	双膝	小腿前
ns	36.93	33.65	34.53	35.02	34.62	34.53	34.82	31.60	32.62	33.20	33.59
tsn	37.20	33.13	33.94	32.75	31.25	31.75	33.44	31.50	32.63	33.10	34.33
cg	53.23	34.15	34.62	35.21	35.02	34.62	34.92	32.95	33.49	33.39	33.84
lx	42.31	33.38	34.43	34.33	34.13	34.13	34.62	32.65	32.60	32.35	33.00

（根据以往数据分级一般 40~60 属于中等，小于 40 提示均匀程度较差，大于 60 提示均匀程度较高，自身对照重在观察自身前后变化趋势。）

围绕皮肤能量的分布及能量的变化监测结果分析如下：

1. 患者 ns 一周内的皮肤能量动态监测结果。

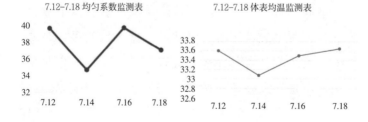

7.12-7.18 均匀系数监测表　　　7.12-7.18 体表均温监测表

7.12-7.18 局部部位能量变化监测表

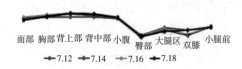

面部 胸部 背上部 背中部 小腹　臀部　大腿区 双膝　小腿前

→-7.12　→-7.14　→-7.16　→-7.18

　　结果及分析：本周 ns 均匀系数相对不稳定，一直处于 35-40 之间小范围波动，表明在此时间段内均匀性没有得到很好的控制和好转。体表温度自 7.14 日后呈持续上升趋势。局部能量变化显示背部胸部能量值偏高，双膝部的能量在 7.14 日之后增高，但臀部能量始终是最低，上下能量分布不均匀。

　　分析：考虑几个方面对能量变化的影响：①7.16 日月经初潮；②臀部多汗难控；③治疗方案的影响。女性月经周期反映了阴阳的转化过程，特别是月经前几日冲任脉气血旺盛会引起比较剧烈的能量变化。7.14 后体表温度上升也能说明处于气血能量增强阶段，当阳气鼓动体表能量足够强的时候就会容易出现"红、痒、新、小、烦"。患者在 7.17 日夜间痒加重，可考虑体表温度持续上升为影响因素之一。

　　本周一直用的方剂为薏苡附子败酱散、四甲散、升降散，据观察患者服用升降散后大便次数增多，对总能量是否有影响？臀部汗多而且难控是近几日一直存在的问题，也是导致整体能量分布均匀性差的一个原因。如果控汗得力且减少，大便同时引热下行，集中力量用在阳气内蒸同时兼顾上下均匀性上是否可为下一步的治疗目标？

2. 患者 tsn 一周内的皮肤能量动态监测结果。

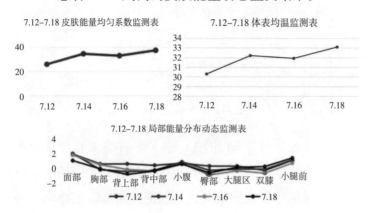

7.12–7.18 皮肤能量均匀系数监测表　　　　7.12–7.18 体表均温监测表

7.12–7.18 局部能量分布动态监测表

面部　胸部　背上部　背中部　小腹　臀部　大腿区　双膝　小腿前

■—7.12　■—7.14　■—7.16　■—7.18

结果及分析：患者 tsn 的皮肤能量分布均匀系数及体表均温均呈同步上升趋势，是为好现象。局部能量分布头面温度过高，适宜降温。该患者前期主要问题在于背部控汗差，自 7.15 日自述背部汗明显减少之后，均匀系数与体表均温的监测指标也有了明显的升高趋势。分析本周的治疗方案主方用的是桂枝去桂加茯苓白术，患者服药两天后自诉小便量明显增多，同时后背的汗也显著减少，监测指标也有了同步提示。

通过尿液、汗液之间的转化改变能量运行的方向，既达到了控汗的目的，又增强了体表能量，促进阳气内蒸，此方着实妙哉！会继续深入监测观察。

3. 患者 cg 一周内的皮肤能量动态监测结果。

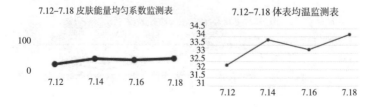

7.12–7.18 皮肤能量均匀系数监测表　　　　　7.12–7.18 体表均温监测表

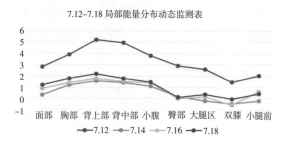

7.12–7.18 局部能量分布动态监测表

结果及分析：7.12–7.18 这一周 cg 的皮肤能量分布均匀系数及体表均温整体看均呈上升趋势。局部能量分布结果提示背部能量偏高，下肢能量略低，整体均匀性尚可。患者的主要问题是手足心、鼻唇沟三个部位局部出汗，其他地方无汗，整体上属于汗少的情况。自 7.16 之后患者自述腰部略能出汗，三个局部汗出部位汗量减少。所服用主方为过敏 2 号方+麻黄附子细辛汤+麻黄 30 逐渐加量。7.17 日反馈偶有心慌后嘱麻黄减量。在踩油门和刹车的斟酌上调整下一步治疗方案。

4. 患者 lx 一周内的皮肤能量动态监测结果。

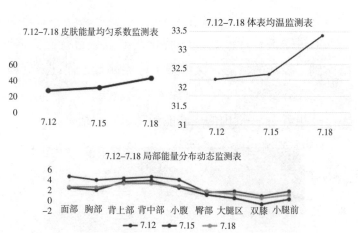

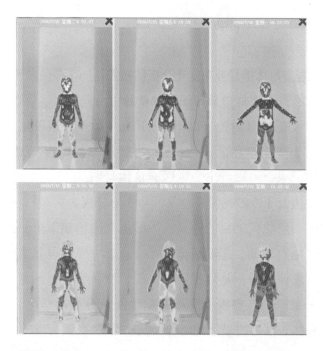

　　结果及分析：lx 做了三次监测，皮肤能量分布均匀系数及体表温度均呈上升趋势，局部能量分布结果提示后背能量过高，下肢大腿膝关节臀部能量值过低，导致上下能量分布不均匀。另外患者最初腹部能量低，肝胆经区能量过高，大椎及双侧肩胛区能量低，在本周的治疗过程中均有变化：脐周能量逐渐增强，腹部能量分布均匀性好转，大椎及肩胛区能量上升，反映阳气不足的指标均在往好的方向转归。

　　总的来说，根据数据监测结果分析：本周治疗效果大部分都趋于往阳气内蒸的方向发展，还需针对个体化在细节上做下一步调整。（王翠薇）

脐周能量逐渐增强。

2016 年 7 月 20 日

观察机体能量分布变化分析桂枝去桂加茯苓白术汤

　　根据人体能量分布图选取督脉、命门穴区、膀胱区、头面、上肢（肘关节以下）、下肢（膝关节以下）、手、足这些部位的为能量观测点，将服本方期间的 3 次监测数据记录，可以看出督脉区能量值呈明显下降（一般前后差值大于 0.2°视为有意义，小于 0.2°视为误差）；命门穴区、膀胱区能量值升高；头面能量值明显下降；四肢手足略有波动，但前后差值小于 0.2°可视为误差忽略不计。总体来看，是以督脉、命门、膀胱、头面的能量变化显著。结合患者上一周的皮肤能量分布动态监测表，结果体表温度也呈上升趋势，同作为参考。

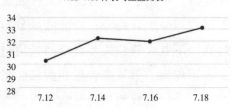

7.12–7.18 体表均温监测表

　　该方通过"利小便"的途径是否可以达到"通阳"的目的呢？督脉为阳经之海，四肢为诸阳之本，如果阳通的话四肢末梢能量值会增强。膀胱为决渎之官，小便利需膀胱气化功能，而膀胱气化功能的正常有赖于肾气旺盛，故将位于腰为肾之府的"命门穴"区域和膀胱腑的区域也列为观察点。可以看到，在这个过程中，命门区和膀胱区增量值均上升。气有余便是火，气化过程是个机体能量变化的过程，利小便需要更多的肾气动力，增强膀胱的气化功能才能更顺畅的水道出焉，这与观察到的监测结果反映一致。

督脉为奇经八脉之一，正如李时珍《奇经八脉考》所说："其流溢之气，入于奇经。转相灌溉，内温脏腑，外濡腠理。"当十二经脉气血满溢时，就会流入奇经八脉，蓄以备用；当十二经脉气血不足时，奇经中所含蓄的气血则溢出给予补充，以保持十二经脉气血的相对恒定状态，有利于维持机体生理功能的需要。命门区、膀胱区能量值增强，而督脉能量值下降正说明了督脉作为奇经八脉调节全身气血的作用。另外，膀胱与肺气化相通，肺通调水道为水之源上，下焦小便利则上焦水之源上压力减轻，同位于上焦的头面能量值明显降低也说明上焦热减轻，同时可以说明桂枝去桂加茯苓白术汤整个方剂的作用方向是趋于向下的。

四肢末梢能量值变化不显著，但机体整体的体表温度却一直呈上升趋势，说明在表之阳气呈蓄积状态，是否可以说明表阳在通的过程中？

从患者自身症状的改变上（服药一天后后背汗减少，小便量明显增加每日 5-6 次）显然已经达到"小便利"的目的。人体水液代谢后排出的途径有两条：其一是经膀胱以尿的形式排出；其二是经玄府以汗的形式排出。汗与小便也是太阳表邪排出的两条重要途径，在总体水液量相对恒定的情况下，桂枝去桂加茯苓白术汤在 tsn 的应用体现了汗液和尿液之间的转化。　　（王翠薇）

李时珍《奇经八脉考》所说："其流溢之气，入于奇经。转相灌溉，内温脏腑，外濡腠理。"

2016 年 7 月 25 日

"监测周记"

一周的治疗结束了，现针对每位患者的监测数据结果对本周工作做个总结：

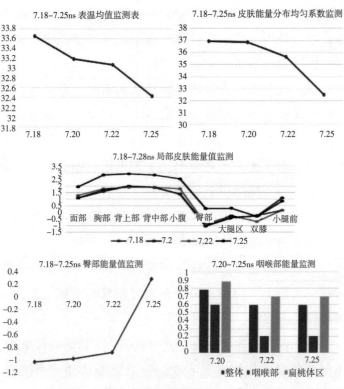

1. 患者 ns 本周的监测结果提示：①皮肤能量分布均匀系数及体表均温均呈下降趋势。②局部能量分布整体看躯干能量过高，下肢臀部膝关节能量值最低，仍属于上热下寒。③针对患者臀部多汗的主症，对其能量监测，结果显示臀部能量值一直呈上升趋势。④咽喉部能量监测：7.20 日咽喉部能量值较高，7.22/7.25 能量值下降后保持稳定。

　　分析：患者的主症一直为臀部多汗难控，治疗方案一直针对咽喉，方药用薏苡附子败酱散+四甲散+升降散。薏苡附子败酱散和四甲散逐日加量，升降散调整药量以保证大便通畅。穴位贴敷取敛汗控汗之功。自 7.20-7.23 臀部汗减，7.23-7.25 自述因天气炎热控汗不利，臀部多汗又表现显著。臀部能量值一直呈上升趋势，但躯干的能量值相对臀部也呈上升趋势，整体上热下寒的体质仍没有改变。建议从整体调整体质状态。

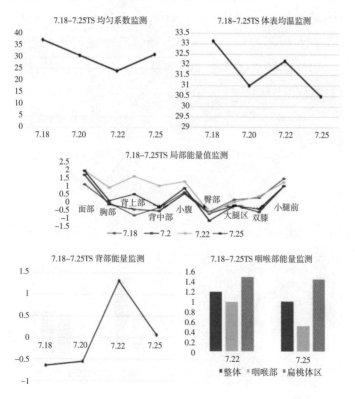

2.患者 ts 本周监测结果提示：①皮肤能量分布均匀系数 7.18-7.22 呈下降趋势，7.22 以后回升；体表均温波动性较大。②局部能量分布变化波动性大，背上部背中部、下肢能量值升高。③患者主症为背部多汗难控，对其进行针对性监测：7.18-7.22 背部能量值升高，7.22 之后回落。④咽喉部整体能量略下降，扁桃体区相对稳定。

分析：患者后背多汗难控是主症，方药用桂枝去桂加茯苓白术汤+升降散-大黄，7.19-7.23 期间后背汗减，7.23-7.25 控汗难，夜间大汗，背部能量监测亦提示 7.18-7.22 能量上升。7.22 之后能量及体表均温均下降，监测结果与汗出情况一致。自 7.21-7.25 出现腹痛症状，且伴有大便不成形。7.23 调方用暖肝煎症状暂无改变，根据局部能量监测，小腹部能量值上升，7.22 以后均匀系数略回升。

咽喉部整体能量略下降，扁桃体区相对稳定。

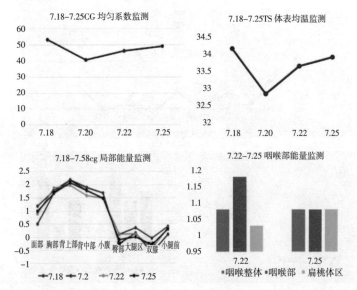

3. 患者 cg 本周监测结果提示：①7.18–7.20 均匀系数及体表均值下降后，自 7.20 开始回升。②局部能量分布变化不明显，背部温度过高而下肢温度过低，整体呈现上热下寒。③咽喉部能量均匀性变好，总增量变化不显。

分析：患者 cg 本周汗出皮损及一般情况变化不明显，主方为益气逐瘀汤，补益气血温经通脉，监测数据提示均匀系数及表温均呈上升趋势，但整体上热下寒状态没有改变。

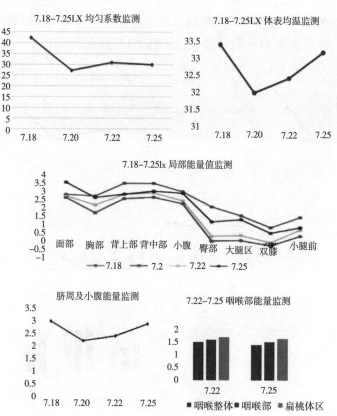

4. 患者 lx 本周监测结果：①均匀系数及体表均温自 7.20 开始呈上升趋势。②局部能量分布结果提示头面能量过高，整体上热下凉，但是下肢臀部、大腿区、膝关节、小腿能量值呈上升趋势。③根据主症"腹痛伴大便食物残渣"针对性选取监测部位，提示脐周及小腹能量呈上升趋势。④咽喉部能量监测前后两次变化不明显。

分析：患者 lx 近期主症"腹痛伴大便食物残渣"症状明显好转，每日精神饮食二便睡眠均可。主方用理中汤+黄连（黄连逐渐减量）。可见伴随症状好转，体表均温及均匀系数及腹部能量均呈上升趋势。整体仍要控制上半身出汗和下肢加温，以调整上热下凉的状态。

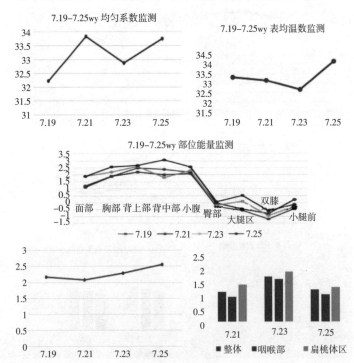

5.患者 wy 本周能量监测结果提示：①均匀系数相对不稳定在小范围内波动，体表均温下降趋势后在 7.23 回升。②躯干温度过高而下肢相对低，背中部及下肢大腿区、小腿前能量相对增强。③脐周能量呈缓慢上升趋势。④三次监测中 7.23 咽喉部能量值略高。

分析：患者主症为"大便偏稀"前胸后背出汗多。7.20 日腹泻 3 次，7.21~7.23 日均匀系数与体表均温均下降，考虑受之前的多次腹泻影响。自 7.21 大便及控汗均好转，脐周能量呈上升趋势。下一步仍是解决后背控汗和下肢加温的问题。

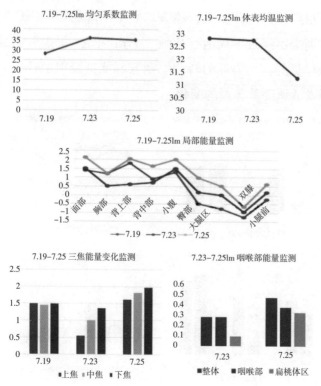

6.患者 lm 本周监测结果提示：7.19–7.23 均匀系数上升 7.23 后保持平稳；体表均温自 7.23 后下降。②局部能量分布监测结果提示下肢能量在上升，7.23 日躯干能量明显降低（考虑当日控汗情况）。③根据本周主要治则"清上焦郁热温中下焦"对三焦能量针对性监测：7.23 及 7.25 日上焦相对能量低，中焦、下焦能量相对高，7.25 整体能量值高于 7.23 日。④7.25 日咽喉部能量高于 7.23 日。

分析：lm 主症表现为"腋下汗多"，治则为"清上温下"，主方用小柴胡汤合四逆汤。外治也旨在控汗、温补下焦。腋下后背多汗情况逐日好转，25 日诉前夜天气热，难控汗，出汗量大，体表均数呈下降趋势。三焦能量监测提示经过本周治疗达到"上焦<中焦<下焦"能量的治疗目的，是为好的转归。咽喉部能量表现上升，关注咽喉活跃度及体温的变化。

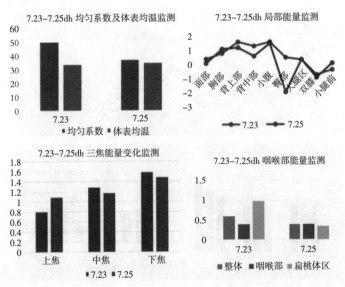

7.23–7.25dh 均匀系数及体表均温监测

7.23–7.25dh 局部能量监测

7.23–7.25dh 三焦能量变化监测

7.23–7.25dh 咽喉部能量监测

7.dh 是新入院的患者，目前监测只进行 2 次。结果提示：①均匀系数显示下降，体表均温平稳。②7.25 日背部、臀部能量明显低于 7.23（考虑控汗不利）。③根据主症"大便偏稀下肢皮损红存在风险"。当前阶段以调理中焦脾胃为主，故对三焦能量进行针对性监测，两次对比，上焦能量升，中焦下焦能量减，但三焦热序列正常。④两次咽喉部能量监测，7.25 比 7.23 低。

分析：本周治疗方案以控制风险、调理脾胃为主。方用理中汤加黄连，外用清热燥湿之苦三联黄甘外洗方。患者反馈出汗及便稀症状好转。均匀系数及中焦、下焦能量值显示下降，是否是"风险得到控制"的指标指示？请医生结合临床做出判断。（王翠薇）

2016 年 7 月 27 日

"发热"的皮肤能量分布变化观察 2 例

小患者 ts 前天发烧了，这正是我们期待已久的，通过"发烧"来治疗银屑病也是广汗法的一个特色。患者 7.25 日夜间至 26 日晨从 37°烧多到 38.1°，27 日查房时诉体温恢复正常，但时有鼻塞、头沉重、流黄涕等外感症状。现将发热前后的皮肤能量分布监测与三焦能量的变化进行分析。

通过『发烧』来治疗银屑病也是广汗法的一个特色。

部位	7.25	7.26	7.27
均匀系数	30.96	30.66	33.81
体表均温	30.48	33.61	31.66
上焦	30.64	34.03	31.95
中焦	30.84	34.13	31.45
下焦	31.45	34.92	32.45

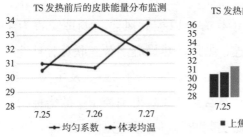

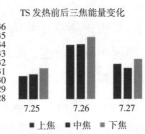

结果显示：26 日体表均温明显升高之后下降（发热的体温改变）；26 日-27 日皮肤能量分布均匀系数明显上升。也就意味着退烧后皮肤能量分布的均匀性在好转。从三焦能量分布变化看，发热之前（25 日）三焦能量符合"上焦<中焦<下焦"的正常热顺序。发热中（26 日）同样符合如上正常的热顺序，但受体温影响整体性升高，发热后（27 日）三焦能量整体性回落，但比发热之前 25 日略高。同时热顺序出现了变化，呈现"中焦<上焦<下焦"的结果，说明 27 日中焦能量最低，上焦相对略升高。

7 月 26 日张主任查房时调整之前的治疗方案，给予通宣理肺方。患者在 27 日早晨监测之前是服用了一天的中药，是药物引起的这种变化，还是外感导致机体抗邪于外不能顾护于里，造成中焦能量降低，还很难定论。
笔者想起在 5 月份也曾遇一例治疗期间的发热病例，遂
将其三焦能量变化重新分析一遍。

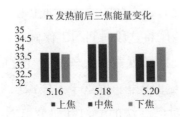

rx 发热前后三焦能量变化

患者 rx 于 5.18 日发热，也属低烧。退烧后 5.20 日
三焦排序也呈现"中焦<上焦<下焦"的结果。无独有
偶，发热后期中焦能量降低是治疗方案造成还是必然现
象？截至目前，从人体能量分布的角度去观察发热时三
焦能量的变化的案例还较少，但值得进一步思考。（王
翠薇）

2016 年 8 月 05 日

继续前行

同大家一起实录的日子已接近尾声，广汗法对银屑
病治疗的探索还在继续，对人体健康的规律、人体能量
变化规律的寻找也在继续。接近一个月的时间，同各位
大伙伴小伙伴吃在一起、聊在一起、写在一起、争论在
一起，建立了深厚的革命友情。对广汗法从最初粗浅的
认识到后面发现其别有洞天，在这个过程之中遇到了太
多的乐趣和感动，乐在"第三只眼"看到治疗前后人体

退烧后 5.20 日三焦排序也呈现『中焦＜上焦＜下焦』的结果。

能量奇妙的变化；感动于咱中医老祖宗智慧的伟大和前瞻性的治疗，感动于银屑病科每位同事孜孜不倦、探求真理的精神，更感动于患者对我们的信任和医患一家亲的和谐氛围。此时，不舍的情愫已涌上心头。

在实录的结尾将这段时间的工作做一阶段性的总结。

1. 从"表"的角度观察人体能量变化的新视角。之前的研究方向偏重于里、偏重于人体深层组织的能量代谢变化，通过对广汗法的学习和研究，对"表之肌肤"和"里之脏腑"之间的关联关系有了一定思考、分析和探索。

2. 从阴的角度考虑阳的变化。广汗法的核心关键词是"汗"，汗、血、津、液属阴，阴为阳之载体，阳为阴之动力。阴主静阳主动，动易观察而静易隐蔽，通过阴性物质汗的变化反向观察人体能量"阳气"的变化，是一条新思路。

3. 经方对人体能量的影响。据观察，某些经方对人体的作用有一定靶向性。通过调整靶点区的代谢状态、能量分布，进而对人体整体能量产生宏观调控的影响。这反映了局部能量和整体能量之间的相关性，同时也客观佐证了"中医整体观"的科学性。

4. 发热、扁桃体、银屑病、中医理论、人体能量这几者之间，隐约之中有着千丝万缕又尚未破解的联系和规律，这里面的奥秘需要积累更多的临床案例来破解。

以上这些均为通过观察广汗法在临床中的应用受到的新发现和收获，随着研究的深入会有更多新的研究线索浮出水面，也会有更多的谜底被揭开。

　　2016 年 7 月，终生难忘的一个月，这是一次有益的尝试，中医疗效客观化探索之路虽漫漫，吾等将继续前行。（王翠薇）

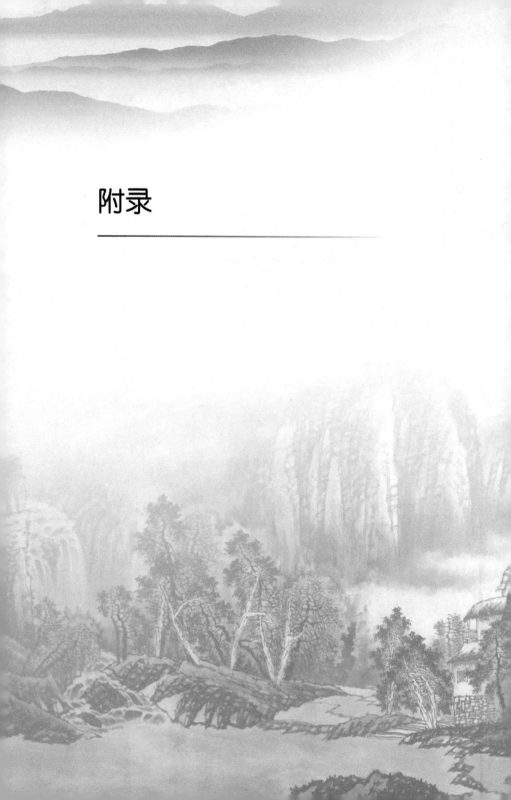

附录

一、生活处方篇

　　银屑病是"不死的癌症"，皮损影响着大家的生活，给大家带来苦恼。吓死人的病，关键是"吓"，懂了就不会被吓住了。

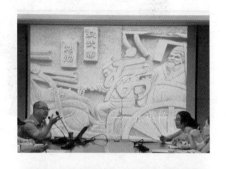

　　张主任告诉我们这个病并不可怕，是可以通过广汗法治愈、并且根治的。但广汗法说起来容易做起来难，"一滴汗出

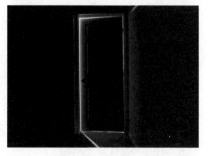

遍全身""微似有汗""毛孔处于似开未开状态"……下面的这扇门就如同咱们的毛孔，是不是有所领悟？

　　广汗法要求注意生活的方方面面，看看大家是怎么通过穿衣控汗的：根据自身情况，分层、分片、分段、分点穿衣。不出汗、凉的地方要捂，也就是多加衣物；出汗多、热的地方要控，也就是减少衣物，从而达到全身热而无汗的状态。简单的一句话做起来也相当有难度。

看看大家是怎么做的吧，也许会有所启示。上身出汗多我们可以这么做：

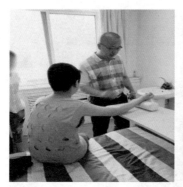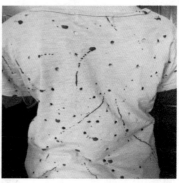

上身出汗多我们可以这么做

下肢不暖我们可以这么做

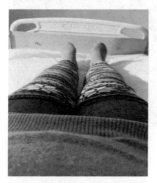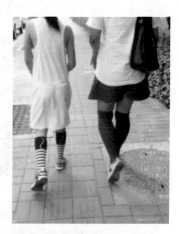

夏季外出运动我们可以这么穿

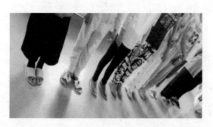

看看下面，哪个小朋友的鞋穿得最合适

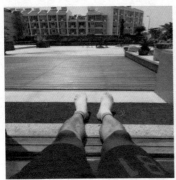
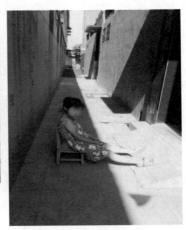

针对控汗的原则，看看大家是怎么晒太阳的

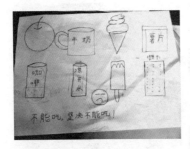

除了穿衣，对于各位"牛人"来说饮食也是很重要的哦。生冷寒凉之品禁食，温通发物适当服用。这些东西我们统统不能吃

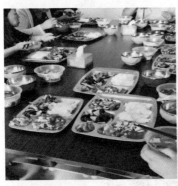
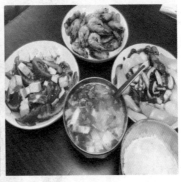

住院期间志愿者团队给大家准备适宜广汗法健康餐——鲜汤温通，荤素搭配，咸淡适宜

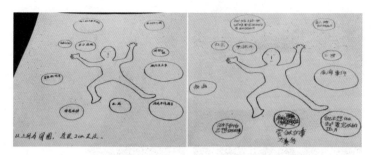

对于疾病的恢复，各位牛人的心情也很重要。每天心情要放松，多露笑脸和鱼尾纹，切勿唉声叹气、愁眉苦脸。看看我们的小朋友，虽然年龄小，想的却挺多，压力一点都不少

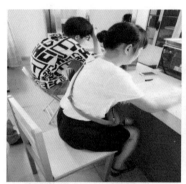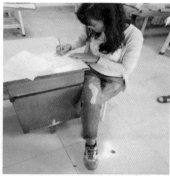

为了能够更好地康复，我们通过了严格的住院考试

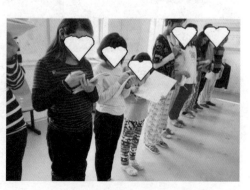

住院期间接受全面系统的学习，交班会我们认真记录每一个重点

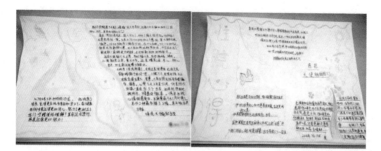

认真书写每份心得

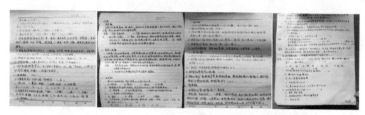

看看我出的试题

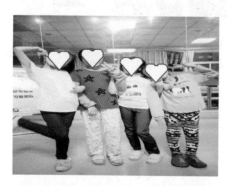

虽然皮损很讨厌，但整个住院治疗的过程还是很 Happy

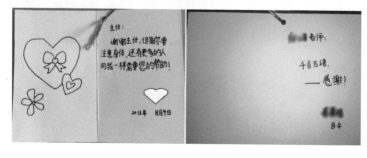

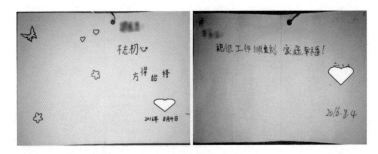

出院了，我们向每位医生表达谢意

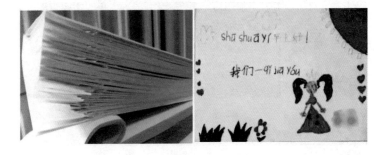

　　未来的路还有很长，会遇到种种困境和疑惑，面对每个阳光的小患者我们要一起加油哦，无所畏惧，明天依然阳光明媚

二、日常生活篇

一、学习篇

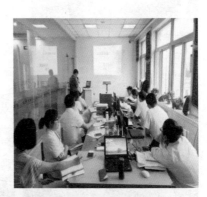

每周不可少的科室内部学习

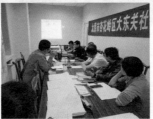

第一次进行汗解伤寒论的学习

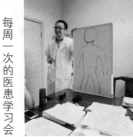

每周一次的医患学习会

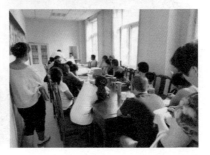

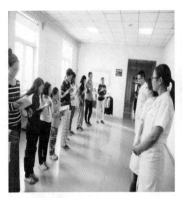

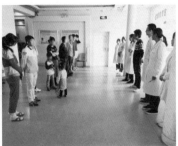

每天不可少的医患交班会

健康沙龙

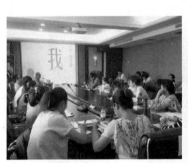

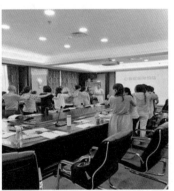

二、治疗篇

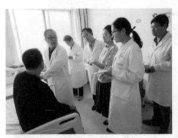

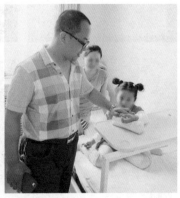

隔日一次的主任查房

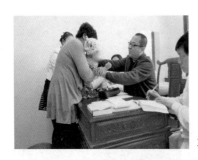

主任为来自内蒙古 11 个月
大（年龄最小）的患儿诊病

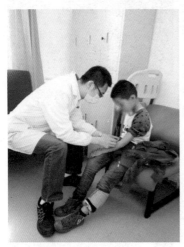

为患者点穴

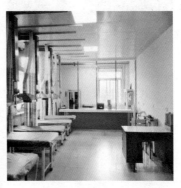

干净整洁的治疗室

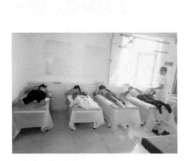

为患者做督灸

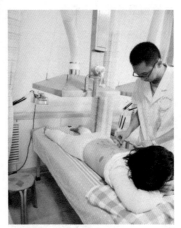

为患者进行针刺

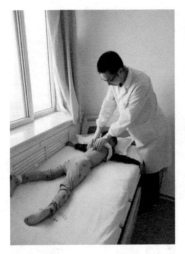

为患儿推拿捏脊

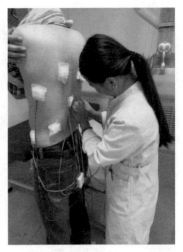

佩戴测汗仪

皮肤能量分布动态监测

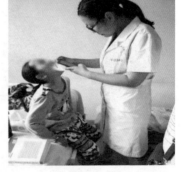

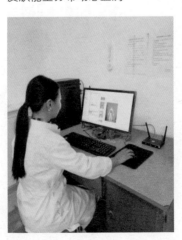

隔日一次的咽部影像、舌象动态观测

三、发展篇

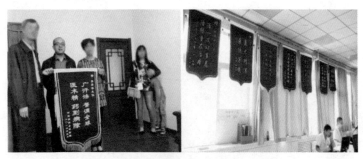

面对感激我们倍感欣慰

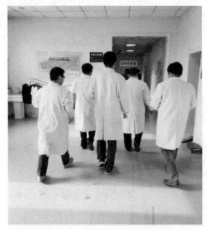

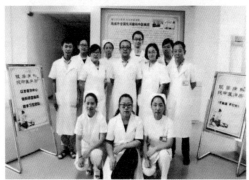

医患携手共进，我们共创未来

三、经典语录

1. 不为失败找借口，只为成功找方法。

2. 落实疗效，改写标准，还医学本来面目。

3. 多监测，少干预。

4. 做好今天的工作，是为了更好地做明天的自己。

5. 把患者装进脑子里，爱上工作，"爱"上患者。

6. 保持似汗非汗、似出非出的状态，这个状态的持续就是治疗。

7. 核心是测汗，手段是控汗，一切围绕汗来观察。

8. 关注整体，抓大放小。

9. 治病把人治没了，这就是方向性错误。我们一定要先顾人，只有人在，才有解决问题的基础。

10. 我们治疗要整体来看，不仅仅是治人，还要治天、治病、治症。把握好它们之间的主次。

11. 在研究人体的生命、健康和疾病的道路上没有终点，我会一直走下去，顺着正确的起点所指引的方向。

12. 发烧是正邪交争的剧烈反应。

13. 我们要做的是：精品中医，宁缺毋滥，最炫临床。

14. 控制食量，保持食欲。

15. 气郁与气虚的表现可以是一样的。

16. 忘记病，关注汗，着眼健康。

17. 抓大放小看本质，热而无汗疗皮损。

18. 风胜寒湿化顽疾。

19. 抓主症，找突破；辨阴阳，谋长远。

20. 病房里工作人员都要：会治病、会思考、会学习、会讲课、会写作、会科研。

21. 治病是在纠偏。

22. 以人为本，尊重自愈，见病知源，长治久安。

23. 先辨风险，再抓主症。

24. 广汗之汗要看门，控制开合有窍门，门若紧闭出不去，门若开大进邪风。

25. 小病治大病，新病治旧病，移深就浅。

26. 严谨的数据，严格的配合，严密的观察，综合的手段，从容的沟通。

27. 战役是靠思想打的，不是靠子弹打的。

28. 中医诊疗规范化，中医疗效客观化，中医思维理性化。基础理论核心化，临床理论理性化，疗效评价数据化。

29. 中医是经典的理论医学。

30. 关注正汗，给邪出路。

31. 不能刻舟求剑。

32. 发热为百病之源，误治为万病之本。

33. 医生要有自己"唤得应的方"，越难治的病越需要窍门。

34. 用方用药要稳、准、狠。稳要以人为本，长治久安，不破坏中焦，用方要准，用药该狠时要狠。

35. 要关注汗的变化，热的变化，能量的变化。

36. 药以胜病为能，不拘分量多少。该踩油门踩油门，该踩刹车马上刹车！

37. 让经验的东西变成理性的东西。

38. 医患携手，顽症遁走。

39. 把控风险，尊重适度，留神明医，随机应变。

40. 一点一滴推进，稳扎稳打做科研型中医。

41. 以掩盖而不是以身体变好为目的的治疗，都是在"造病"，都是在对身体犯罪。

42. 以患者为中心，做科研型临床；以医学为己任，做思想型医护；以健康为目标，做学习型团队。

43. 因也治，果也治，健康为本中为道。

44. 让中医走向世界，让世界重识中医。

45. 工作是为了学习，为了保障学习更好地进行；学习是为了工作，为了把工作做得更好；工作，学习，更好地工作，更有效率地学习……良性循环。

46. 中医，应该更多是思维层面的，适当中度，整体长远，圆机活法……具体到治疗手段，该怎样便怎样，权衡利弊是治疗层次的核心体现，尽量少的攻击，尽量长的收益……

47. 学习是有品质的，思考是需要境界的。

48. 阴阳，六经，都是一种分类方法。提纲挈领，是为了学习中更好地"知其要者"。

49. 时刻把科室的发展放在首位来思考，科室的发展会带给自身发展最快的加速度。

50. 经历无数次的试错，有效才是可靠、可以信赖的。中医的优势在于已经经历了数千年的试错，沙里淘金，留给现代人的是"金库"。我们要做识宝、探宝、用宝的中华民族好子孙。